中国壮医外治学

林 辰 陈 攀 黎玉宣 主编

广西科学技术出版社

图书在版编目（ＣＩＰ）数据

中国壮医外治学 / 林辰主编 . —南宁：广西科学技术
出版社，2015.7（2024.4 重印）
ISBN 978-7-5551-0411-7

Ⅰ . ①中⋯ Ⅱ . ①林⋯ Ⅲ . ①壮族—民族医学—外
治法 Ⅳ . ① R291.8

中国版本图书馆 CIP 数据核字（2015）第 164104 号

Zhongguo Zhuangyi Waizhixue

中国壮医外治学

林 辰 陈 攀 黎玉宣 主 编

策　　划：黎志海

责任编辑：黎志海　　　　　　　　　　封面设计：韦娇林
责任校对：黎　桦　　　　　　　　　　责任印制：韦文印

出 版 人：韦鸿学　　　　　　　　　　出版发行：广西科学技术出版社
社　　址：广西南宁市东葛路 66 号　　邮政编码：530023
网　　址：http://www.gxkjs.com

经　　销：全国各地新华书店
印　　刷：北京兰星球彩色印刷有限公司

开　　本：787mm×1092mm　　1/16
字　　数：400 千字　　　　　　　　　印　　张：26.5
版　　次：2015 年 11 月第 1 版　　　　印　　次：2024 年 4 月第 2 次印刷
书　　号：ISBN 978-7-5551-0411-7
定　　价：128.00 元

前　言

医药是人类与生俱来的需求，各个民族在历史上都有自己的医学创造与医学积累。壮医是壮族人民原创的医学，有着悠久的历史，不仅在历史上为本民族的健康、繁衍做出了巨大的贡献，而且至今仍是广大壮族地区群众赖以防病治病的有效手段和方法之一。种类丰富、临床疗效确切的壮医外治疗法是壮医的重要组成部分，是壮医的重要特色之一。壮医在临床应用外治疗法治病方面积累了丰富的经验，提倡外病外治及内病外治。在临床实践中善于应用外治疗法治病是壮医的一大特色。20世纪80年代之前，壮医外治疗法没有专门的著作系统记载和总结，除了散见于各种中医文献及地方志等外，主要以口耳相传、师徒授受的形式在壮医民间传承应用。从20世纪80年代中期以来，我们开展了壮医药普查及挖掘整理研究工作，查阅了《痧症针方图解》《童人仔灸疗图》等壮医外治疗法专著，深入民间，发掘整理了许多独特的、疗效确切的壮医外治疗法，如壮医针刺疗法、壮医经筋疗法、壮医佩药疗法、壮医药线点灸疗法等。目前已经整理出版了《中国壮医针刺学》《中国壮医经筋学》及《壮医药线点灸学》等学术专著。但有关壮医外治疗法的专著几乎都是针对单一的外治疗法进行系统的梳理总结、传承创新，尚未有专著对种类丰富的壮医外治疗法进行比较全面的梳理、总结及介绍。

经过广大壮医工作者长期不懈的努力，在多种壮医外治疗法的疗效机制、主要功效及临床规范应用等方面已开展了深入的研究，并取得了丰硕的成果。壮医外治学的理论体系基本确立，应用技术日臻提高，许多壮医外治疗法应用规范化标准已初步确定和形成，为临床推广应用奠定了良好的基础。为了使壮医外治学得到更好的传承发展，使之更好、更有效地为全人类的医疗卫生事业服务，为了使从事壮医的广大医务工作者特别是基层的壮医医务人员在临床医疗实践中学而能用，用之有效，我们精心总结近 30 年来壮医外治学发掘整理和基础研究的成果，结合临床实践验证，编写了《中国壮医外治学》一书。在编写过程中，我们坚持科学、实用的原则，力求保持壮医外治疗法原有的本质属性，努力突出壮医外治学的民族特色和地域特点。本书对壮医外治疗法的发展源流、壮医指导理论、临床应用原则、外治疗法种类及临床应用等进行了全面、系统的介绍。书中将壮医外治疗法按针、灸、刮、佩等进行分类，介绍的疗法达 31 种，每种疗法均在壮医理论的指导下，从概念、治疗机理、主要功效、适应症、禁忌症、操作方法及注意事项入手，逐一进行介绍。希望本书能方便广大读者的阅读和学习，为广大医务工作者的临床实践提供一些有益的帮助。

　　本书虽经我们多次审阅、修改，但由于水平有限，疏漏在所难免，恳请读者提出批评意见和建议。

编者

2015 年 10 月

目　录

上篇　壮医外治学总论

中篇　壮医外治法种类

下篇　临床应用

上篇　壮医外治学总论

第一章　壮医外治学概述

壮医外治学是在壮医理论指导下，研究壮医外治法的起源形成、发展历史、种类、临床治疗和预防疾病等作用原理及规律的一门学科。

壮医外治法是在壮医理论指导下，应用药物或非药物方法从体外进行治疗，直接作用于人体龙路、火路在体表形成的网结，疏通龙路、火路之瘀滞，祛毒外出，调整气血平衡，恢复天、地、人三气同步运行，从而达到治病目的的防病治病方法。

第一节　壮医外治法的治疗机理

壮医理论认为，龙路、火路是人体气血运行路线，龙路、火路功能正常，气血运行畅通，气血协调平衡，天、地、人三气同步，天气主降、地气主升、人气主和，人体处于健康状态。人体发病的主要机制是由于外感或内生毒邪导致龙路、火路瘀滞不通，或体虚导致龙路、火路运行气血功能减退，气血运行不畅，气血失衡，天、地、人三气不能同步而发病。壮医外治法的治病机理是通过一种或一种以上的外治疗法作用于人体龙路、火路在体表形成的网结，疏通龙路、火路之瘀滞，直接祛毒外出，或鼓舞人体正气，增强龙路、火路运行气血功能，畅通气血运行，从而调整气血平衡，恢复天、地、人三气同步运行，使疾病好转或痊愈。

壮医经过长期反复的临床实践逐渐认识到，通过针刺、点灸、拔罐、刮痧、经筋疗法等外治方法，在人体龙路、火路的某些体表气聚部位（即穴位）施以治疗，调节和畅通人体气血，增强人体抗病能力，加速邪毒化解或排出体外，使三气复归同步而达到治疗目的。

第二节　壮医外治法的临床应用原则

壮医非常重视应用外治疗法防治疾病。内病外治、外病外治是壮医临床的一大特色和亮点。壮医外治法种类丰富，如壮医针法、灸法、刮法、敷贴疗法、熏洗、药罐疗法、点穴疗法、足浴疗法等，广泛应用于临床各科。为了能获得最佳疗效，在运用壮医外治法治病的过程中，必须遵循以下四个原则。

1. 辨病论治

壮医学强调的是辨病论治。所谓辨病论治是通过望、闻、问、切、探五诊收集临床病情资料，然后对新收集的资料进行综合分析，判断疾病的病性与病位，并结合主症确定病名，进而制定疾病的治疗原则和治疗方案。壮医辨病的主要内容是辨清疾病的病因病性。壮医认为致病因素主要包括风、湿、痧、瘴、蛊、毒等，在临床治疗中无论是采用内治法还是外治法，都要先辨明疾病的病因病性，然后针对病因病性进行治疗。疾病的病因病性是决定疾病治疗原则和治疗方法的主要依据，因此施治前要辨清疾病的病因病性。

2. 辨证论治

壮医有证的概念，在临床中强调辨病为主，辨证为辅。壮医认为证是患者在疾病过程中全身状况的综合反映。但壮医一般只辨阴证和阳证，或称阴盛阳衰证和阳盛阴衰证。每一种病在不同的时期、不同的病体都可能表现为阴证或阳证，而且在一定的条件下阴证可以转化为阳证或阳证可以转化为阴证，这是由于人体内的毒邪与正气斗争状态在同一疾病的不同阶段转变或因不同病体的差别所致。在临床施治时壮医强调的是辨病为主，辨证则是处方用法的重要参考。因此施治时要遵循辨病为主，辨证为辅的原则。

3. 严格掌握壮医外治法的适应症

壮医外治法种类繁多，在内科、外科、妇科、儿科等广泛应用。严格掌握壮医外治法的适应症非常重要。如果未能严格按照某种具体外治法的适应症选用适当的疗法，不但会影响治疗的效果，而且可能造成一定的不良后果。如皮肤发脓溃烂，采用适宜的针刺排脓或者放血排毒疗法疗效会较好，但如果选择刮痧疗法往往就会起到相反的作用，会加重皮肤的感染、溃烂。因此在临床治病过程中，要严格掌握具体外治法的适应症和禁忌症，选择疾病最适宜的外治法进行治疗，以获得最佳的疗效。

4. 重视疾病的综合治疗

在临床治疗过程中，壮医强调采用多联、综合疗法治病。病情轻，用某一种适宜的外治法治疗即可；病情较重，应结合病人的实际情况，选择两种及两种以上适宜的外治法进行综合治疗，如腰肌劳损患者，在采用手法治疗局部病灶缓解症状的同时，为了达到治病求本的目的，可以加针法或灸法对一些强壮补益的穴位进行针或灸，这样往往能起到事半功倍的效果。

第二章 壮医外治法的起源与发展

第一节 远古时期外治法的起源

医学知识的起源，首先是治疗医学的起源。在治疗医学的起源中，首先是外治医学知识如何起源的问题。在外治医学中，存在多样性的起源和发展，如按摩、水浴、火灸、破痈等，这些方法可能是同时或者随机产生的，或者在不同人群中又有彼此先后之分。壮医学的发展也遵循这一基本规律，壮医外治法是壮医学最早起源的源头之一。

1. 水在壮医外治法起源中的地位

水是人类生活必不可少的物质。远古的人类，多择山而居，且多居于依山傍水之地。人们每天都与水打交道。人渴了要喝水，然后逐渐进化成一种主动需求。早在距今约 5 万年前，生长于我国南方地区的柳江人对水的性质已经有了较深的认识，已经识得深水、浅水、静水、流水、淡水与咸水，尤其在天气炎热的夏天，懂得在清凉的水中浸泡会给人十分舒适的感觉。他们认识到，进入清水沐浴对各种伤口的愈合是有好处的。当外伤伤口感染或痈疖排脓后在皮肤上遗留有脓血污物时，他们已经能主动找到清洁的溪流进行清洗。后来当人们伤口感染、经久不愈时，便主动地寻找溪流、河水进行清洗，其目的在于清洁伤口，促进伤口早日愈合。这是壮族先民早期的医疗活动之一，是物理疗法中自然水浴疗法的开端，属于早期的外治法。

2. 火在壮医外治法起源中的地位

考古学知识告诉我们，我国距今 170 万年的元谋人可能开创了用火的历史。生活在距今 80 万年左右的蓝田猿人、梅铺猿人、神雾岭猿人以及距今 50 万年左右的北京猿人，他们都能将自然火种引用于居住地为自己服务。现代壮族人远古的祖先柳江人遗址中虽没发现明显的火烧痕迹，但桂林甑皮岩人遗址中发现燃烧的灰烬达 2 米多厚。由此可以推断，柳江人以后，居住在岭南地区的壮族先民已经能够熟练利用火来照明取暖、烤炙兽肉。而火是何时对壮族先民产生了医疗意义呢？这个问题的答案取决于壮族先民大脑发育的情况。可以想象，在远古时期，遇到寒冷袭击的古猿人只能将身体缩成一团，或者躲避在洞穴中以御寒，这是一种本能反应。在进化过程中，如果在寒冷季节遇上森林大火，古猿人能够感受到火的温暖，并会盲目地向火奔去，这也是本能反应。当人类的脑容量进化至1000毫升左右的时候（相当于距今50万年的北京猿人时期），脑组织内部结构已经比较复杂，这时再遇到森林大火，他们知道应该站在较远的地方，或者站在上风处取暖，并能将火种引进住地照明取暖，这种主动取火、用火的行为，证明人类在"取暖"的问题上已经完全摆脱了本能的行为。而"主动用火治病"这一行为就更为复杂，因为它必须在人类发展到能区分健康与疾病不同，才有可能将火的热力与某些身体的不适或疾病联系起来，并在此基础上将疼痛部位主动靠近火源，只有这种主动行为才具有医疗的意义。我们将这种用火焰烤灸疾病部位的治疗方法称作火灸疗法。

第二节　商周至先秦外治法的形成

在原始社会，人们生活艰苦，环境险恶，卫生条件极差；人兽杂处，碰撞搏斗在所难免，而部落间的械斗也是经常发生，加上生产工具原始，劳动中意外伤害也必然较多。因此外伤是常见的，并且也是当时重要的致死原因。原始人遇有外伤如何处理，现已难以查证。但在近代一些交通极其闭塞、经济文化极端落后的地区，从人们以泥土、香灰、树叶、苔藓、树皮、草茎甚至唾液等敷裹创口的做法来推断，原始人逐渐发现并总结了一些适用于减轻外伤剧烈疼痛与止血的方法和草药。也可能是在使用不同的泥土、野草和树叶等敷裹伤口之后，人们逐渐地发现了一些适合于敷治外伤的外用药，这便是壮族先民使用外治疗法的直接起源。经过原始社会漫长的经验积累，商周至先秦是壮医外治法基本形成的时期。

1. 关于"以石治病"

自公元前6世纪以来，不少古籍如《左传》、《山海经》、《管子》、《战国策》、《韩非子》、《素问》、《灵枢》、《史记》、《汉书》、《淮南子》、《说文解字》、《说苑》、《韩诗外传》、《帝王世纪》以及马王堆汉墓出土的《脉法》、《五十二病方》等，都有关于古代运用石器治病的记载。

《左传》襄公二十三年（公元前550年）载有"美疢不如恶石"，东汉服虔注："石，砭石也。"

《山海经·东山经》载："高氏之山，其上多玉，其下多箴石。""箴"就是鍼（针）。晋·郭璞注："可以为砥针，治痈肿者。"清·郝懿行《山海经笺疏》载："砥当为砭字之误，南史王僧儒传引注，作可以为砭针是也。"

《素问·异法方宜论》载："东方之域……其病皆为痈疡，其治宜砭石。"唐·王冰注："砭石，谓以石为针也。"

《灵枢·玉版》载："故其已成脓血者，其惟砭石铍锋之所取也。"《难经·二十八难》亦谓："其受邪气，畜则肿热，砭射之也。"

砭石是一种锐利的楔形石块。透过上述文字记载，人们不难看出，它即为后世金属刀针的前身。壮族地区虽没有本民族固定的文字，更没有以本民族文字记载的相关砭石、箴石、针具等记载，但在已经出土的考古实物中已经发现，广西百色盆地出土有距今70万~80万年旧石器时代加工精湛的手斧，广西隆安县乔建镇大龙潭出土的新石器时代的双肩石铲，以及广西南宁市豹子头出土的新石器时代的穿孔刀具，都说明壮族先民完全有能力制作适用于外治皮肤痈疡的工具。在桂林甑皮岩遗址、南宁贝丘遗址、柳州白莲洞遗址、宁明花山和珠山附近的岩洞里，都发现大量尖利的石器和石片，甚至还发现骨针实物。这些尖利的石器、石片、骨针等，是否为壮族先民的专用医疗用具尚待考证，但从一器多用的角度来看，它们完全可以作为早期的针刺用具。

2. 壮医陶针、青铜针、银针考

广西壮族老壮医覃保霖，在其"壮医陶针考"一文中曾经提到：壮族地区一直流传着一种用陶片做针治疗疾病的方法。远古的石器时代，先民以石制作成生产工具，经过不断改进而逐渐成为外治疾病的器材。进入青铜器时代，始有金属制针具。但在石器时代与青铜器时代之间，灿烂的陶器文化时代亦不能忽视。先民在石器时代及青铜器时代制作的针具都有被后世发现，陶器文化时代能够利用"陶"制针又怎能例外？覃保霖所记录的壮族地区"陶针"疗法一直流传至今，而且强调壮族民间医疗一向以"陶针"为主体。在中医"九针"形成之前，由于壮族地区的地理环境，人们的体质特点，地方病、多发病防治的需要，以及秦汉时期南方用铁未能普及等情况，壮族先民已经知道在砭石的基础上敲击陶片，使之比砭石更为锋利，用以进行针刺、割治疾病更为便利。由于疗效好，简便易行，壮医陶针在民间流传不衰，至今还在使用。

1985 年 10 月，考古工作者在广西武鸣县马头乡西周末年至春秋的古墓中，出土了 2 枚青铜浅刺针（其中 1 枚出土时已经残断）。针体通长 2.7 厘米，针柄长 2 厘米，宽 0.6 厘米，厚 0.1 厘米，呈扁长方形，针身短小，长仅 0.5 厘米，直径仅 0.1 厘米，锋尖锐，呈圆锥状。经考证认为是 2 枚浅刺用的医疗用针，其针锋细微，与古人对"微针"的描述是一致的。

1976 年 7 月，广西考古工作者在贵港市罗泊湾一号汉墓的随葬品中发现了 3 枚银针，其外部造型相似，针柄均为绞索状，针身均为直径 0.2 厘米的圆锥状，锋锐利，3 枚银针的针柄顶端均有一圆形小孔，针长分别为 9.3 厘米、9.0 厘米、8.6 厘米。从外形观察，3 枚银针的造型与现代针灸用针极为相似，可以确认为医疗用针。这是迄今为止在我国发现的年代最早的绞索状针柄金属制针具。这种针柄对后世针灸针具的针柄造型具有深远的影响，并一直沿用至今，在我国针灸针具史上有着重要的意义。

在壮族地区先后发现了年代最早的青铜针和银针，它们与《内经》提及的"九针"不完全相同，其他地方也未发现相同或相似的针具，这些针具很可能仅在壮族地区流传使用，可见壮族先民很早就积累了独特的针刺治疗经验。《素问·异法方宜论》所载："南方者，天地所长养，阳之所盛处也，其地下，水土弱，雾露之所居也，其民嗜酸而食胕。故其民皆致理而赤色，其病挛痹，其治宜微针。故九针者，亦从南方来。"书中的南方并非特指壮族地区，但从地理位置及历史文献所指包括广西在内的广泛的南方地域来看，壮族地区很可能是"九针"的发源地之一。

由此可见，壮族地区虽没有传统文字对针刺进行记载，但出土实物例证与民间流传的陶针已经给壮医外治法的发展提供了有力的佐证。

3. 其他外治法的形成

在生产劳动过程中，随着生产工具的改进和与疾病斗争经验的不断积累，瓯骆先民们逐渐懂得了除用锐利针状物可以进行割治体表脓疮外，用其他一些工具也可以起到治疗的效果。他们被树枝、石块等硬物撞到或刮到某些部位后，或主动用硬物敲击身体某个部位以缓解肌肉酸痛，或发现能用兽角拔吸体内稍深部位的脓血等，这些经验经过长期反复地实践，逐渐发展成为后来的角吸疗法、药锤疗法、刮疗法（如药物刮疗、骨弓刮疗）

等外治法，外治法的基本形式也逐渐发展为植物敷贴、水洗、火灸等。

第三节　秦代至民国壮医外治法的发展

在很长的一个历史时期内，壮族先民聚居之地相对比较集中而很少发生大规模的人口迁徙，历朝历代都生活繁衍在史料所记载的西瓯、骆越古国，即我国岭南偏西的山区丘陵地带。加之壮族地区在相当长的一段时间内生产力相对落后，而且壮族部落与部落之间相对独立的生存模式，使得本民族没有一个统一的文化体系，以至壮族一直没有本民族统一规范的文字流传于世。因此壮医药在相当长的一段历史时期内发展比较缓慢，从秦代一直到民国后，壮族的外治法随着社会的发展而逐渐有所发展。

经查阅现存的广西地方志等资料可知，在民国时期已经在壮族地区使用的壮医治疗方法多为外治法。外治法丰富多彩，手段多种多样，主要分为药物物理疗法和纯物理疗法两大类。

草药熏洗：壮族地区出产的一千多种草药，壮族民间医生大部分都用来煎水洗浴治疗或蒸煮熏焗治疗。凡外感症、内伤症、风湿症、麻痹症、急痧症等，壮医常采用多种草药组合，煎水洗浴或熏蒸。因外用药禁忌较少，取其药多力雄，熏洗后常能一身轻快，诸症缓解向愈。

佩药戴药：壮医常选用草木根类药或芳香透窍性药纳入锦囊，用丝线串系，给患者佩挂于颈部或戴在手腕上。体弱多病的儿童、妇女及老年病人多采用佩药戴药法，亦获良效。

槌药敷贴：壮医治疗痈疽疔疮、跌打损伤，善用草药敷贴。按痈疽疔疮及创伤情况，选取各种生草药捣烂连同药汁敷贴患部，通常一两日一换，颇见良效。也有制成药膏、药散，随时备用的。

煎药外洗：壮医外科尤其重视消毒。其法是选用橘柚、黄皮、苦楝、香樟、乌桕、枫叶及忍冬藤等，加水煎煮，用药汁冲洗患者患处、伤口，或蒸煮器械，或医者用来洗手，壮语称为"祛秽"。患者患处、医者之手及医疗用具一经祛秽，不许再跟他物接触，始可依法对患者施以治疗之术，或加敷其他外用药物治疗。

洗鼻或雾化法：壮医对鼻病、喉病及呼吸系统疾病，常常用煎煮的草药液让患者吸入洗鼻，或蒸煮草药化为雾气，令患者吸入治疗。此法亦源于古代壮医。据《汉书·贾捐之传》记载:"骆越之人,父子同川而浴,相习以鼻饮。"宋·周去非《岭外代答》卷十记载:"邕州溪峒,钦州村落以瓢盛山姜汁或盐水,施小管插鼻,导水升脑,循脑而下入喉。既饮毕噫气,以为凉脑快膈。"

隔离更衣法:壮族风俗,于时疫流行期间,染病之家常谢绝串门,各村之间暂不交往,非着眼于一家一户,实则寓意于群体隔离。又如壮人远归,常止于村外甚至数里之遥,待家人提篮装衣服前往,换下衣物或蒸或煮,用意在于祛除污秽消沙虱毒。

角吸疗法:采取黄牛角、山羊角、麂子角、黄羚角作工具,按各种病症选定体表不同部位,即向角筒投火或闪火,迅速拔吸,使用便捷,安全可靠,这就是壮医传统角吸疗法。此法最早见于晋代《肘后备急方》卷五,作者葛洪为实验炼丹术而求为容州勾漏令,他曾涉足壮族地区,亲见当地民间角法,并记录在案。此后,唐代角吸疗法开始普及全国,但因使用工具不同已变化名称,唯独壮医迄今仍在使用并称为角吸疗法。

刮法:刮法分为骨弓刮法和药刮法。壮医对四时外感、内科杂症,多采用骨弓刮治,工具是用马、鹿、麂、麋等野兽的肋骨做成骨刮弓,根据不同疾病,选在患者背部、肩胛、肘弯、腘窝等部位进行刮治。其源头很可能出自狩猎的原始时代,以兽骨制器用于治病的习惯。壮医不仅用骨弓刮法,对许多急病还采用药物刮治。如热毒病症,常用芭蕉根蘸石灰水刮治;邪毒深入,则用野芋根刮治;其他病症,亦采用各种适应药物的根茎刮治。

夹捏法:壮族民间的百姓于劳作间感觉身累乏力,起病急,来不及用药或使用其他疗法,则直接用夹捏法施治。即在田边地头、路边桥头,随处即用医者的食指、中指屈曲后形成钳夹状,对患者的头、额、颈项、胸背、肘弯、膝弯等部位进行夹捏,施术方便,见效亦速。因此,壮族民间的一些常见病也常用夹捏法进行治疗。

壮医灸法:壮医灸法是通过灸灼或熏烤体表一定穴位或患处,使局部产生温热或轻度灼痛的刺激,以调节人体机能平衡,从而达到防病治病目的的一种方法。壮医灸法具有温经散寒、调节气血(嘘、勒)、消肿止痛、祛风止痒、保健防病等功效,其种类繁多,广泛用于临床各科。分布于壮族各地的灸法有药线点灸疗法、灯花灸疗法、麻黄花穗灸疗法、药棉烧灼灸疗法、水火吹灸疗法、竹筒灸疗法、火功疗法、艾绒硫黄灸疗法、灼法、鲜花叶透穴疗法等十多种方法。

壮医针法：壮医针法是壮族民间常用的一种治疗方法，是壮医外治法的一个重要组成部分。壮医针法历史久远。考古资料、出土文物及史书记载等已经多方面证明了壮医针法的使用由来已久，在壮族民间长期使用并不断发展，其内容丰富多彩且疗效显著。常用的针法有针挑疗法、挑痔疗法、挑痧疗法、挑疳疗法、陶针疗法、麝香针疗法、跖针疗法、星状针疗法、刺血疗法、旋乾转坤针法等十几种之多，广泛用于壮医临床各科。

第四节　新中国成立后新发展时期

新中国成立以后，党和国家对民族医药工作重视力度不断加大。在党和政府的关怀、重视和支持下，近30年来，我国的壮医药事业取得了较大的发展。经过大规模、有组织、有计划地发掘整理和研究提高，壮医药已基本形成了独特的理论体系和临床体系，建立了医疗、教学、科研机构，在国家医疗卫生领域中的地位和作用不断上升。人民群众对壮医药的需求与日俱增。壮医药迎来了千载难逢的良好发展机遇。

随着壮医药领域挖掘整理工作的不断深入，越来越多的壮医临床诊疗技法得到系统梳理。其中发现壮医外治法的内容非常丰富，在整个壮医学体系中占有重要地位。现阶段从医疗、教学、科研等各个领域，本着普及与提高两种目的继承和发扬壮医外治法，或进行文献整理，或针对某种疾病制定研究方法做临床观察，或在临床验证的基础上，再运用现代科学实验手段对其治疗机理进行研究探讨等工作，如雨后春笋般开展起来，各项研究成果也逐渐浮出水面并通过权威机构验证与鉴定，取得了许多科研成果，对壮医外治法的继承和发扬起到了非常重要的作用。

1986年下半年，根据国家民委关于整理少数民族古籍的指示精神，在覃应机、甘苦、张声震、覃波、余达佳、王鉴钧、班秀文等老一辈壮族领导干部和医学专家的倡议下，广西区卫生厅成立了少数民族医药古籍普查整理领导小组，由时任厅长蓝芳馨兼任组长，下设办公室，挂靠广西民族医药研究所，各有关地、市、县卫生局也成立了相应的领导小组和办公室。从1986年底开始，全广西抽调200多人的专业调查队伍，分3批，历时 6 年，对全广西少数民族人口在 1 万以上的 70 多个县、市进行民族医药的普查工作。这是新中国成立后广西组织的一次规模最大、组织比较严密的民族医药调查活动。其目的在于摸清包括壮医药在内的广西民族医药的历史和现状、特色和优势，以及民族医、民族药资源的分布情况等，为广西民族医药事业的进一步发展打下基础。

经过艰苦细致的文献搜集和广泛深入的实地调查考察，科研人员终于从数百种地方志和其他有关汉文资料中，汇集了大量记载壮医药的文字资料；收集壮医药验方秘方上万条；发掘整理了多种行之有效的壮医独特诊疗方法；获得了一批壮医药文物和手抄本；收集到《痧症针方图解》、《童人仔灸疗图》等壮医外治法专著；造册登记了 3 000 多名较有专长的壮医名医。在此基础上，发表了《靖西县壮族民间医药情况考察报告》、《壮族先民使用微针考》等论文，出版了一系列壮医药专著。广西中医学院和广西民族医药研究所的科研人员运用传统的和现代的方法手段，对壮医药线点灸疗法和壮医药罐疗法进行了深入发掘、整理和研究，取得了丰硕的成果，并逐步在临床上推广应用。《壮医药线点灸疗法》、《壮医针挑疗法》、《民族民间医疗技法》、《壮医药线点灸疗法技术操作规范与应用研究》、《壮医竹筒拔罐疗法技术操作规范与应用研究》、《壮医针挑疗法技术操作规范与应用研究》、《中国壮医针刺学》及《中国壮医经筋学》等一批壮医外治法的整理著作也陆续出版。以上专著的整理出版成为继承和发扬壮医外治法的重要基础。

在壮医药飞速发展的今天，壮医外治法已通过文字、专题讲座、召开学术大会等形式在国内外广泛传播，尤其是药线点灸疗法、壮医经筋疗法已经蜚声海内外。另外，广西中医学院在 2002 年起正式招收中医学专业（壮医方向）本科生，系统培养壮医药专业人才。2011 年，中医学专业（壮医方向）已经被教育部正式批准为壮医学专业，为壮医学术研究、临床应用与传播继承开创了崭新的局面。

综上所述，壮医外治法是一门古老而又新颖的分支学科，今后随着日新月异的科学发展，将会得到不断的充实与提高。

中篇　壮医外治法种类

第一章　壮医针法

　　壮医针法是在壮医理论指导下，通过针具刺激人体体表的特定穴位或反应点，调理脏腑、骨肉、气血（嘘、勒）的功能，畅通"三道两路"，促使机体动态平衡及天、地、人三气同步，从而达到人体康复的一类外治疗法。壮医针法是壮族民间治病常用的一类治疗方法，是壮医外治法的一个重要组成部分。

第一节　壮医针法的取穴规律和取穴原则

　　壮医针刺的取穴规律和取穴原则与中医的十二经脉的循经取穴不同，有其独特的取穴规律和取穴方法。

一、取穴规律

　　壮医针刺的取穴规律，口诀为：

　　　　　　天圆地方穴之道，天干地支名相遥；
　　　　　　三气同步和为要，三道两路表里调；
　　　　　　痧毒风湿四肢剿，气血凝滞灶为巢；
　　　　　　毒虚细寻骨肉边，久病劳损筋骨间；
　　　　　　唯有壮人多经验，普济天下福寿添。

　　壮医认为，天是圆的，地是方的，而这个圆是指圆周，可以很圆也可以不是很圆，这是灵动、机动、恒动之意；方是指四方，即4个方位或4个点，有时也可以选3个点，这是稳固、固定、相对平衡之意。壮医针刺"天圆地方"的取穴规律是壮医针刺取穴的总则，也是最基本的取穴原则，是"动"与"衡"的相对统一，是壮医针刺用穴之道的精髓，贯穿整个壮医针刺的治疗过程，用于指导选穴和用穴以及解决在针刺治病时遇到的问题。如对以痧毒及风湿为患的疾病，可以在四肢上选取1组或多组穴位对疾病进行围剿性治疗；气血凝滞的疾病，往往在身体的某些部位会形成一定的病灶或病灶点，可以此病灶或病灶点为巢，在该病灶或病灶点选取 1 组或多组穴位对疾病进行治疗；对毒和虚所致的病症，在人体的肌肉边、肌腱边、骨边，通过摸、捏、按、压的方法仔细寻找穴位或反应点，从中选取 1 个或多个穴位或穴位组对疾病进行治疗；对久病或劳损的患者，在其肌体的两肌肉之间、两肌腱之间、两骨之间即肉间、筋间、骨间的间隙、凹陷处，通过摸、捏、按、压的方法仔细寻找穴位或反应点，从中选取 1 个或多个穴位或穴位组对疾病进行治疗。此外，壮医在长期的实践过程中还积累了大量的治疗经验和特殊的穴位，这就是壮医针刺的经验穴，这些穴位不仅能治病，还能防病和保健，使人延年益寿。

人体穴位的分布大部分都在体表标志上，壮医针刺对穴位的取穴规律，主要依据人体体表的一些明显标志来确定穴位位置，如体表的明显突起或凹陷部位、五官轮廓、发际、肚脐、关节、皮肤纹路等。也可以以体表解剖标志为点，结合骨度分寸进行折量，将相邻穴位进行对比和定位。也有分别以边为穴、以间为穴来定位取穴的，即在肌肉边、肌腱边、骨边以及两肌肉之间、两肌腱之间、两骨之间取穴。这些取穴方法和取穴规律不仅简单易行，易于掌握，而且定位准确，不易出错。

二、取穴原则

壮医针刺取穴多在机体的体表标志上或肉边、筋边、骨边及肉间、筋间、骨间的孔隙、凹陷处，是在皮、脉、肉、筋、骨的缝隙、边缘，而不是体表皮肉本身。因此，取穴时一定要通过目测并结合摸、捏、按、压来确定这些穴位的具体位置。基于此，壮医在"天圆地方"取穴总原则的指导下，总结了壮医针刺的七大取穴原则，分别是以环为穴、以应为穴、以痛为穴、以灶为穴、以边为穴、以间为穴和以验为穴。

壮医针刺的取穴原则，更注重实用性、易用性、可操作性和临床疗效，取穴灵活安全，方便而易于掌握。

1. 以环为穴的取穴原则

以环为穴的取穴原则是在人体体表的一些特有标志、组织或器官的部位，环绕该特有标志、组织或器官的部位一周，以时钟的时刻位置为穴位点，用以治疗疾病。

2. 以应为穴的取穴原则

以应为穴的取穴原则是以疾病在人体某一体表部位所表现的反应点为穴，用以治疗疾病。一般来说这些反应点都是远端的、相对应的，如天部对应地部，反之，地部又可以对应天部。以应为穴的取穴原则主要是通过摸、捏、按、压的方法寻找疾病在人体体表的相应反应点，然后在相应反应点的位置选取 1 个或多个甚至是 1 组穴位作为治疗用穴。

3. 以痛为穴的取穴原则

以痛为穴的取穴原则是通过循、切、按、压找到压痛点以及疾病在人体体表的相应反应点等，无论是局部的还是远端的，都可以在疼痛的部位或相应压痛点的位置，选取 1 个或多个甚至是 1 组穴位作为治疗用穴，用以治疗疾病。

壮医认为，用以痛为穴所取的穴位实质是人体壮气游行出入之所，也恰恰是正邪相交、激烈斗争之处，因此针刺所取的穴位能收到较好的临床疗效。以痛为穴作为一些疾病的取穴方法，不仅反映出经筋疾病治疗的局部取穴特点，也体现了治病求本的原则。

4. 以灶为穴的取穴原则

以灶为穴的取穴原则即是在病灶的部位选取 1 个或多个甚至是 1 组穴位作为施治的穴位，用以治疗疾病。人体的气血与天、地、人三气同步运行息息相关，气血不畅，则人体"三道两路"不通，三气不能同步，天、地、人三气运行受阻，滞而为瘀，瘀积为灶，灶即为肿、胀或痛。

5. 以边为穴的取穴原则

以边为穴的取穴原则是以人体的肌肉边、肌腱边、骨边为标志点，通过摸、捏、按、压的方法，选取 1 个或多个甚至是 1 组穴位作为治疗用穴，用以治疗疾病。这种取穴方法和取穴规律，不仅简单易行，易于掌握，而且定位准确，不易出错。

6. 以间为穴的取穴原则

以间为穴的取穴原则是指在人体的两肌肉之间、两肌腱之间、两骨之间即肉间、筋间、骨间的间隙、凹陷处取穴，用以治疗疾病。

7. 以验为穴的取穴原则

以验为穴的取穴原则是依据壮医在长期临床实践的经验积累和总结所流传下来的、固定的、特定的穴位或穴位组即壮医经验穴，作为治疗用穴。

第二节　壮医针刺的取穴方法

壮族人民经过不断的实践和总结，摸索出了一个方便可行而又有效的取穴方法和用穴规律。

壮医针刺的取穴是通过目测，结合用手摸、捏、按来实现的。目测，是寻找出人体某部位明显的体表标志；摸，就是医者通过用双手去触摸患者的肌肤，在肢体上寻找异常的环穴位置以及或冷或热的体位点；捏，就是在患者四肢上取穴，主要是通过手掌与手指的合力在患者四肢的皮、脉、肉、筋上寻找酸胀点、压痛点或敏感点；按，就是沿着骨骼寻找，在骨骼的缝隙中和边缘寻找酸胀点、压痛点或敏感点来确定穴位。

依照上述取穴原则，壮医针刺的取穴方法可以归纳为 7 种。

一、以环为穴的取穴方法

以环为穴的取穴方法源于古代壮族人民所使用的文字计序符号——天干、地支。天干是中国古代的一种文字计序符号，共有 10 个字，即甲、乙、丙、丁、戊、己、庚、辛、壬、癸，循环使用；地支也是中国古代的一种文字计序符号，共有 12 个字，即子、丑、寅、卯、辰、巳、午、未、申、酉、戌、亥，循环使用，又称十二支。中国古代用十二地支纪时、纪月。地支纪时就是将一天均分为 12 个时段，分别以十二地支表示，也称为十二时辰：23 时至翌日 1 时为子时，1~3 时为丑时，3~5 时为寅时，5~7 时为卯时，7~9 时为辰时，9~11 时为巳时，11~13 时为午时，13~15 时为未时，15~17 时为申时，17~19 时为酉时，19~21 时为戌时，21~23 时为亥时。壮医最早进行有规律的针刺取穴，就是根据地支的计时方式来选取穴位的，并且一直流传至今。

壮族先民最早使用地支的年代已无法考究，而壮医使用天干、地支的方法记录、记载针刺的穴位，也只能从壮族地区的口耳相传、师徒授受中得以传承和考证。起初，先辈们是分别以天干、地支的文字计序符号来进行取穴和命名的。

以天干的文字计序符号来取穴和命名的方法多在四肢关节处，绕关节一周作环选取穴位，此环穴有甲、乙、丙、丁等 10 个穴位点。一般一个部位只选取 1 个环，每个环有 10 个穴，如肘关节、膝关节等处。但后来许多壮医前辈在临床应用中发现，这一取穴命名方法并不实用，也不常用，因此慢慢为壮医所弃用。

而以地支的文字计序符号和计时方位取穴和命名的方法，主要是环绕人体体表的一些特有标志、组织或器官的部位一周，以地支的文字计序符号方法来取穴和命名，即分别以子、丑、寅、卯等 12 个时间方位点作为穴位点选穴、取穴。地支环穴在临床运用和实践中通过壮医先辈们的传承得以不断发展，延续至今。为了方便学习和便于记忆，这一取穴方法已发展成为以时钟时刻的位置作为穴位点，以时钟的圆周为环进行定位和取穴，而这种独特的取穴方法就是壮医以环为穴的取穴方法。

以环为穴的取穴方法，是壮族人民经过长期的医疗实践和不断地观察、总结而逐渐形成的。其最大的特点是可以只以 1 个环进行取穴，也可以根据需要取 2 个环或多个环穴组；取多个环穴组时，通常是由内而外，第一个环称一环，第二个环称二环，以此类推，最多可有 6 个环，如腹环穴就有 6 个环。这些环穴组的每个环都有 12 个穴位。

按照壮医的传承记载，人体共有 31 个环穴组，主要以地支的计时方法命名。

以地支命名的环穴组是壮医针刺取穴的主流，壮医针刺的取穴大多来自于此。环穴组主要分布在天、地、人三部，其中天部有 11 个环穴组，加上环中环共有 17 个环；人部有 3 个环穴组，加上环中环共有 10 个环；地部有 2 个环穴组，加上环中环共有 4 个环。三部一共有 16 个环穴组，加上环中环共有 31 个环。依据地支的计算方法，每个环应有 12 个穴位，故全身的环穴应有 372 个穴位。但由于面部有 6 个穴位在环穴中相重合，这样环穴组的穴位合计就只有 366 个。

（一）天部环穴

天部的环穴有天环穴、耳环穴、面环穴、眼环穴、鼻环穴、口环穴、喉环穴、肩环穴、肘环穴、手心环穴、手背环穴共 11 个环穴组。这些环穴中还有环中环的，其中天环穴有 3 个环，由内到外分别称为天一环穴、天二环穴和天三环穴；手心环穴和手背环穴也各有 3 个环（左右相同），由内到外分别称为手心一环穴、手心二环穴、手心三环穴和手背一环穴、手背二环穴、手背三环穴。故天部有 17 个环穴，每个环穴均有 12 个穴位，总共应有 204 个穴位，但因面部有 6 个环穴与经验穴相重合，所以实际共有 198 个穴位。其中相互交会、重合的环穴是左、右眼环穴 TYh-3 分别与面环穴 TMh-2、TMh-10 相重叠，左、右眼环穴 TYh-9 分别与鼻环穴 TBh-1、TBh-11 相重叠，安眠穴分别与左、右眼环穴 TYh-10 相重叠。

1. 天环穴的取穴方法

天环穴的取穴方法是指在头顶部取穴的方法，共有 3 个环。以天宫穴为中心，将天宫穴至头顶部最外侧缘的距离平均分为 4 个等份，以天宫穴为圆心，以等份点到圆心的距离为半径作同心环，有 3 个等份点即作 3 个同心环，在各环上按时钟的 1~12 时刻分成 12 等份，每个时刻处为 1 个穴位，一个环 12 个穴位，3 个环共 36 个穴位。由里到外，第一个环上的穴位称为天一环穴，第二个环上的穴位称为天二环穴，第三个环上的穴位称为天三环穴（图 1）。

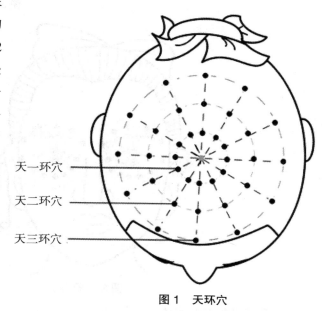

天一环穴
天二环穴
天三环穴

图 1　天环穴

2. 面环穴的取穴方法

面环穴的取穴方法是指在脸面部取穴的方法。面环穴有 1 个环。在面部，以两眉心中点与前额发际连线中点为上边，以下唇下缘与下颌连线中点为下边，左、右各取鼻翼与耳屏连线中点为左、右边，依照面部轮廓作 1 个圆环，在圆环上按时钟的 1~12 时刻分成 12 等份，每个时刻处为 1 个穴位，共 12 个穴位，这 12 个穴位称为面环穴（图 2）。

3. 眼环穴的取穴方法

眼环穴有 1 个环。在面部，上沿眉毛上缘，下沿眼眶下缘，外侧沿目外眦后方凹陷处，内侧沿目内眦内缘作圆环，在圆环上按时钟的 1~12 时刻分成 12 等份，每个时刻处为 1 个穴位，共 12 个穴位。左、右眼各 1 个环，左环上的 12 个穴位称为左眼环穴，右环上的 12 个穴位称为右眼环穴。左眼环穴和右眼环穴统称为眼环穴（图 3）。

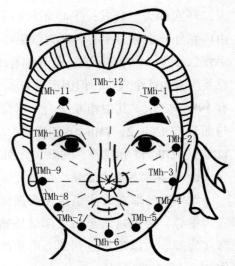

图 2　面环穴

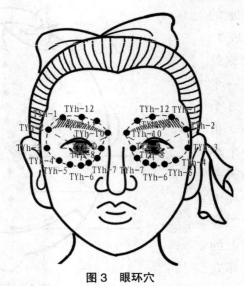

图 3　眼环穴

4. 鼻环穴的取穴方法

鼻环穴有 1 个环。在面部，以鼻子为中心，上至鼻梁根部，下至鼻唇沟 1/2 处，左、右以鼻翼两侧为界，沿鼻环绕一周取穴，在圆环上按时钟的 1~12 时刻分成 12 等份，每个时刻处为 1 个穴位，共 12 个穴位，这 12 个穴位称为鼻环穴（图 4）。

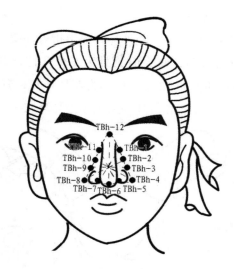

图 4　鼻环穴

5. 口环穴的取穴方法

口环穴有 1 个环。在面部，以上、下嘴唇为中心，上至鼻唇沟中 1/2 处，下至唇下凹陷处，左右旁开嘴角半指为界，沿口唇外延环绕一周取穴，按时钟的 1~12 时刻分成 12 等份，每个时刻处为 1 个穴位，共 12 个穴位，这 12 个穴位称为口环穴（图 5）。

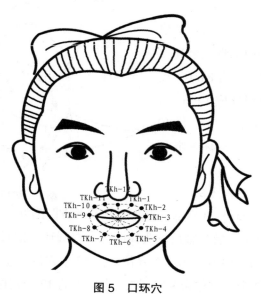

图 5　口环穴

6. 耳环穴的取穴方法

耳环穴有 1 个环。在头部，距外耳耳根半指处环绕一周取穴，按时钟的 1~12 时刻分成 12 等份，每个时刻处为 1 个穴位，共 12 个穴位。左、右耳各 1 个环，左耳环上的 12 个穴位称为左耳环穴，右耳环上的 12 个穴位称为右耳环穴。左耳环穴和右耳环穴统称为耳环穴（图 6）。

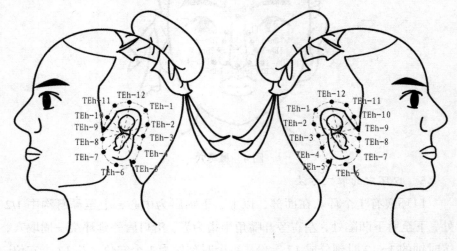

图 6　耳环穴

7. 喉环穴的取穴方法

喉环穴有 1 个环。取正坐位或仰卧位，以颈前部喉结最高点处为中心，旁开 2 寸作圆环，按时钟的 1~12 时刻分成 12 等份，每个时刻处为 1 个穴位，共 12 个穴位，这 12 个穴位称为喉环穴（图 7）。

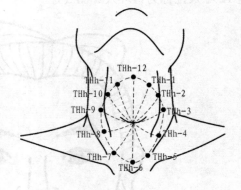

图 7　喉环穴

8. 肩环穴的取穴方法

肩环穴有 1 个环。在肩部，上为肩峰前下方凹陷处，下为三角肌止点处，前为腋前纹头，后为腋后纹头作圆环，在圆环上按时钟的 1~12 时刻分成 12 等份，每个时刻处为 1 个穴位，共 12 个穴位。左、右肩部各 1 个环，左肩上的 12 个穴位称为左肩环穴，右肩上的 12 个穴位称为右肩环穴。左肩环穴和右肩环穴统称为肩环穴（图 8）。

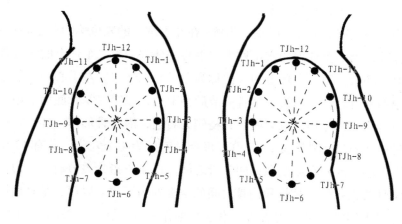

图8 肩环穴

9. 鹰嘴环穴的取穴方法

鹰嘴环穴有 1 个环,这个环是四维的。在肘部,以鹰嘴(肘尖)为中心,上以肘横纹外侧端与肱骨外上髁连线的中点为 12 点的时刻位置,下以肘横纹内侧端与肱骨内上髁连线的中点为 6 点的时刻位置,顺时针绕鹰嘴 4 个侧面一周作 1 个圆环,在圆环上按时钟的 1~12 时刻分成 12 等份,每个时刻处为 1 个穴位,共 12 个穴位。左、右肘部各 1 个环,左肘上的穴位称为左鹰嘴环穴,右肘上的穴位称为右鹰嘴环穴,左鹰嘴环穴和右鹰嘴环穴统称为鹰嘴环穴(图 9)。

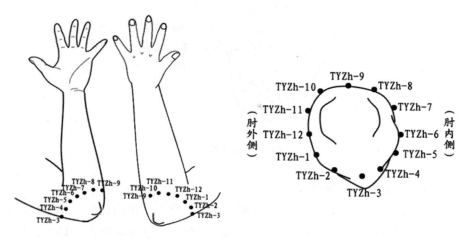

图9 鹰嘴环穴

10. 手心环穴的取穴方法

手心环穴有 3 个环。以左手为例，在左手掌上的穴位称为左手心环穴，由内往外，第一个环上的穴位称为左手心一环穴，第二个环上的穴位称为左手心二环穴，第三个环上的穴位称为左手心三环穴。左手心一环穴在第二和第四掌骨之间，以第三掌骨关节后为上边，以第三掌骨底为下边，以第二掌骨尺侧为左边，以第四掌骨桡侧为右边，沿掌骨形作一环，在环上按时钟的 1~12 时刻分成 12 等份，每个时刻处为 1 个穴位，共有 12 个穴位。左手心二环穴在第二和第四掌骨之间，以第三指骨关节后为上边，以第三掌骨的头状骨、月骨和钩骨之间的空隙处为下边，以第二掌骨桡侧为左边，以第四掌骨尺侧为右边，沿掌骨形作一环，在环上按时钟的 1~12 时刻分成 12 等份，每个时刻处为 1 个穴位，共有 12 个穴位。左手心三环穴在手掌面和指掌面上，以指关节掌面的第一、第二节横纹中央点为上边，以掌骨的月骨和手舟骨之间的空隙处为下边，以第一掌骨桡侧为左边，以第五掌骨尺侧为右边，沿掌骨形作一环，在环上按时钟的 1~12 时刻分成 12 等份，每个时刻处为 1 个穴位，共有 12 个穴位。3 个环共计 36 个穴位。右手的手心环穴以此类推。左手心环穴和右手心环穴统称为手心环穴（图 10）。

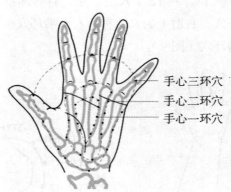

图 10　手心环穴

11. 手背环穴的取穴方法

手背环穴有 3 个环。以左手为例，在左手背上，由内往外，第一个环上的穴位称为左手背一环穴，第二个环上的穴位称为左手背二环穴，第三个环上的穴位称为左手背三环穴。左手背一环穴在手腕背横纹至掌指关节之间，以第三、第四掌骨小头之间为上边，以第三、第四掌骨底之间为下边，以第五指掌骨桡侧为左边，以第二指掌骨尺侧为右边，沿掌形作一环，在环上按时钟的 1~12 时刻分成 12 等份，每个时刻处为 1 个穴位，共有 12 个穴位。左手背二环穴上至手指背侧，微握拳，在食指至小指指间，以指蹼缘后方赤白肉际处为上边，以头状骨、手舟骨和小多角骨之间的空隙处为下边，以第五掌骨尺侧为左边，以第二指掌骨桡侧为右边，沿掌形作一环，在环上按时钟的 1~12 时刻分成 12 等份，每个时刻处为 1 个穴位，共有 12 个穴位。左手背三环穴在手指背侧，以第一至第五指间指关节背面的第一、第二节横纹中央点为上边，以掌骨与尺桡骨之间的空隙为下边，以第五掌骨尺侧为左边，以第一指掌骨桡侧为右边，沿掌形作一环，在环上按时钟的时刻分成 12 等份，每个时刻处为 1 个穴位，共有 12 个穴位。3 个环共计 36 个穴位。右手的手背环穴以此类推。左手背环穴和右手背环穴统称为手背环穴（图 11）。

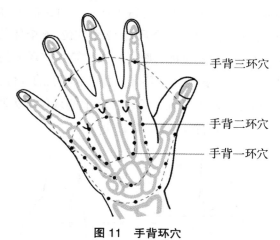

图 11　手背环穴

（二）人部环穴

人部的环穴有脐环穴、腹环穴和腰环穴。在这些环穴中，腹环穴和腰环穴有环中环，其中腹环穴有 6 个环，由内往外分别称为腹一环穴、腹二环穴、腹三环穴、腹四环穴、腹五环穴、腹六环穴；腰环穴有 3 个环，由内往外分别称为腰一环穴、腰二环穴、腰三环穴。因此人部虽然只有 3 个环穴组，但实际有 10 个环穴组，每个环穴组均有 12 个穴位，共有 120 个穴位。

1. 脐环穴的取穴方法

以肚脐（命蒂）为中心，脐边缘为环，在圆环上按时钟的 1~12 时刻分成 12 等份，每个时刻处为 1 个穴位，共有 12 个穴位（图 12）。

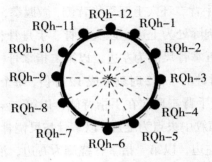

图 12　脐环穴

2. 腹环穴的取穴方法

以脐周为中心，由内往外，依次旁开 1 寸、2 寸、3 寸、4 寸、5 寸、6 寸分别作同心环，共有 6 个环，在每个环上按时钟的 1~12 时刻分成 12 等份，每个时刻处为 1 个穴位，1 个环有 12 个穴位，6 个环共计 72 个穴位。由内往外，第一个环上的穴位称为腹一环穴，第二个环上的穴位称为腹二环穴，第三个环上的穴位称为腹三环穴，第四个环上的穴位称为腹四环穴，第五个环上的穴位称为腹五环穴，第六个环上的穴位称为腹六环穴。这 6 个环上的 72 个穴位统称为腹环穴（图 13）。

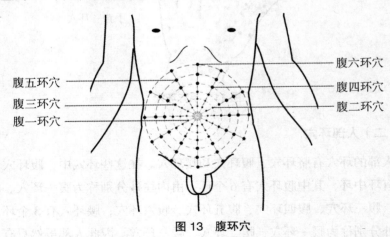

图 13　腹环穴

3. 腰环穴的取穴方法

腰环穴有 3 个环。在腰部，以肚脐在后腰脊柱上的对应点为中心点，由内而外至腰的最外侧边分为 4 等份，然后以中心点为圆心，在每个等份点处画 3 个同心环，各环上按时钟的 1~12 时刻分成 12 等份，每个时刻处为 1 个穴位，1 个环有 12 个穴位，3 个环共计 36 个穴位。由内往外，第一个环上的穴位称为腰一环穴，第二个环上的穴位称为腰二环穴，第三个环上的穴位称为腰三环穴。这 3 个环上的 36 个穴位统称为腰环穴（图 14）。

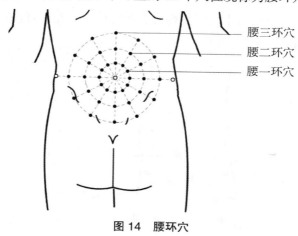

腰三环穴
腰二环穴
腰一环穴

图 14　腰环穴

（三）地部环穴

地部环穴有膝环穴和足背环穴 2 个环穴组。膝环穴、足背环穴各有 2 个环，因此地部环穴共有 4 个环，每个环穴组均有 12 个穴位，地部共有 48 个穴位。

1. 膝环穴的取穴方法

膝环穴有 2 个环。在膝关节处，以髌骨中心为圆心，沿着髌骨边缘的凹陷处画圆环，这是膝一环穴。再以膝一环穴为圆周，向外 2 横指的距离画圆环，这是膝二环穴。然后依时钟的 1~12 时刻处各取 1 个穴位，共计 24 个穴位。左、右膝部各 1 个环，左膝上的穴位称为左膝环穴，右膝上的穴位称为右膝环穴。左膝环穴和右膝环穴统称为膝环穴（图 15）。

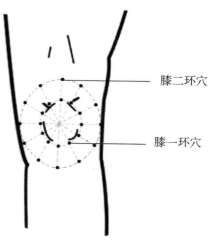

膝二环穴

膝一环穴

图 15　膝环穴

2. 足背环穴的取穴方法

足背环穴有 2 个环。在足背上，上为足背与小腿交界处的横纹中央，下为第二、第三趾趾蹼缘后方赤白肉际处，两侧为足内、外侧中部赤白肉际处画圆环，在圆环上按时钟的 1~12 时刻分成 12 等份，每个时刻处为 1 个穴位，1 个环有 12 个穴位。左、右足背各 1 个环，左足背上的穴位称为左足背环穴，右足背上的穴位称为右足背环穴。左足背环穴和右足背环穴统称为足背环穴（图 16）。

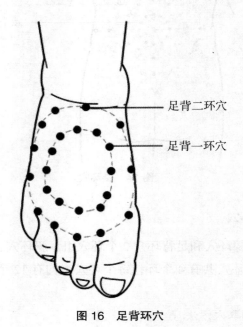

足背二环穴

足背一环穴

图 16 足背环穴

二、以应为穴的取穴方法

以应为穴的取穴方法是指在人体体表某一部位的疾病反应点取 1 组穴位，进行针刺治疗的取穴方法。壮医针刺以应为穴的取穴方法又分为左右对称取穴法和上下对称取穴法。

1. 左右对称取穴法

人体的左、右部是相互对称的，即以脊柱为中线，将人体分为左、右两部分。左、右两部分的形态和结构极为相似，其生理功能是相同的，因此其病理反映也相似，互为反射区，取穴方法和命名规律是一样的，但是按镜像方法其穴位的命名及取穴方法是反向的。如两手、两肘、两侧臂膀、两肩、两肋、两侧下肢等，如果一侧发生病痛，在其相对应的另一侧的相同部位就会出现反应点，按压反应点患者就会有敏感程度不同的疼痛感或酸胀感，临床应用中即可在这个部位的反应点取穴进行针刺治疗。

2. 上下对称取穴法

壮医针刺学认为，人体的上、下部在临床上基本遵循形态、结构、生理功能相似度较大的原则，因此病理反映也相似，互为反射区，可以进行取穴行针刺治疗。例如上肢和下肢、肩关节和髋关节等。

具体的取穴方法是医者用自己的手掌及手指指腹，根据疾病的情况分别在天、地、人三部体表的上、下、左、右相关的对应点触摸，寻找相应的穴位或治疗点，如触摸到局部有硬结、压痛、酸胀、敏感或舒适感等反应点，这些反应点就是疾病的体表反应穴，即可行针刺治疗。压痛明显、反应强烈者多属实证，按压有舒适感者多属虚证。

三、以痛为穴的取穴方法

以痛为穴的取穴方法是壮医针刺最早的、最原始的取穴方法，是远古壮族人民在生产劳动过程中、在与疾病做斗争的实践中不断总结出来的取穴方法。而最早的记载则源于《黄帝内经》的"以痛为腧"，《灵枢·经筋》在论述十二经筋病后指出："治在燔针劫刺，以知为数，以痛为输（腧）。"认为"经筋之病，寒则反折筋急，热则筋弛纵不收，阴痿不用。阳急则反折，阴急则俯不伸。焠刺者，刺寒急也，热则筋纵不收，无用燔针"。《黄帝内经》所说的以痛为腧，仅仅是针对用火针治疗那些寒性的经筋病，其所治疗的疾病范围比较窄，所涉及的其他内容的论述也比较少。在此之后，中医历代医家及一些著作虽也有论述，但都不够详尽，没有对这一方法进行更深入地研究和广泛地使用，没能形成主流，均以十二经穴为主。而在壮医中，壮医针刺的取穴原则却一直沿用了以痛为穴的取穴方法并传承至今，且在实践中不断总结、提高，得到了发挥和发展。

以痛为穴是通过循、切、按、压找到压痛点以及疾病在人体体表的相应反应点等，无论是局部的还是远端的，都可以在疼痛的部位或相应压痛点的位置，选取 1 个或多个甚至是 1 组穴位作为治疗用穴，用以治疗疾病。

壮医认为，以痛为穴所取的穴位实质是人体壮气游行出入之所，也恰恰是正邪相交、激烈斗争之处，因此所取的穴位能收到较好的临床疗效。以痛为穴作为一些疾病的取穴方法，不仅反映出治疗经筋疾病的局部取穴特点，也体现了治病求本的原则。

四、以灶为穴的取穴方法

以灶为穴的取穴方法是在病灶的部位选取 1 个或多个甚至是 1 组穴位作为施治穴位的方法。人体的气血与天、地、人三气同步运行息息相关，气血不畅，则人体"三道两路"不通，三气不能同步，天、地、人三气运行受阻，滞而为瘀，瘀积为灶，灶即为肿、胀或痛。

五、以边为穴的取穴方法

以边为穴的取穴方法是以人体的肌肉边、肌腱边、骨边为标志点，通过摸、捏、按、压的方法，选取 1 个或多个甚至是 1 组穴位作为治疗用穴，用以治疗疾病。

六、以间为穴的取穴方法

以间为穴的取穴方法即以间隙为穴，是指在人体的两肌肉之间、两肌腱之间、两骨之间的间隙、凹陷处进行取穴的方法。这种取穴方法是通过目测，结合用手摸或按压实施的，不仅简单易行，而且定位准确。

七、以验为穴的取穴方法

在壮医长期临床实践的经验积累和总结所流传下来的、固定的、特定的穴位或穴位组，壮医称为经验穴。这些经验穴有些功效专一，有些功效广泛，不仅能防病，而且有良好的治疗效果。根据这些经验穴取穴施治的方法即为以验为穴的取穴方法。

本书收录的临床常用经验穴有 64 个，其中天部经验穴 27 个、人部经验穴 3 个和经验区 3 个、地部经验穴 34 个。当然，这还不是壮医经验穴的全部，还有一些没有收录，有待于进一步挖掘整理。

第三节　壮医针法的处方原则

壮医针法的处方原则也称穴位配伍使用原则，需遵循"天圆地方"的处方原则。

壮族先民在生产和生活实践过程中，发现恒动的物体都是圆的，凡是圆的物体使用面积最大，而方的则最稳固。故在生活中，所做的桌子大部分桌面都是圆的，然后在 4 个方位上做 4 个脚，即是方的，以此来固定圆桌。由于生产力发展水平的原因，壮族先民还认为，天是圆的，所以天是不停运动的，而我们所生活的地（实际上是地球）是相对稳定的，故应该是方的。

壮医理论认为，整个人体也是一个大圆，也可以分天、地、人三部。天为圆，地为方，故可以在人这个大圆中以四方的形式选取 4 个不同方位的穴位作为一组治疗疾病用穴。天圆，即依据疾病的不同，可以在天、地、人三部中的任何一部先选择 1 个穴位，然后依据地方，在天、地、人三部中选择 3 个穴位，叠加成 4 个穴位。也可以在局部以"天圆地方"的方法，选取 4 个不同方位的穴位组成"地方"，作为一组治疗用穴。如环穴，可以在 4 个时间点 3、6、9、12 的方位或相对应的时间点方位配伍取穴进行治疗。

第四节　壮医针法的种类

一、毫针疗法

（一）概念

毫针疗法是以毫针为针刺工具，通过在人体体表的一定部位、穴位、反应点上施行一定的操作方法，以通调气血、通畅道路、调节脏腑功能而治疗相关疾病的一种方法。毫针疗法是我国传统针灸中最主要、最常用的一种疗法，是针刺疗法的主体，也是壮医针法中最常用的一种。

（二）治疗机理

壮医毫针疗法的治疗机理，是通过针刺作用于体表的穴位或特定部位，通过"三道两路"的传导，以激活身体的自然自愈力，使天、地、人三气归于同步。也就是说，通过针刺的穴位刺激，调动机体内部的力量，这种调动是针对疾病的状态而有目的地协助机体激活自愈力，使机体的内在自愈系统充分地发挥作用，促使疾病转归痊愈。

（三）主要功效

壮医针刺具有八大主要功效，即解毒解热、通畅"三道两路"、活血养血、调整气血均衡、减压安神、解郁止痛、散结消肿、扶正补虚。

1. 解毒解热

壮医针刺有较好的解毒解热作用，对各种湿毒、热毒、痧病、头晕、目赤、口舌生疮、牙龈肿痛、大便秘结及各种原因引起的发热、咽喉肿痛等，均有良好的临床疗效。

2. 通道养路

壮医针刺学认为，"三道两路"以通为用，以塞为痛，以阻为病。三道畅通，调节有度，人体之气就能与天地之气保持同步协调平衡。三道阻塞或调节失度，则三气不能同步而产生各种病痛；龙路受阻，则无法为脏腑、骨肉输送营养；火路阻断，则人体失去对外界信息的反应、适应能力，导致发生各种疾病甚至死亡。塞和阻来自瘀和滞，或者由于虚弱，"两路"不通而致连接不通。壮医针刺疗法通过对穴位的刺激，能祛除瘀血、消除瘀滞、疏通"三道"、通畅"两路"，或通过濡养补充不足，使"两路"能连接畅通。

3. 活血养血

壮医针刺疗法可以通过对穴位刺激来达到活血、养血的功效，能治疗妇女血虚兼有瘀血的月经不调，如月经超前、经血量多且有血块、腹痛、痛经以及不孕症等。

4. 调整气血均衡

壮医针刺疗法通过对穴位的刺激，能疏通"三道"、通畅"两路"，调理气血归于平衡，有目的地给予机体的调节机制以援助，帮助机体的内在自愈系统充分地发挥作用，促使疾病向痊愈方向转归，使机体维持健康的状态。

5. 减压安神

现代生活的节奏越来越快，现实的生活也极其复杂，压力与忙碌在同步攀升，来自社会、工作、家庭各方面的压力有时会压得人们喘不过气来。面对这些压力，许多人患了焦虑、失眠等病症。壮医针刺疗法通过针刺人体的体表穴位，由此刺激所产生的能量信息迅速通过火路传导至"巧坞"（大脑），使"巧坞"（大脑）之神能够做出快速反应，其治疗的真谛在于调"神"和治"神"。故壮医针刺临床应用于治疗一些心神不宁的疾病如失眠、忧郁、焦虑、神经官能症、更年期综合征等，能起到良好的治疗效果。

6. 解郁止痛

壮医针刺对风毒、寒毒、湿毒及毒邪所引起的头痛、痹病、肢体麻木等，均有明显的治疗效果，既可解郁，又能止痛。对于痛症如头痛、牙痛、胃脘痛、腹痛、腰腿痛、坐骨神经痛、肌肉扭伤疼痛等，均有良好的止痛效果，对类风湿性关节炎也有较好的止痛效果。

7. 散结消肿

壮医针刺有散结消肿的功效，可用于治疗痈、疔、疮、丹毒、瘰、瘤、肠痈以及跌打损伤等病症。

8. 扶正补虚

壮医认为，疾病的过程是邪正相争的过程，是否会导致机体产生病变，就看邪正相争，谁胜谁负。壮医针刺治疗疾病，通过针刺和对穴位的刺激，扶助正气，激活并增强人体的自愈力，祛除病邪，增加身体的正能量，改变正邪双方的力量，使正战胜邪，有利于疾病向痊愈方向转归，这是扶正补虚的一个方面。另一方面，对各种虚弱患者，选择有强壮作用的穴位定期施以针刺，可以起到匡扶正气、增强体质、激活并增强人体的自愈力，从而达到防病保健、强壮身体的作用。

（四）适应范围及禁忌症

壮医毫针疗法的适应范围非常广泛，一切针灸疗法所能治疗的病症，均可用毫针疗法治疗。

壮医认为，凡是大饥、大饱、大怒、大惊、大劳、大汗、大渴、大失血，以及房事太过、醉酒或重度虚弱者，禁针；孕妇的腹部环穴、腰骶部的环穴、小儿的囟门也要禁针；重要脏器部位亦不可针；大血管所过之处应禁刺。这些都是壮医针刺所不宜的，也是壮医针刺的禁忌症。

（五）操作方法

1. 操作前的准备

准备一次性针刺毫针、75% 乙醇或 2.5% 碘酊、消毒棉球、镊子等。

（1）毫针的选择。毫针的选择应根据患者的性别、年龄、肥瘦、体质、病情、病位及所取穴位，选取长短、粗细适宜的针具。《灵枢·官针》指出："九针之宜，各有所为，长短大小，各有所施也。"如男性、体壮、形肥且病位较深者，可选用稍粗、稍长的毫针，如直径 0.3 毫米以上、长度为 2~3 寸的针具；女性、体弱、形瘦且病位较浅者，则应选用较细、较短的针具，如直径 0.2~0.25 毫米、长度为 1~2 寸的针具。临床上选择针具常以将针刺入穴位应至的深度，而针身还露在皮肤上稍少为宜。

（2）体位的选择。体位宜选取使患者在治疗过程中有较为舒适而又能耐久的体位，这既便于取穴、操作，又能适当留针。因此在针刺时必须选择好体位，有条件时应尽量取仰卧位，以免发生晕针等意外状况，尤其是精神紧张或年老、体弱、病重的患者。

（3）消毒。消毒包括针具消毒、穴位部位消毒和医者手指消毒。针具可用高压蒸汽消毒，同时应注意尽可能做到一穴一针。穴位部位可用 75% 乙醇棉球擦拭消毒，或先用 2.5% 碘酊棉球擦拭后再用 75% 乙醇棉球涂擦消毒。至于医者手指，应先用肥皂水洗净，再用 75% 乙醇棉球擦拭即可。

2. 操作方法

壮医针刺操作按进针、留针、出针三步进行。

（1）进针。进针时一般双手配合。右手持针，以拇指、食指两指夹持针柄，中指固定在穴位处，以拇指、食指用力沿中指快速进针。要注意进针时的力度和针刺的角度、深度。如果是使用管针，可用左手按压针管部位，右手快速拍入针尖后快速退出针管，左手扶定针体，防止针体弯曲，然后刺入穴位，可避免疼痛，促使针感的获得。

具体的进针深度除根据穴位部位特点来决定外，临床上还需灵活掌握。如形体瘦弱者宜浅刺，形体肥胖者宜深刺；年老、体弱者及小儿宜浅刺，青壮年、身体强壮者宜深刺；阳证、初病者宜浅刺，阴证、久病者宜深刺；头、面、胸、背及肌肉薄处宜浅刺，四肢、臀、腹及肌肉丰厚处宜深刺；手足指趾、掌跖部宜浅刺，肘臂、腿膝处宜深刺等。针刺的角度与深度有关，一般来说，深刺多用直刺，浅刺多用斜刺和横刺。对项后正中、大动脉附近、眼区、胸背部的穴位，尤其要掌握好斜刺深度、方向和角度，以免造成损伤。

（2）留针。留针是指按处方穴位全部完成针刺后，将针体留置于穴位一段时间。一般留针时间为30分钟，还可以依据病情需要留针30~50分钟。

（3）出针。出针是指在留针时间达到一定的治疗要求后，将针体退出体外的方法。出针时，先以左手拇、食两指将消毒干棉球按于针孔周围，右手持针轻微捻转，并慢慢提针至皮下，最后将针完全退出体外。出针后应迅速用消毒干棉球揉按针孔，以防出血。出针后要核对针数，以免脱漏，并嘱患者休息片刻，注意保持局部清洁。

（六）注意事项

壮医针刺是一种安全、有效的治疗方法，但由于各种原因或个体差异，有时也可能会出现一些异常情况。因此在临床使用壮医毫针疗法时，必须注意几个事项。

（1）针刺时医者必须专心致志，谨慎从事，随时观察患者的表情，询问患者的感觉和观察患者的反应。

（2）如果患者处于饥饿、疲劳状态或精神过度紧张时，不宜立即进行针刺，应补充能量或稍休息，缓解情绪后再行针刺；对身体瘦弱、气虚血亏的患者，针刺时不宜使用重手法。

（3）针刺时应尽量选用仰卧位，使体位舒适，预防发生晕针等意外状况。

（4）患者一般针刺1个小时后方可洗手，3个小时后方可洗澡。

（5）针刺后患者不可以喝低于人体温度的水和饮料，不宜吹风或淋雨，要注意保暖。

（七）应急处理

毫针疗法中可能会出现晕针、滞针、弯针等，一旦发生此类现象，必须立即进行有效的处理。

1. 晕针

（1）症状：轻度晕针，表现为精神疲倦、头晕目眩、恶心欲吐；重度晕针，表现为心慌气短、面色苍白、出冷汗、脉象细弱，甚至神志昏迷、唇甲青紫、血压下降、二便失禁、脉微欲绝。

（2）原因：多见于初次接受针刺治疗的患者，也可能是因患者精神紧张、体质虚弱、劳累过度、饥饿空腹、大汗后、大泻后、大出血后等所致，或是因患者体位不当，施术者手法过重以及治疗室内闷热、寒冷等。

（3）处理：立即停止针刺，取出所有留置针，扶患者平卧，头部放低，松解衣带，注意保暖。轻者静卧片刻，给饮温茶即可恢复。如未能缓解，可针刺口环12穴（TKh-12）、手心三环穴（TSXh-3）、手背二环3穴（TSBh2-3）、足背一环7穴（DZBh1-7）等，必要时可配合使用现代急救措施处理。晕针缓解后仍需适当休息。

（4）预防：对晕针要重视预防，如对初次接受针刺治疗的患者，要做好解释工作，消除其恐惧心理。正确选取舒适持久的体位，尽量采用仰卧位。选穴宜少，手法要轻。对劳累、饥饿、大渴的患者，应嘱其休息、进食、饮水后再予针刺治疗。针刺过程中应注意随时观察患者的神态，询问针后情况，一旦有不适等晕针先兆，须及早采取处理措施。此外，还要注意保持治疗室内空气流通，消除过热、过冷因素。

2. 滞针

（1）症状：针在穴位内，运针时捻转不动，提插、出针均感困难。若勉强捻转、提插，则患者感到疼痛。

（2）原因：患者精神紧张，针刺入后局部肌肉强烈挛缩，或因行针时捻转角度过大、过快和持续单向捻转等，致使肌纤维缠绕针身所致。

（3）处理：嘱患者消除紧张，使局部肌肉放松，或延长留针时间，用循、捏、按、弹等手法或在滞针附近加刺一针，以缓解局部肌肉紧张。如因单向捻针而致，须反向将针捻回。

（4）预防：对精神紧张的患者，应先做好解释工作，消除其顾虑，并注意行针手法，避免连续单向捻针。

3. 弯针

（1）症状：针柄改变了进针时刺入的方向和角度，使提插、捻转和出针均感困难，患者感到针处疼痛。

（2）原因：医者进针手法不熟练，用力过猛以致针尖碰到坚硬组织。或因患者在针刺过程中变动了体位，或针柄受到某种外力碰压等。

（3）处理：出现弯针后不能再继续行针法。如针身轻度弯曲，可慢慢将针退出；若针身弯曲角度过大，应顺着弯曲方向将针退出；若因患者体位改变所致，应嘱患者慢慢恢复原来的体位，使局部肌肉放松后再慢慢退针。遇到弯针现象时切忌强拔针、猛退针。

（4）预防：医者进针手法要熟练，指力要轻巧。患者的体位要选择恰当，并嘱其不要随意变动体位。注意针刺部位和针柄不能受外力碰压。

4. 断针

（1）症状：针身折断，残端留于患者穴位内。

（2）原因：针具质量欠佳，针身或针根有剥蚀损伤；针刺时针身全部刺入穴位内，行针时强力提插、捻转，使局部肌肉猛烈挛缩；患者体位改变，或出现弯针、滞针时未及时正确处理等。

（3）处理：嘱患者不要紧张、乱动，以防断针陷入深层。如残端显露，可用手指或镊子取出。若断端与皮肤相齐平，可用手指挤压针孔两旁，使断针暴露于体外，再用镊子取出。如断针完全没入皮内、肌肉内，应在X光下定位，经手术取出。

（4）预防：应仔细检查针具的质量，不合要求者应剔除不用。进针、行针时动作宜轻巧，不可强力猛刺。针刺入穴位后，嘱患者不要随意变动体位。针刺时针身不宜全部刺入。遇有滞针、弯针现象应及时正确处理。

5. 针刺引起创伤性气胸

（1）症状：患者突感胸闷、胸痛、气短、心悸，严重者呼吸困难、发绀、冒冷汗、烦躁、恐惧，甚至出现血压下降、休克等危急现象。检查时，肋间隙变宽、外胀，叩诊呈鼓音，听诊肺呼吸音减弱或消失，气管可向健侧移位。X光胸透可见肺组织有被压缩的征象。有的轻度针刺创伤性气胸患者，起针后并不出现症状，而是过了一段时间才慢慢出现胸闷、胸痛、呼吸困难等症状。

（2）原因：针刺胸部、背部和锁骨附近的穴位过深，刺穿了胸腔和肺组织，使气体积聚于胸腔而导致气胸。

（3）处理：一旦发生气胸，应立即起针，并让患者采取半卧位休息，要求患者心情平静，切勿恐惧而反转体位。一般漏气量少者可自然吸收。医者要密切观察，随时对症处理，如给予镇咳、消炎类药物，以防止肺组织因咳嗽而扩大创口，加重漏气和感染。对严重病例需及时组织抢救，如胸腔排气、少量慢速输氧等。

（4）预防：医者针刺时要集中注意力，选好适当的体位，根据患者体形肥瘦掌握进针深度，施行提插手法的幅度不宜过大。胸背部穴位应斜刺、横刺，不宜长时间留针。

二、火针疗法

（一）概念

火针古称"焠刺"、"烧针"。壮医火针疗法是将针尖烧红后迅速刺入人体一定穴位或部位，以治疗疾病的一种方法。壮医常用的火针疗法主要有三种：药物火针、非药物火针、非药物三火针。

（二）治疗机理

壮医火针疗法通过烧红的针具，在人体龙路、火路的某些体表气聚部位（即穴位）施以针刺治疗，通过温热的刺激及经络的传导，温壮脏腑阳气，调整、调节和畅通人体气血，增强人体抗病能力，加速邪毒化解或排出体外，使天、地、人三气复归同步。

（三）主要功效

壮医火针疗法具有祛瘀、温阳散寒、除湿止痛、泻火解毒、散结消肿、通调龙路及火路的作用。

（四）适应范围及禁忌症

1. 适应范围

药物火针常用于治疗老鼠疮（淋巴结核）、"咪胴"（胃）痛、腰腿痛等疾病；非药物火针多用于治疗老鼠疮（淋巴结核）；非药物三火针多用于治疗老鼠疮（淋巴结核）、某些癥积（子宫癌、鼻咽癌、脑血管瘤、骨髓瘤）、甲亢等疾病。

2. 禁忌症

（1）火针疗法刺激强烈，老弱者慎用。

（2）孕妇忌用。

（3）有出血倾向者及心脏（咪心头）病、风毒上亢（高血压）、火毒热病及局部红肿者慎用或不用。

（4）面部应用火针要慎重。《针灸大成·火针》说："人身诸处，皆可行火针，惟面上忌之。"因火针刺后，有可能遗留小疤痕，因此除治疗面部痣和扁平疣外，一般面部不用火针。

（5）对于血管和主要神经分布部位不宜施用火针。

（6）对发热的病症，不宜施用火针。

（五）操作方法

1. 药物火针的操作方法

（1）准备工作：准备火针（取长 10~15 厘米的钢线，一端磨成针状，另一端安装木柄，即成火针）、打火机、酒精、碘酒、棉签、棉花、硫黄粉、茶油或花生油。

（2）操作方法：选定治疗部位并做常规消毒，以棉花加少许硫黄粉卷于针尖上，蘸茶油或花生油，点燃烧红，待火熄灭后，迅速点在选定的治疗部位上，随后立即拔出，针刺的深度根据患者的病情、体质、部位而定。针后对治疗部位进行消毒。针刺间隔的时间视具体病情而定。

2. 非药物火针的操作方法

（1）准备工作：取 10 号或 12 号注射针头装上木柄制成的火针，准备酒精灯、酒精、碘酒、棉签。

（2）操作方法：先用钢笔在结核部位标记出结核大小，然后常规消毒，用 1% 普鲁卡因局部麻醉，经过 3 分钟麻醉不痛后，将火针置于酒精灯上烧红，趁热迅速刺入结核部位。先刺周围一圈，再在中间刺若干针，每次可连刺 20~25 针，针后涂上消火膏。针刺间隔的时间视具体病情而定。

3. 非药物三火针的操作方法

准备工作：准备火针（用 3 枚 3 号缝衣针按三等份且成品字形固定在直径约 0.8 厘米的小圆木或铁质圆管上，露出针尖约 0.5 厘米，即成三火针）、酒精、碘酒、棉签、花生油或茶油。

操作方法：先将针尖蘸上花生油或茶油，然后置于酒精灯上烧红，迅速刺入患者肿大的淋巴结上。每一淋巴结刺一针，隔 5~6 天刺 1 次，连续针 1 个月为 1 个疗程。

（六）注意事项

（1）施术前应向患者解释清楚，减轻恐惧心理，以争取患者合作。

（2）操作过程中应小心、谨慎、迅速，刺入深浅要适度，避免损伤龙路、火路及内脏。

（3）针后要严格消毒针孔，防止感染（壮医称染毒）。

（4）针刺后，局部呈现红晕或红肿未能完全消失时，应避免洗浴，以防感染。

（5）针后局部发痒，不能用手搔抓，以防感染。

三、针挑疗法

（一）概念

壮医针挑疗法，是运用大号缝衣针、三棱针（古时用硬植物刺、青铜针、银针）等作为针具，在体表一定部位上挑刺，使皮肤微微出血，流出组织液，或挑出一些纤维样物，从而达到治疗目的的一种方法。壮医针挑疗法是壮族民间常用的医疗技法之一，具有简、便、廉、验、效的特点，易于推广使用。

壮医针挑疗法在壮族地区流传很广，历史悠久，很多不同的流派在不同的地区，操作手法和所选的挑点不尽相同，积累了丰富的治疗经验。最早论述壮医针挑疗法的专著是黄贤忠整理出版的《壮医针挑疗法》一书。壮医针挑疗法的著名传人是广西德保县已故著名老壮医罗家安及其大徒弟农大丰，著有《痧症针方图解》一书，书中记载了罗家安近50年用针挑治疗近100种疾病的丰富经验，每种疾病均配用穴图解（民间称针方），有一定的学术价值。

（二）治疗机理

壮医针挑疗法通过针挑龙路、火路的体表网结（穴位），疏通经隧瘀滞，疏调气机，调和阴阳，鼓舞正气，逐毒外出。

（三）主要功效

壮医针挑疗法具有活血止痛，除痧、通痹、祛湿毒，通水道、龙路、火路等作用。

（四）适应范围及禁忌症

1. 适应范围

壮医针挑疗法的适用范围较广，可以治疗内科、外科、妇科、儿科和五官科的多种病症，特别是对痛症、痧病（羊毛痧、七星痧、五梅痧）、痹病（风湿性关节炎）、四肢关节疼痛或僵直、腰痛、跌打损伤、肌肤麻木等，疗效较为显著，对某些细菌性炎症和实质性肿物也有一定的消炎散结作用。

2. 禁忌症

（1）出血性疾病或有出血倾向者慎用。

（2）极度虚弱者慎用。

（3）不愿接受针挑治疗者慎用或不用。

（五）操作方法

1. 准备工作

准备针具、酒精、碘酒、棉签。

2. 操作方法

（1）挑点选择：壮医针挑疗法常用的挑点绝大部分为龙路、火路在体表的反应穴（网结，又称压痛点或敏感点），或龙路、火路的皮下反应点。挑点又可分为固定针挑点和非固定针挑点两大类。固定针挑点有经穴挑点、分区折算挑点、神经挑点、头皮挑点。非固定针挑点有皮肤异点、异感点、结节点、颗粒点、脉络点。

（2）操作方法：选好挑点，常规消毒挑点及针具，左手拇指和食指绷紧挑点皮肤，右手拇、食、中三指合拢握紧针具，对准挑点迅速入针并挑起，然后在挑点挤出少许血液，再涂以少许生姜汁或其他消毒液即可。

（3）基本手法：有浅挑、深挑、疾挑、慢挑、轻挑、重挑、跃挑、摇挑等。就针挑方式而言，有点挑、行挑、丛挑、环挑、散挑、排挑等。不管采用何种挑法，均以疾进疾出（慢挑除外），挑断表皮或皮下部分组织，针孔能挤出少许血液为要点。

（4）挑点治病的一般规律：天部（上部）挑点常用于治疗天部疾病，如发热性疾病等。背部挑点常用于治疗腰背痛、背痛、风湿痛及其他疾病引起的背部疼痛。胸部挑点用于治疗胸痛、感冒及一切热性疾病。腹部挑点主要用于治疗腹部疾病、痛经等。上下肢挑点主要用于治疗神经痛、风湿痛等。

①胃脘痛：一般取肝俞、脾俞、胆俞、三焦俞、足三里等穴，采用挑筋法，其次用挑摆法。每1~3天挑1次，5~10次为1个疗程。

②肩凝症（肩周炎）：主要选用阿是穴（疼痛部位），用挑提法，急性期可加用挑罐法，慢性期可加挑灸法或挑筋法。每1~3天挑1次，10次为1个疗程。

③落枕：选用阿是穴（疼痛部位），用挑提法或挑摆法。每天挑1次，一般1次见效，2~3次可愈。

④腰痛：取腰部阿是穴（疼痛部位）进行针挑。寒湿者，加腰阳关穴；湿热者，加委中穴；肾虚者，加肾俞、命门等穴。寒湿腰痛者以用挑摆法取出纤维样物为主，可挑后加灸；湿热腰痛者用截根法，后加拔罐出血；肾虚腰痛者以用挑摆法、挑筋法为主，挑后加灸或加贴药；闪挫瘀凝腰痛者以大针深挑，挑后加拔罐拔出瘀血。急性腰痛者，每天挑1次，1~5次为1个疗程；慢性腰痛者，1~2天挑1次，10次为1个疗程，休息7~10天，未愈者可进行第二个疗程；坐骨神经痛，可取肾俞、大肠俞、腰俞、腰阳关、委中、阳陵泉、绝骨等穴，常用挑提法、挑拉法和挑摆法；劳伤积瘀者，

挑后加拔罐；虚寒久痹者，加挑药法或挑灸法。如疼痛自上向下，则先挑其下；反之，先挑其上。初挑每天治疗 1 次，挑完全部神经通路后，间隔 3~5 天挑 1 次，6~10 次为 1 个疗程。

（六）注意事项

（1）术前应做好解释工作，争取患者配合。

（2）患者最好取仰卧位，以防晕针。

（3）消毒必须严格，挑治后 3~5 天内相应部位不能沾水，以防伤口感染。

（4）施术宜轻、巧、准、疾（迅速）。

（5）挑治后有热痛感，当日不宜做重活，注意休息。

（6）治疗期间不食辛辣等刺激性食物。

四、挑痔疗法

（一）概念

壮医挑痔疗法是针挑疗法的一种，是在与肛门疾患有关的反应点或相关的穴位进行针挑，将皮下白色纤维样物挑断以达到治疗目的的方法。

（二）治疗机理

壮医挑痔疗法通过挑断相关反应点或穴位的皮下白色纤维样物，通调"三道两路"，调整、调节和畅通人体气血，将邪毒化解或排出体外，使天、地、人三气复归同步运行。

（三）主要功效

壮医挑痔疗法具有止痛、消炎、通经络、调整龙路及火路功能的作用。

（四）适应范围及禁忌症

1. 适应范围

壮医挑痔疗法临床主要用于治疗炎性外痔、肛门瘙痒、轻度脱肛等与肛门有关的疾患。

2. 禁忌症

（1）出血性疾病或有出血倾向者慎用。

（2）孕妇慎用或忌用。

（3）严重心脏病者慎用。

（4）身体过度虚弱者慎用，以免发生意外。

（五）操作方法

（1）准备工作：准备大号缝衣针或三棱针、酒精、碘酒、棉签、纱布、胶布。

（2）挑点选择：在腰骶部寻找挑点。挑点特征为外形似丘疹，高出皮肤，有的不突起，如帽针头大小，圆形，略带光泽，呈灰白色、棕褐色或淡红色不等，压之不褪色。所选挑点要与色素痣、色素斑、毛囊炎相区别。找点困难或未能找到皮肤异点时，可在气海俞穴、大肠俞穴或上髎穴、中髎穴、下髎穴挑治，或取长强穴旁开 1 寸处挑治。

（3）操作方法：让患者反坐在靠背椅上，两手扶住背架，暴露腰骶部。常规消毒，以缝衣针或三棱针将挑治部位的表皮纵向挑破 0.1~0.2 厘米，然后深入向表皮下挑，将皮下白色纤维样物均挑断。操作时患者稍感疼痛，一般不出血，挑到一定程度，有阻力感或出血时，证实已挑尽。挑尽后用碘酒消毒，贴上 1 平方厘米大小的胶布即可。一般每次只挑 1 个痔点，若患者身体较好，可多挑 2~3 个。一次不愈者，可隔 1~2 周再行挑治，挑治部位及具体方法同上述。

（六）注意事项

（1）操作时一定要注意消毒，无菌操作，同时嘱患者术后注意局部清洁，防止感染。

（2）针头应原口进、原口出，切忌在创口下乱刺、乱戳。

（3）挑治后 7 天内不宜做重体力劳动，忌吃刺激性食物。

（4）贴胶布时间不宜过长，第二天或第三天即可取下。

五、挑痧疗法

（一）概念

壮医挑痧疗法即通过挑刺人体一定部位，于皮下挤出点滴瘀血，从而治疗痧病的一种方法，属壮医针挑疗法之一。

（二）治疗机理

壮医挑痧疗法通过挑刺一定部位，并于皮下挤出点滴瘀血，能疏畅气血，疏通"三道两路"瘀滞，加速邪毒化解或排出体外，使天、地、人三气复归同步而达到治疗目的。现代医学认为，壮医挑痧疗法具有促进新陈代谢、使汗腺充分开泄、消除头部充血现象、解除血液循环障碍、达到调整身体机能的作用。

（三）主要功效

壮医挑痧疗法具有活血祛瘀、清热除痧、渗湿止痛、疏通"三道两路"的作用。

（四）适应范围及禁忌症

1. 适应范围

壮医挑痧疗法主要用于治疗痧病，如暗痧、宿痧、郁痧、闷痧、伤暑症等。

2. 禁忌症

（1）有出血性疾病或有出血倾向者慎用。

（2）极度虚弱者慎用。

（3）不愿接受针挑治疗者慎用或不用。

（五）操作方法

（1）准备工作：准备针具、酒精、碘酒、棉签、刀片、纱布、胶布。

（2）常用挑点：壮医用于治疗痧病的挑点差异很大，很多壮医都是根据自己的经验选点，如已故老壮医罗家安的选点就独具特色。一般而言，对热盛火炽之痧病，可选择百会穴、太阳穴、印堂穴、耳背络脉、舌下青筋、曲泽穴、十指（趾）尖、委中穴、咽喉两旁青筋、四门穴（即委中、人中、金津、玉液）等挑点或部位。挑放的部位不一定一次用完，一般先挑放青筋。若"巧坞"（大脑）已乱，昏不知人者，加挑人中、十指（趾）尖；头晕而重者加挑太阳穴、印堂穴、百会穴；口噤、口渴者加挑金津、玉液；火毒炽盛神昏者，重力挑刺四门穴。

（3）操作方法：常规消毒挑点、针具和刀片，以左手食指和拇指将治疗部位的皮肤捏起，右手持针刺至皮肤深层，然后将针尖向皮肤外挑出细丝样组织，用刀片将细丝割断。每次挑切5~7条即可，挑毕在挑切部位敷上少许火柴头（研粉），或以碘酒消毒，用纱布外敷。

（4）一般步骤：天部（头颈项部）挑刺，一般从印堂穴开始，头痛加挑双侧太阳穴，呕者加挑颈两边各1个痧痕点，后头痛加挑项部两侧各1个痧痕点。人部（胸部）挑刺，从华盖穴开始沿肋间左右各挑5~7个痧痕点，胃脘痛加挑中脘穴，腹痛加挑肚脐两侧各1个痧痕点，小腹痛加挑丹田穴左右各1个痧痕点。腰背部挑刺，喘者取肺俞穴及双肩筋双侧，胃、腹、腰痛均可加挑腰背俞穴，下肢抽筋加挑委中穴痧痕点。此外，壮族民间还有用大号缝衣针挑肘窝、膝窝挤放毒血，或先以手蘸冷水拍打肘部、颈后部，然后以双手夹捏至呈红乌色，再行挑刺放血，皆有良效。

（六）注意事项

（1）术前应做好解释工作，争取患者配合。

（2）患者最好取仰卧位，以防晕针。

（3）必须严格消毒针具、刀片及挑点，挑治后3~5天内相应部位不能沾水，以防伤口感染。

（4）施术宜轻、巧、准、疾（迅速）。

（5）挑治后患者有热痛感，当日不宜做重活，注意休息。

（6）治疗期间患者不食辛辣油腻等刺激性食物。

六、挑疳疗法

（一）概念

壮医挑疳疗法也是壮医针挑疗法之一。挑刺四缝点、疳积点等部位，以挤出少许黄色黏液为宜，主要用于治疗小儿疳积之疾。

（二）治疗机理

壮医挑疳疗法通过挑刺挤压四缝穴，排出谷道瘀滞，疏通谷道，增强谷道功能，使天、地、人三气复归同步而达到治疗目的。

（三）主要功效

壮医挑疳疗法具有消食、消积、健脾、止痛、通谷道的作用。

（四）适应范围及禁忌症

1. 适应范围

壮医挑疳疗法临床主要用于小儿疳积、消化不良、小儿原因不明的慢性营养不良。

2. 禁忌症

有出血性疾病或有出血倾向者慎用。

（五）操作方法

（1）准备工作：准备针具、酒精、碘酒、棉签。

（2）挑点选择：以四缝点、疳积点为主。四缝点位于手第二、第三、第四、第五指的第一、第二指关节腹面横纹正中。疳积点在手第二、第三、第四、第五指的第一指节腹面正中，作用与四缝点相同，但疗效较强。除四缝点、疳积点外，还可选挑长强、大椎、足三里等穴位。

（3）操作方法：常规消毒挑点及针具，操作与一般针挑疗法相同。四缝点用挑挤法，疳积点用挑湿（脂）法，以挤出少许黄色黏液为宜。轻病者挑四缝点即可。如1次未愈，隔7天后再挑1次，多数患儿挑1~2次即可。

病较重、体质虚弱、病程长者，可挑后加灸，或加壮药调理谷道"咪隆"（脾）、"咪胴"（胃）的功能。

（六）注意事项

（1）挑疳疗法的治疗对象主要为小儿，操作前应向患儿家长或亲属解释清楚，争取其理解和合作。

（2）挑疳时宜轻、快、准。

七、陶针疗法

（一）概念

壮医陶针疗法是先用陶瓷片敲击或磨制成针状的医疗用具，然后在病人体表的相应穴位按压，或刺割至皮下出血以达到治病目的的一种治疗方法。陶针疗法是古代壮医传统的医疗技术之一，具有十分悠久的历史，至今仍在壮族地区流传不衰。1949年后，壮医专家副主任医师覃保霖对壮医陶针疗法进行了发掘整理和规范，1959年由人民卫生出版社出版了《陶针疗法》一书。

（二）治疗机理

壮医陶针疗法通过陶瓷片刺激"三道两路"在体表的网结（穴位），通过经络的传导，疏通"三道两路"，调整气血平衡，使天、地、人三气复归同步而达到治疗目的。

（三）主要功效

壮医陶针疗法具有止痛、止痉、镇静、消炎、通"三道两路"的作用。

（四）适应范围及禁忌症

1. 适应范围

壮医陶针疗法临床常用于治疗小儿夜啼、中风、中暑、小儿急慢惊风等病症。

2. 禁忌症

（1）有出血性疾病或有出血倾向者慎用。

（2）局部有疮疖、局部皮肤溃疡者少用或禁用。

（3）局部有烂疮、过敏和皮肤病患者，不宜使用。

（五）操作方法

（1）准备工作：准备陶针、酒精、碘酒或生姜汁、棉签、棉球。

（2）操作方法：陶针疗法的操作方法较多，按刺激方式可分为点刺、排刺、行刺、环刺、丛刺、散刺、集中刺及扩散刺等，按刺激的强弱可分为重刺、轻刺、中刺、放血刺、挑疳刺等。对天部疾病、热症、阳证，用虚补实泻、重天（上）轻地（下）的手法；对地部疾病、寒症、阴证，用泻实补虚、重地轻天的手法；对人部疾病及寒热交错、虚实相兼的病症，则用人部（中部）平刺、两胁轻刺的手法。刺后用碘酒、酒精或生姜汁消毒相应部位即可。

（六）注意事项

（1）操作时应将陶针清洗干净并进行消毒，局部皮肤亦应消毒，以防感染。

（2）注意掌握刺激手法和刺激强度，以患者能忍耐为度。

八、星状针疗法

（一）概念

壮医星状针又称皮肤针、梅花针、七星针。星状针疗法是用针在浅表皮肤叩刺龙路、火路的浅表网络以治疗疾病的一种简便疗法。皮肤针、梅花针可购买，亦可自制。自制时用6~8枚不锈钢针集成一束，固定于针柄一端。针柄可用竹棒或木棒制成，露出针尖即可。壮医星状针疗法历史悠久，《灵枢经》里"毛刺"、"扬刺"的描述跟梅花针治疗有许多相似之处。星状针式样有好几种，由于针数多少的不同，名称也各异。古人把5根针捆成一束，其针排列成圆形的梅花，很像梅花的样子，故称梅花针。

将7根针捆成一束的称七星针，将7根以上的针捆成一束的称星状针。此外，由于刺得浅，所谓"刺皮不伤肉"，又称皮肤针。此疗法具有操作简单、安全有效、适应范围广等优点，受到广大患者的欢迎。

（二）治疗机理

壮医星状针疗法通过针具叩刺"三道两路"在体表形成的网结（穴位），排出局部瘀血，以疏通龙路、火路，调整气血平衡，使天、地、人三气复归同步而达到治疗目的。

（三）主要功效

壮医星状针疗法具有止痛、活血逐瘀、排毒、泄热、通龙路及火路的作用。

（四）适应范围及禁忌症

1. 适应范围

壮医星状针疗法临床应用很广，多用于治疗头痛、胁痛、脊背痛、腰痛、皮肤麻木、神经性皮炎、高血压、失眠、谷道疾病、消化不良、顽癣、斑秃、近视眼、产妇无乳等。

2. 禁忌症

（1）局部皮肤有创伤、瘢痕、溃烂者不宜叩刺。

（2）孕妇慎用。

（3）有出血性疾病或有出血倾向者不宜叩刺。

（五）操作方法

1. 准备工作

准备梅花针、酒精、碘酒、棉签、镊子。

2. 刺激部位

（1）循路叩刺：即依龙路、火路循行路线叩打，如在项背腰骶部循路叩刺。

（2）循点叩刺：即根据龙路、火路网结（穴位）的主治症进行叩刺，常用各种特定穴，如华佗夹脊穴、反应点等。

（3）局部叩刺：取局部病变部位进行散刺、围刺，用于跌打损伤的局部瘀肿疼痛、顽癣等。

3. 操作方法

将针具及叩刺部位皮肤消毒后，右手握针柄后部，食指压在针柄上，针尖对准叩刺部位，用腕力将针尖垂直叩打在皮肤上，并立即提起，反复进行。刺激强度分轻、中、重三种。

（1）轻刺激：用较轻腕力进行叩打，以局部皮肤潮红、患者无疼痛感为度。适用于老弱者、妇幼虚证及头面等肌肉浅薄处。

（2）中刺激：介于轻刺激与重刺激之间，以局部皮肤潮红、患者稍感疼痛，但局部无渗血为度。适用于一般疾病及多数患者。

（3）重刺激：用较重腕力叩打至局部皮肤隐隐出血，以患者略感疼痛为度。适用于壮者、实证及肌肉丰厚处。

（六）注意事项

（1）星状针针尖应平齐、无钩、无锈蚀和缺损。

（2）叩打时针尖应垂直而下，避免勾挑。

（3）循路叩打者，每隔 1 厘米叩刺一下，一般可循路叩打 10~15 次。

（4）若叩打出血，应注意清洁消毒相应部位，防止感染。

（5）预防晕针。晕针的原因，多是由于初诊患者害怕扎针，精神紧张，或治疗部位较广，刺激强度过大，或由于患者过度疲劳，或是饥饿所引起。晕针发生时，患者感到头晕、眼花、恶心，严重时脸色苍白、脉搏细微、手脚发凉、血压下降，甚至失去知觉。若出现晕针，应立即停止针刺，轻的卧床休息片刻，喝些温开水或糖水就能恢复；严重的可用梅花针重刺骶部或后颈部，或叩打人中、合谷、足三里、涌泉等穴位，以促其苏醒；若仍昏迷不醒，宜行西医急救措施处理。

九、油针疗法

（一）概念

壮医油针疗法是壮医常用的针法之一。油针的制作是用普通缝衣针，穿过包有麝香等药物的小包，露出针尖，尾端插入一根小木棍作针柄即成。油针疗法为广西崇左市壮医文云英家祖传五代的医技，方法独特，疗效显著。

（二）治疗机理

壮医油针疗法通过针具对人体体表一定部位或穴位的刺激，以及热量和药物对体表皮肤的渗透作用，疏通"三道两路"，调整气血平衡，使机体功能恢复，从而达到防治疾病的目的。

（三）主要功效

壮医油针疗法具有止痛、通经活络、调气、祛风除湿毒、通龙路及火路的作用。

（四）适应范围及禁忌症

1. 适应范围

壮医油针疗法常用于治疗风湿骨痛、慢性支气管炎、腰痛等疾病。

2. 禁忌症

（1）有出血性疾病或有出血倾向者慎用。

（2）孕妇禁针。

（五）操作方法

（1）准备工作：普通缝衣针、小木棍、麝香小包、桐油灯。

（2）操作方法：将针置于桐油灯上烧至烫手（置于鼻前略闻到有药香味）后，迅速轻轻地刺入治疗点（常选用反应点及其周围的几个穴位）。操作时刺入约半粒米的深度，每个穴位刺3~5下，隔天治疗1次，5次为1个疗程。

（六）注意事项

（1）施术前应向患者解释清楚，以争取患者合作。

（2）操作过程中应小心、谨慎、迅速，避免损伤龙路、火路及内脏。

（3）针后要严格消毒针孔，防止感染。

十、放血疗法

（一）概念

壮医放血疗法是用刺血的针具刺入人体的一定穴位、病灶处、病理反应点或浅表血络，运用挤压或拔罐等方法放出适量血液，从而达到治病目的的一种壮医外治法。

（二）治疗机理

壮医认为人体内有两条通路，即龙路和火路。龙路在人体内为血液的通道（故又称为血脉、龙脉）。龙脉有主干，有网络，纵横交错，遍布全身。而火路在人体内为传感之道，相当于现代医学的"神经通路"。火路与龙路一样，也有干线及网络，分布全身。因此，壮医放血的退热作用主要是选取龙路上的相应穴位，使血中的邪热外泄，体温降至正常。而壮医放血的止痛作用，是在龙路和火路上分别选取穴位刺络放血，以疏通经络中壅滞的气血，调整机能状态即"通则不痛"。

壮医放血疗法具有调整阴阳、调理气血、通调"三道"（水道、气道、谷道）和"两路"（龙路、火路）、解毒急救的作用，临床用于退热、抗炎、镇静、止痛、消肿、降压、止眩、明目、清脑、抗风湿、抗过敏等。放血疗法能明显改善局部或全身的微循环，改善组织供血供氧，一方面放出瘀血，微血管的自律性加强，双向交流增加，有利于机体的物质及时补充到血液循环中去；另一方面刺激了微血管管壁的神经，加强了微血管的调节作用而间接地改善了微循环功能，继而改善机体脏腑组织器官的功能。

（三）主要功效

1. 退热作用

壮医放血对外感发热、阳盛发热疗效较好，放血后能促使邪热外泄，减少血中邪热。

2. 止痛作用

壮医放血疗法有明显的止痛作用，特别是神经性头痛、关节痛、痛经、胃痛、肋间神经痛等，放血后疼痛明显减轻或消失。

3. 急救

壮医放血疗法可用于急救，是壮医普遍采用的急救方法之一。急惊风、慢惊风、中暑、重症痧病、昏迷、不省人事等，均可在十宣穴和相关的穴位放血，病情很快有所改善。

4. 消炎作用

壮医放血疗法有消炎作用，对扁桃腺炎、咽喉炎、麦粒肿、红眼病等，有较好的消炎作用。

（四）适应范围和禁忌症

1. 适应范围

用于治疗各种属实证、热证、瘀血和经络瘀滞、疼痛疾病。

2. 禁忌症

有凝血机制障碍者，有自发出血倾向者，体质虚弱、贫血及低血压者，孕妇、产后及习惯性流产者，外伤大出血及血管瘤患者，严重心、肝、肾功能损害者，禁用放血疗法。

（五）操作方法

1. 放血方法

（1）点刺法：针刺前，在预定针刺部位上下用左手拇指、食指向针刺处推按，使血液积聚于针刺部位，继之用 2% 碘酒棉球消毒，再用 75% 酒精棉球脱碘。针刺时左手拇、食、中三指夹紧被刺部位或穴位，右手持针，用拇、食两指捏住针柄，中指指腹紧靠针身下端，针尖露出 0.3~0.6 厘米，对准已消毒部位或穴位刺入 0.3~0.6 厘米深，随即将针迅速退出，轻轻挤压针孔周围，使之出血少许，然后用消毒棉球按压针孔。

（2）散刺法：散刺法是对病变局部周围进行点刺的一种方法。根据病变部位大小不同，可用三棱针刺 10 针左右，由病变外缘环形向中心点刺，或用星状针重重叩打，促使瘀滞的瘀血或水肿得以排除，达到"宛陈则除之"、去瘀生新、通经活络的目的。此法多用于局部瘀血、血肿或水肿、顽癣等。针刺的深浅根据局部肌肉厚薄、血管深浅而定。

（3）泻血法：先用带子或橡皮管结扎在针刺部位上端（近心端），然后迅速消毒针刺部位。针刺时左手拇指压在被针刺部位下端，右手持三棱针对准被针刺部位的静脉，刺入脉中（0.2~0.3 厘米深）即将针迅速退出，使其流出少量血液，出血停止后，再用消毒棉球按压针孔。当出血时，也可轻轻按静脉上端以助瘀血外出，毒邪得泻。

（4）挑刺：应先寻找与疾病有关的反应点或出血点，然后用左手按压施术部位的两侧，使其皮肤固定，右手持针刺入局部，然后将针身倾斜并轻轻提高挑破皮下微小血络或部分纤维样物，使流出或挤出少量血液。此法多用于治疗麦粒肿、痔疮。

（5）放血拔罐法：在躯干及四肢近端部位刺血，往往配合拔罐法，以使血充分流出。操作时，先以三棱针或星状针等刺局部见血（或不见血），然后拔火罐，一般留罐 5~10 分钟，待罐内吸出一定量的血液后起之。此法用于治疗病灶范围较大的丹毒、神经性皮炎、扭挫伤、一般痛症、软组织损伤，以及部分皮肤病。

2. 术后处理

（1）止血：放血治疗完毕，如针孔继续出血，则应做止血处理。一般性出血，用消毒干棉球压迫片刻便可止住；如出血仍然不止，则应用消毒纱布块加压止血。待出血完全停止，再将棉球或纱布块取下。

（2）局部处理：施术后在局部往往遗留一些污血，术者应用干棉球把污血拭净，如血迹已干，则可用生理盐水棉球润湿后拭净，尽量避免血液沾污患者衣物。血迹拭净以后，必要时局部最好盖以消毒敷料，并嘱患者放血后在短期内局部不可接触生水及污秽物品，以防感染。

（六）注意事项

（1）特别要注意无菌操作，以防感染。

（2）注意切勿刺伤深部大动脉，一定要掌握正确的操作方法，辨清病情的虚实，以免发生意外。

（3）点刺、散刺时，手法宜轻、宜浅、宜快，泻血法一般出血不宜过多。

（4）治疗时注意患者的体位舒适，谨防晕针。

（5）禁针穴不能放血。

（6）静脉放血只能针 1~2 处，血量一般不应超过 10 毫升。若出血量过多时，可用消毒干棉球压迫针刺处止血。

（7）若发生晕针，可刺人中、中冲等穴位，或立即给患者饮温开水。

十一、神针疗法

（一）概念

壮医神针疗法是选用微型刀针，选择压痛最明显点入针，然后行小剥离予以强刺激，从而达到治疗效果的一种方法。微型刀针用不锈钢打制而成，包括针柄、针体、针尖三个部分，刀柄呈扁方形，直径约10毫米，刀体直径1毫米，长65~80毫米。因选用的操作器具比较特殊，其既有刀刃，又是针具，因此称其为微型刀针。一般颈、胸、背、关节等处选用短刀针，臀、腰等肌肉丰厚处选用长刀针。

（二）治疗机理

壮医神针疗法通过松解局部肌腱，疏通龙路、火路，调整气血平衡，使天、地、人三气复归同步而达到治疗目的。

（三）主要功效

壮医神针疗法具有通络止痛、疏通龙路及火路的作用。

（四）适应范围及禁忌症

1. 适应范围

壮医神针疗法适用于椎管外颈、臂、肩、背、腰、骶、腿等处组织的急、慢性损伤所致的疼痛及非感染性四肢关节痛。

2. 禁忌症

（1）开放性损伤者，不适宜使用。

（2）有自发性出血或损伤后不易止血者，慎用或不用。

（五）操作方法

（1）准备工作：准备微型刀针、酒精、碘酒、棉签、纱布、胶布。

（2）穴位选择：压痛点为施术处。

（3）操作方法：术前对选择的压痛区及针具进行常规消毒，于痛点最明显处进针，针与皮肤呈 45° 角刺入，深可达骨膜。当刀针刺入病变区时患者针感最强（酸胀感），并放射至相应部位，此时即停止进针，将针按肌肉纹理走向摆动剥离数次即可出针。出针后按压局部半分钟左右以防渗血。每次针治 1~3 处，历时 2~5 分钟，一般针 1~3 次后见效，每隔 4~5 天针 1 次，10 次为 1 个疗程。

（六）注意事项

（1）神针疗法刺激强烈，应向患者解释清楚，使患者合作。

（2）应使患者体位舒适，避免晕针。

（3）针后应严格消毒针孔，防止感染。

十二、温刮缚扎刺法

（一）概念

温刮缚扎刺法为壮族民间治疗痧病的一种常用疗法。是用浸过油并烘热（适度）的纱布环绕缚扎肩部及手，接着用三棱针针刺放血少许，再用烘热的桐油擦胸口、足心，最后艾灸之，从而达到治病目的的一种针刺疗法。

（二）治疗机理

温刮缚扎刺法通过排出局部瘀血，疏通龙路、火路，调整气血平衡，使天、地、人三气复归同步而达到治疗目的。

（三）主要功效

壮医温刮缚扎刺法具有活血祛瘀、止痛、除痧毒、疏通龙路及火路的作用。

（四）适应范围及禁忌症

1. 适应范围

壮医温刮缚扎刺法临床主要用于治疗外感痧病。

2. 禁忌症

（1）有出血性疾病或有出血倾向者慎用。

（2）有心脏（咪心头）病者慎用或不用。

（3）有风毒上亢（高血压）病者慎用或不用。

（4）有火毒热病者慎用或不用。

（5）局部红肿者慎用或不用。

（五）操作方法

（1）准备工作：准备三棱针、纱布、桐油、生姜或老蒜、艾条。

（2）操作方法：患者取正坐位或侧卧位，暴露胸背部及上肢，医者站在患者的左侧或右侧，两手分别在患者的胸背部由轻到重、从上至下均匀地刮，刮至皮肤微红为宜，继而刮至肩肘部，然后以浸过油并烘热（适度）的纱布，自肩部环绕缚扎至距指端 2~3 厘米处，用生姜或老蒜消毒指端皮肤，以三棱针针刺放血少许，松开纱布按摩缚扎处 3 分钟，再用烘热的桐油擦胸口（膻中穴处）和足心（涌泉穴处），最后用艾条温和灸此二穴，令全身微微出汗为宜。每天治疗 1 次，2 次为 1 个疗程。

（六）注意事项

（1）缚扎不宜过紧。

（2）缚扎时间不宜过长。

十三、耳针疗法

（一）概念

壮医耳针疗法是以毫针、皮内针、艾灸、激光照射等器具，通过对耳廓穴位的刺激以防治疾病的一种方法。壮医耳针疗法有多种方法，常用的有毫针法、电针法、梅花针法、埋针法、放血法、药物注射疗法等。耳针疗法易于掌握，操作简便，应用广泛，尤其对各种疼痛、急性炎症以及一些慢性病均有较好疗效。

（二）治疗机理

根据经络学说，十二经络都和耳部有直接联系。根据壮医基础理论，耳居天部，附于"巧坞"（大脑）两侧，通连"勒答"（眼睛），在生理上通过龙路、火路网络与全身脏腑骨肉相通，在病理上也会表现出一定的反应。当人体有病时，耳廓相应部位会出现变色、突起、凹陷、水肿、充血、敏感点、缺损等征象，壮医通过针刺这些反应点（穴位），从而达到治疗疾病的目的。

（三）主要功效

壮医耳针疗法具有止痛、美容、戒烟、抗衰老、麻醉、通经活络，疏通气道、谷道、龙路及火路的作用。

（四）适应范围及禁忌症

1. 适应范围

壮医耳针疗法临床可用于内、外、妇、儿、皮肤、五官等各科疾病，主要用于治疗麦粒肿、牙痛、神经衰弱、痛经、胃痛等，并广泛用于美容、戒烟、戒酒、预防疾病、抗衰老、纠正胎位、手术麻醉等方面。

2. 禁忌症

（1）严重心脏病者不宜采用，更不宜强刺激。

（2）严重器质性疾病及伴有严重贫血者不宜采用。

（3）外耳有湿疹、溃疡、冻疮破溃者不宜采用。

（4）孕妇、有习惯性流产史者慎用。

（5）过度疲劳或身体极度衰弱者不宜采用。

（五）操作方法

1. 准备工作

准备毫针、三棱针、电针、梅花针、皮内针、注射器、纱布、消毒棉球等。

2. 操作方法

患者取正坐位或侧卧位，暴露耳部。

（1）毫针法：是用毫针针刺耳穴以治疗疾病的一种常用疗法。一般选用 0.5 寸、1 寸的 28 号、30 号毫针。先探测耳穴敏感点，经过消毒，然后快速刺入耳穴。大多数耳穴为垂直进针，以刺入软骨为度，个别穴位以水平位进针，如交感、耳迷根等穴。留针 15~60 分钟，一般慢性病、疼痛性疾病留针时间可延长。起针时以消毒干棉球压迫针眼以免出血，再以碘酒消毒防感染。

（2）电针法：是将传统的毫针法与脉冲电流刺激相结合的一种疗法。先将毫针分别刺入选定的耳穴，然后将电针仪的输出正负极接于毫针针柄上，在全部旋钮都在零的位置时，启动电源开关，选好频率与波型，进一步调高输出电流强度至所需的刺激量。通电时间以 10~20 分钟为宜。治毕将电位器拨回零位，再关闭电源，撤去电线，然后起针。电针法临床常用于治疗神经系统疾病、内脏痉挛病、哮喘，还应用于耳针麻醉等。

（3）梅花针法：是用梅花针叩刺耳穴以治疗疾病的一种方法。先让患者自行按摩双耳数分钟，使之呈轻度充血状态。医者左手托住患者耳廓，右手持消毒的梅花针在选定的耳穴区做快速雀啄样叩刺，刺激强度由轻到重。叩刺后，耳廓充血发热或有少量渗血。隔天治疗 1 次，10 次为 1 个疗程。

（4）药物注射疗法：是将微量药液注入耳穴，通过注射针对穴位的作用以及注入药物的药理作用的共同刺激，以治疗疾病的一种方法，又称耳穴封闭法。以结核菌素注射器配 26 号针头，吸取药液后分别注入耳穴的皮内或皮下，将针芯回抽，如无回血，则缓慢推注药液，每穴注入 0.1~0.5 毫升。注入后，局部隆起药物肿泡，此时可产生痛、胀、红、热等反应。隔天治疗 1 次，10 次为 1 个疗程。

（5）埋针法：是将皮内针埋于耳穴内以治疗疾病的一种方法。皮内针有颗粒式和撳钉式两种，耳穴埋针应选用撳钉式。医者用左手固定患者耳廓，右手用镊子夹住消毒的皮内针针柄，轻轻刺入所选定的穴位皮内，一般刺入针体的 2/3，刺入后再用胶布固定。或直接将已消毒的撳钉式皮内针柄贴在预先剪好的小块胶布中央，再按撳于耳穴内。一般埋患耳即可，每天自行按压 3 次，留针 3~5 天，10 次为 1 个疗程。

（6）放血法：是用三棱针在耳穴上点刺出血以治疗疾病的一种方法。先让患者自行按摩耳廓使其充血，医者常规消毒穴位皮肤，再以左手固定患者耳廓，右手持消毒三棱针，对准耳穴迅速刺入约 2 毫米深，放 5~10

滴血。隔天治疗 1 次，急性病可 1 天治疗 2 次。

（六）注意事项

（1）针具及穴位要严格消毒。一旦耳廓感染较难治愈，严重者可导致耳廓肿胀、软骨坏死、萎缩、畸变，应积极预防。

（2）积极预防晕针。空腹、疲劳或体质衰弱者容易发生晕针，应做好预防工作。

（3）对体弱或初次接受耳针治疗的患者，宜采用轻、中刺激手法。

第二章　壮医灸法

壮医灸法是通过灸灼或熏烤体表一定穴位或患处，使局部产生温热、药效或轻度灼痛的刺激，以调节人体天、地、人三气的同步平衡，从而达到防病治病目的的方法。

第一节　壮医药线点灸疗法

（一）概念

壮医药线点灸疗法是采用经过多种壮药制备液浸泡过的苎麻线，点燃后使之形成圆珠状炭火星，直接灼灸患者体表的一定穴位或部位，以治疗疾病的一种方法。此疗法是由黄瑾明教授、黄汉儒主任医师等在壮医龙玉乾祖传经验的基础上发掘、整理出来的壮族民间疗法。

壮医药线点灸疗法所需设备简单，一盏灯、一根线即可施灸治病。点灸时仅有蚁咬样的灼热感，迅即消失，无痛苦。点灸后局部无疤痕，无后遗症，无副作用，安全可靠。药线点燃后无烟雾形成，无环境污染。疗效确切，费用低廉，容易学习，易于推广。

药线是用苎麻搓成线，经特定壮药水浸泡加工而成，每条长约30厘米。一号药线直径1毫米，适用于灸治皮肤较厚处的穴位及治疗癣症。二号药线直径0.7毫米，适用于各种病症，使用范围广，临床上常用于治疗各种多发病、常见病。三号药线直径0.25毫米，适用于治疗皮肤较薄处穴位及小儿的灸治，如面部皮肤较薄处的灸治等。

（二）治疗机理

通过药线点灸的刺激，疏通龙路、火路气机。临床实践证明，本法具有通痹、止痛、止痒、祛风、消炎、活血化瘀、消肿散结等作用。

壮医认为，疾病产生的原因是由于痧、瘴、蛊、毒、风、湿等毒邪侵犯人体，导致人体"三道两路"受阻，使天、地、人三气不能同步，人体气血平衡失调所致。龙路、火路是人体气血运行的通道，它们内属脏腑，外络支节，贯通上下左右，将内部的脏腑与外部的各种组织及器官联结成为一个有机的整体，使人体各部的气血保持相对的平衡，保证它们的功能得以正常发挥，人体处于健康状态。一旦这种平衡关系受到破坏，就会产生各种疾病。壮医药线点灸之所以能够治病，就是它以温热和药效的穴位刺激，通过经络传导，调整气血恢复平衡，使人体各部恢复正常的功能，使天、地、人三气复归同步，促使疾病转归和人体正气康复。

（三）主要功效

根据临床和实验研究结果，壮医药线点灸主要具有十大功效。

1. 消炎退热

壮医药线点灸对感冒发热以及其他原因引起的发热，均有较好的退热作用。在消炎方面，如对痔疮发炎肿痛、疮疖红肿疼痛、口腔溃疡、咽喉肿痛、扁桃腺肿痛等，经用药线点灸治疗，可以促进炎症迅速消退。

2. 祛风止痒

壮医药线点灸对各种皮肤瘙痒症，如荨麻疹、湿疹、稻田皮炎等，均有较好的止痒效果，对病情较轻者可以迅速治愈。

3. 通络止痛

壮医药线点灸对一切痛症，如头痛、牙痛、痛经、胃脘痛、腹痛、腰腿痛、坐骨神经痛、肌肉扭伤疼痛等，均有显著的止痛效果。

4. 散结消肿

壮医药线点灸治疗一般肿块性疾病如乳腺增生、疮疖、扭伤肿胀、脂肪瘤等，有一定的效果。

5. 开胃消食

壮医药线点灸治疗小儿厌食症、成人消化不良等效果显著，可以迅速提高患者食欲，开胃消食。

6. 健脾止泻

壮医药线点灸对儿童和成人因伤食引起的泄泻有显著疗效，而且止泻见效迅速。另外，对急性肠胃炎、痢疾等引起的泄泻，同样有较好的治疗效果。

7. 温经通痹

壮医药线点灸对风、寒、湿邪引起的痹病、肢体麻木等，均有明显效果，既可消肿，又能止痛。对类风湿性关节炎也有较好的止痛效果。

8. 活血止血

壮医药线点灸用于各种血症，既有活血作用，又有止血效果。一般来说，点灸具有活血作用的穴位可以祛除瘀血，点灸具有止血作用的穴位能够控制出血。然而祛瘀和止血两者是互相关联的，若因为瘀血存在而导致的出血症，只有先祛瘀而后才能止血，故活血穴位和止血穴位在某种情况下具有双向调节作用，关键在于认真辨证，精心选好穴位。

9. 宁心安神

壮医药线点灸用于治疗一些心神不宁疾病如失眠、紧张、焦虑、神经官能症、更年期综合征等，均有一定效果。

10. 强壮补益

对各种虚弱患者选择有强壮作用的穴位定期进行施灸，可以起到增强患者体质、防病保健的作用。

以上介绍的壮医药线点灸疗法十大功效，只是择其主要者而言，事实上，功效远远不止这十个方面。因为除了药物和温热的作用可以产生疗效以外，全身数百个穴位均有不同功效，两者结合起来，其功效就非常广泛了。如点灸止泻的穴位可以治疗泄泻，点灸通便的穴位则可以治疗便秘；点灸通利小便的穴位可以治疗癃闭（小便不通），点灸固涩小便的穴位则可以治疗遗尿，等等。由于壮医药线点灸的功效是多方面的，所以其适应症范围非常广泛。

（四）适应范围及禁忌症

1. 适应范围

壮医药线点灸疗法的适用范围很广。壮族民间流传着各种各样的疾病名称，例如风症就有几十种，因此对该法的适用范围，民间说法很不一致。据调查和临床验证，该法可以治疗临床各科 100 多种疾病，其中对畏寒、发热、肿块、疼痛、痿痹、麻木不仁、瘙痒者疗效较好。

2. 禁忌症

壮医药线点灸的局部刺激量虽然很小，但有些穴位反应相当强烈，加上用火治病，尤其要格外谨慎，以免产生不良后果。为此，必须遵循以下禁忌：

（1）孕妇禁灸，特别是不能点灸下半身穴位。

（2）眼球禁灸。

（3）男性外生殖器龟头部位和女性小阴唇部位禁灸。

（4）点灸眼区及面部靠近眼睛的穴位时，嘱患者闭目，以防火花飘入眼内引起烧伤。

（5）患者情绪紧张或过度饥饿时慎用。

（6）各种皮肤病如湿疹、荨麻疹、带状疱疹、白癜风等患者，在点灸治疗期间忌食生葱、牛肉、马肉、母猪肉、海味、竹笋、韭菜、南瓜苗、公鸡、鲤鱼等发物。

（7）点灸面部穴位时一律用轻手法。

（8）黑痣不点灸，建议用药物或激光等做一次性彻底治疗。

（五）操作方法

1. 点灸前的准备

（1）备好火源。使用煤油灯、蜡烛、酒精灯等均可，关键在于能将药线点燃。不宜使用含有有毒物质的火源，如蚊香火等不能使用。

（2）备好药线。药线分瓶装和塑料袋装两种。当天使用多少就取出多少，未用部分密封保存，不宜频繁打开，以免药效散失。成批购回的药线宜放在阴凉干燥处，不能放在高温或靠近火炉的地方，也不宜让阳光曝晒或强光照射。

（3）选好体位。一般宜选用坐位或卧位，使患者穴位充分显露，力求舒适，避免用强迫体位。

（4）耐心解释，消除顾虑。对首次接受治疗的患者，要耐心解释注意事项。壮医药线点灸为一种既古老又新鲜的医疗方法，多数人不了解，必须耐心对待患者，把注意事项全面详细地介绍给他们，以消除患者不必要的顾虑，使其密切配合治疗。

（5）严肃认真，合理处方。抱着对患者高度负责的严肃态度，认真询问病史和自觉症状，一丝不苟地进行体格检查以及有关的现代科学仪器检查，务必明确诊断，然后周密思考，合理处方，细心点灸。要让患者倍感亲切，信赖医生治疗。

2. 点灸操作技术要点

药线点灸操作主要分四步进行：一是整线，把经浸泡后已松散的药线搓紧；二是持线（图17），用右手食指和拇指持线的一端，露出线头1~2厘米；三是点火，将露出的线头在灯火上点燃，如有火苗必须扑灭，只需线头有圆珠状炭火星即可；四是施灸（图18），将有炭火星的线头对准穴位，顺应手腕和拇指的屈曲动作，拇指指腹稳重而敏捷地将有圆珠状炭火星的线头直接点按于穴位上，一按火灭即起为一壮，一般每穴点灸1~3壮。灸时局部有蚁咬样灼热感，有时上述感觉可沿经络传导。点灸的关键技术是顺应手腕和拇指的屈曲动作，拇指指腹稳重而又迅速敏捷地将火星线头扣压向下碰到穴位表面即行熄灭。点灸体穴时，不能像扎针一样拿着药线将线头炭火星刺向穴位，也不能将有炭火星的线头平压于穴位上。前者不但容易烧伤皮肤，而且特别疼痛；后者不能令圆珠状炭火星集中刺激穴位，无法达到预期效果。点灸耳穴时，可采用非常规手法，将药线拉直，像扎针一样拿着药线将线头炭火星直接点灸在穴位上。点灸痔疮、疱疹或其他有传染性疾病时，也可采用这种非常规手法。

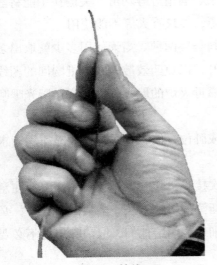

图17 持线

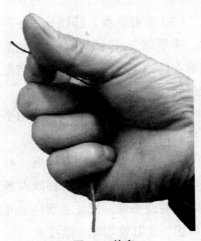

图18 施灸

（六）注意事项

1. 必须严格掌握火候，切忌烧伤皮肤

药线点燃后，一般会出现四种火候：一是明火，即有火焰；二是条火，即火焰熄灭后留下一条较长的药线炭火；三是珠火，即药线一端有一颗炭火，呈圆珠状，不带火焰；四是径火，即珠火停留过久，逐渐变小，只有半边炭火星。在以上四种火候中，只有珠火能够使用，其他三种火候不宜使用。若使用明火点灸，极易烧伤皮肤，出现水泡；使用条火施灸，很难对准穴位；使用径火施灸，药效及热量均不足，效果欠佳。因此必须使用珠火点灸，以线头的火星最旺时为点灸良机，以留在穴位上的药线炭灰呈白色为效果最好。

2. 必须严格掌握手法，切实做到"以轻应轻，以重对重"

点灸手法是决定疗效的重要因素。壮医药线点灸疗法的施灸手法分为两种，即轻手法和重手法。临床应用原则是"以轻应轻，以重对重"，即轻病用轻手法，重病用重手法。如何区别轻手法和重手法呢？施灸时，火星接触穴位时间短，刺激量小者为轻手法；火星接触穴位时间较长，刺激量较大者为重手法。因此，快速扣压，令珠火接触穴位即灭便为轻手法；缓慢扣压，令珠火较长时间接触穴位即为重手法。简而言之，就是以快应轻，以慢应重。另外，在使用前将药线搓得更紧，令其缩小，然后进行点灸，就会得到轻手法的效果；反之把两条药线搓在一起使之变粗，然后用其进行点灸，自然就会得到重手法的效果。

3. 注意告诉患者不要用手抓破所灸穴位，以免引起感染

穴位经点灸后，一般都有痒感，特别是同一穴位经连续数天点灸之后，局部会出现一个非常浅表的灼伤痕迹，停止点灸 7 天左右即可自行消失。上述情况必须事先告诉患者，千万不要因为瘙痒或有灼伤而用手抓破，以免引起感染。万一不小心抓破也不要紧，注意保持清洁，或用 75% 酒精消毒一下即可，完全不必惊慌。

4. 注意嘱咐患者自觉配合治疗

治病是医生的责任，但也需要患者的密切配合，才能取得预期效果。如肠胃病患者在治疗期间要注意饮食，皮肤病患者必须忌口，感冒患者必须连续点灸 3 天以上，这就要求医生不但要懂得治病，还要认真做好咨询工作，有针对性地把一些疾病的基本常识告诉患者，调动患者的积极性，使之树立信心，自觉配合治疗。

第二节　四方木热叩疗法

（一）概念

四方木热叩疗法是在壮医理论指导下，采用经多种壮药制备液浸泡的四方木，将其一端在灯火上点燃，使之形成圆珠状炭火，再将四方木的炭火隔着药棉叩打患处，以达到防治疾病的治疗方法。

（二）治疗机理

1. 温热作用

通过四方木不断地热叩，让患者有一种舒适的温热感，随着叩击次数的不断增多，导入皮肤的热量不断增加，并深入局部皮肤组织，渗入病变肌肉、筋骨、关节，通调局部龙路、火路，进而均衡气血，促使天、地、人三气同步。

四方木热叩疗法能使局部血管扩张，促进血液循环，使细胞的通透性加强，利于血肿的吸收，加速水肿的消散，并能加强巨噬细胞系统的吞噬功能，提高新陈代谢，故有消炎、镇痛解痉的作用。

2. 机械压迫作用

在四方木热叩过程中，可局部加压于皮肤及皮下组织，产生柔和的机械压迫作用，能防止组织内的淋巴液和血液渗出，促进渗出液的吸收，并使热作用深而持久。

3. 药效作用

浸泡四方木及药棉的制备液为具有舒经活络、散瘀止痛等功效的多种壮药制备液，治疗时，药液通过温热作用加速渗入病变皮肤组织，因而有明显的镇痛、活血、消炎的作用。

（三）主要功效

四方木热叩疗法具有舒经活络、畅通气血、通调龙路及火路、止痛解痉等功效。

（四）适应范围及禁忌症

1. 适应范围

腰腿痛、关节痛、骨质增生引起的局部疼痛，都可用四方木热叩疗法。

2. 禁忌症

孕妇以及有急性传染病、开放性创口、感染性病灶等禁用。

（五）操作方法

药物的制备：取四方木 50 克、战骨 500 克、红花 100 克，加入 60%~75% 酒精 3 000 毫升，浸泡 15 天，取出四方木晒干备用，过滤去渣的药水即为"治骨酊"，分装备用。

治疗及操作方法：根据不同的发病部位选用大小适中的药棉 2~3 层，浸透"治骨酊"药水，平敷于发病部位上，外加能盖过纱布的厚皮纸 1 张，然后将备好的四方木的一端在灯火上燃成炭状，接着烧四方木的外层，每次烧 2~3 厘米长，烧至四方木的外层二分之一着火，以着火深度足而叩打时不溅炭块为好，将着火端在厚皮纸上盖住药棉的范围叩打，打至局部发热。注意叩打要有节奏而用力均匀，并不断移动叩打部位，防止局部烫伤起泡。叩打至药棉药水干为合适。每天叩打 1 次，10 次为 1 个疗程，效果良好。

（六）注意事项

（1）叩打四方木时，须防四方木上的火星飞溅烫伤患者。

（2）叩打四方木时，须不断移动叩打部位，叩打停留的时间以患者能忍受及不烫伤为度。

第三节　壮医无药棉纱灸疗法

（一）概念

壮医无药棉纱灸疗法是用无药棉纱点燃后直接灼灸患者体表的一定穴位或部位，以治疗疾病的一种方法。该疗法是壮族民间的一种疗法，流传于广西龙州、大新等县。该法无毒、无副作用，安全可靠。

（二）治疗机理

壮医无药棉纱灸疗法通过温热对穴位刺激，通过龙路、火路传导，调整气血恢复平衡，使天、地、人三气复归同步，促使疾病转归和人体正气康复。

（三）主要功效

壮医无药棉纱灸疗法具有通龙路及火路气机、温经通络止痛、祛风解表散寒、祛湿等功效。

（四）适应范围及禁忌症

1. 适应范围

时行感冒、风火牙痛、胸闷腹痛、各种神经麻痹疼痛等；临床上各种属于寒热交错、疼痛、麻木等表邪者；各种痧病如红帽痧、黑帽痧等。

2. 禁忌症

饭前饭后半小时内、饥饿、过度疲劳、有开放性创口或感染性病灶者，孕妇、年龄过大或体质特别虚弱的人群禁用本疗法。

（五）操作方法

采用未湿过水的普通棉纱线，以8~12条拧成一股备用。灸治时，让患者取卧位或坐位，以舒适为宜，施灸部位要求充分暴露，光线充足，按针灸穴位或局部压痛点准确取穴，操作者以左手食指、拇指、无名指压定所选穴位，用右手拇指和食指执线，线头露出指头2~3毫米，点燃呈萤火状后，食指背侧触靠患者皮肤，对准穴位直接施灸，拇指头随线压灭萤火。每天灸1~2次即可，每次取10~20个穴位，5天为1个疗程。如疼痛未愈，停灸3天后可进行第二个疗程灸治。灸间或灸后，以患者有小汗出或有周身热感效果较好。

（六）注意事项

施灸时动作要快，手法要轻，以免烫伤患者皮肤。

第四节　壮医药棉烧灼灸疗法

（一）概念

壮医药棉烧灼灸是用干棉球蘸吸预先制成的壮药酒，然后点火，直接烧灼患处从而达到治病目的的一种外治法。该法主要流传于广西德保县。

（二）治疗机理

1. 温热作用

通过壮医药棉烧灼灸在皮肤上，患者皮肤温度很快升高，并以此来刺激龙路、火路网络系统，使其通畅而起到止痛作用。随着点灸穴位的增加，刺激皮肤经络系统传导，从而通畅气血，均衡气血。

壮医药棉烧灼灸具有较强而快速的热作用，能使局部血管扩张，促进血液循环，使细胞的通透性加强，利于血肿的吸收，加速水肿的消散，并能加强巨噬细胞系统的吞噬功能，提高新陈代谢，故有消炎、镇痛解痉的作用。

2. 药效作用

壮药酒由舒经活络、散瘀止痛、温通经脉、散寒祛湿、消肿散结的壮药共同浸泡而成。治疗时，药液通过温热作用快速渗入病变皮肤组织，凭借经络的连属表里贯通上下，运行气血阴阳，达到调节脏腑、活血化瘀、消肿止痛、温经散寒祛湿的作用。

（三）主要功效

壮医药棉烧灼灸疗法具有温通经脉、散寒祛湿、消肿散结、活血化瘀等功效。

（四）适应范围及禁忌症

1. 适应范围

主要适用于局部肌肉酸楚麻痛、风湿痹痛、无名肿毒未成脓者、跌打损伤瘀肿疼痛而无表皮出血者，亦用于某些疾病挑治前或挑治后的辅助治疗。

2. 禁忌症

饭前饭后半小时内、饥饿、过度疲劳、有开放性创口或感染性病灶者、孕妇、年龄过大或体质特别虚弱的人群、皮肤过敏者禁用本疗法。

（五）操作方法

壮药酒的制备：九龙川、破天菜、川乌、草乌、吹风散、石头散、穿破石等各适量，95% 酒精适量，浸泡上药 3 天以上，制成壮药酒，备用。

施灸方法：用血管钳夹住一个棉球，蘸吸预先制成的壮药酒，点燃，右手将着火的棉球迅速叩向病变部位，此时患部亦因吸附有药酒也起火燃烧，灸治后右手马上将着火的棉球移开，左手掌同时迅速捂向患部将火捂灭。待患部之火熄后再重复上述操作。如施灸的范围较大，后一壮的灸点可与前一壮的灸点错开，逐次施灸至覆盖整个病变部位为止。本疗法亦适用于单个穴位的灸治。

壮数（即烧灼次数）：以局部皮肤潮红，患者能忍耐为度。

（六）注意事项

本法所用的壮药酒有毒，严禁内服。本法最适用于肌肉丰厚处，头面、关节、大血管等处一般不用。操作应迅速，否则极易引起烧烫伤。

第五节　麻黄花穗灸疗法

（一）概念

麻黄花穗灸疗法是独具特色的壮医灸法之一。是用浸泡过壮药酒的麻黄花穗点燃后，直接烧灼患者体表的一定穴位或部位，从而达到治疗疾病目的的一种外治法。

（二）治疗机理

壮医认为，人体脏腑骨肉通过"三道两路"输送气血及营养物质来滋养机体，"三道两路"通过散布全身的网络相互沟通联系。若痧、瘴、蛊、毒、风、湿等致人体发病的毒邪侵犯人体，导致人体"三道两路"受阻，机体网络不通则发病。本疗法利用麻黄花穗辛散解表邪、利水消肿的作用，配合火的温热作用，把壮药透发到"三道两路"网络，从而通调道路并透毒邪外出，通网络止疼痛，调气血。

（三）主要功效

麻黄花穗灸疗法具有祛湿散寒、通络消肿止痛、通调气血等功效。

（四）适应范围及禁忌症

1. 适应范围

对风湿性关节炎、头痛头晕、体癣、手脚麻木、痧病、疮疖、腹胀、腹痛、鼻出血、无名肿毒、鼻塞等，有较好的疗效。

2. 禁忌症

孕妇或瘢痕体质、有开放性创口、感染性病灶等患者禁用本疗法。

（五）操作方法

1. 麻黄花穗的制备

药物采集：每年的4~5月、10~11月采集长约3厘米的麻黄老花穗。

制备方法：取麻黄花穗15克、硫黄15克、乳香6克、没药6克、丁香3克、松香3克、桂枝6克、雄黄15克、白芷6克、川芎6克、杜仲12克、枳壳6克、独活6克、细辛3克、炮甲6克、两面针6克、通城虎6克、金不换6克，共浸于95%酒精500毫升内，三周后用纱布过滤去渣，在药液中投入冰片3克、麝香1克，再浸麻黄花穗，瓶装密封备用。

2. 灸治方法

医者以右手拇指将点燃的麻黄花穗迅速压在选定的穴位上，火熄后重复操作，灸至皮肤潮红为止。

（六）注意事项

施灸时动作要快，手法要轻，以免烫伤患者皮肤。

第六节 水火吹灸疗法

（一）概念

水火吹灸疗法是指用清水喷淋于疖肿面上，然后用艾火对着患者肿面熏灸，一边灸一边对着肿面吹风，以治疗疖肿的方法。本法是流行于广西上林县壮族民间的专治疖肿的一种疗法。

（二）治疗机理

壮医理论认为"毒虚"致百病，毒邪是机体发病的主要原因。该疗法通过艾灸使疖肿温度升高，随着艾灸时间的增长，热量不断累积，使疖肿内部温度不断升高，而在表面吹风，使疖肿表面温度下降，如此外冷内热，可加速毒邪排出。

水火吹灸疗法先用清水淋于疖肿面上，然后用艾火灸，并对着肿面吹风，交替冷热刺激。温热刺激在大脑皮层可引起抑制过程，故进行温水或不感温全身浸浴时有镇静作用，治疗后表现为嗜睡。长时间的热水浴可致疲劳、软弱、欲睡，但短时间的热水浴（40℃，1~2分钟）可致兴奋。温热对皮肤神经末梢也有影响。短时间热作用时兴奋性升高，反之则降低。冷刺激有兴奋作用。如民间常用冷水喷昏迷者头脸部以帮助其苏醒。短时间的冷疗法还可提高交感神经的紧张度，对人体起强壮作用。冷刺激能锻炼周围神经系统的功能，长时间冷刺激能使神经系统的兴奋性降低，因此可用冷冻进行麻醉及在炎症部位镇痛。交替冷热刺激，还可促使氮与蛋白质代谢增高，从而加快毒素的排除。

（三）主要功效

水火吹灸疗法具有镇痛消炎、消肿散结等功效。

（四）适应范围

专治疖肿。

（五）操作方法

用清水喷淋于疖肿面上，然后用艾火对着肿面熏灸，一边灸一边对着肿面吹风，施治时患者即有舒适感。

（六）注意事项

施灸时防止烫伤。

第七节　壮医灯花灸疗法

（一）概念

壮医灯花灸疗法又称灯草灸或打灯草，在壮族地区广泛运用。是用灯心草点燃后，直接灸灼在体表一定部位或穴位上，以达到治疗效果的一种疗法。该法疗效确切，在壮族地区广泛运用。

（二）治疗机理

1. 温热作用

通过灯心草点燃后直接灸灼在病位上，使患者皮肤温度快速升高，刺激火路传导通路，通过火路传导刺激"巧坞"（大脑），达到镇惊醒神的作用。点灸后，患者的火路因不断受到刺激而微微汗出，故有疏风解表的作用。

2. 刺激穴位，贯通表里

通过点灸刺激穴位，灯心草的有效成分遇热激发为分子或亚分子状态透窜入穴位，作用于经络、气血、脏腑、筋骨肌肉，达到通贯表里、均衡气血、通调天、地、人三气的目的。

（三）主要功效

壮医灯花灸疗法具有健脾止泻、清热解毒、镇惊醒神、疏风解表、行气利痰、开胸解郁等功效。

（四）适应范围及禁忌症

1. 适应范围

本法适用于治疗各种急性病症及常见病，如小儿惊厥、消化不良、疟疾、流行性腮腺炎、胃痛、呃逆等病症。特别对消化不良之腹泻、胃痛、麻痹性肠梗阻、腰痛、关节痛、昏迷不醒、发热、慢性中耳炎等疗效确切。

2. 禁忌症

饭前饭后半小时内、饥饿、过度疲劳、有开放性创口或感染性病灶者、孕妇、年龄过大或体质特别虚弱的人群禁用本疗法。

（五）操作方法

1. 材料

茶油或豆油1瓶，灯心草数根，油灯1盏，火柴1盒。如无灯心草，亦可用脱脂棉花代替。

2. 操作

灯花灸分明灯灸、阴灯灸两种。

（1）明灯灸法：用灯心草1~3根，蘸油后点燃，直接烧在穴位上，啪啪有声。此种灸法火燃较大，刺激强，热度较持久，灸后表面有绿豆粒大小的水泡，约半天即可消失。明灯灸多用于治疗急性病及四肢疾病如癫痫、小儿高热抽搐、昏迷不醒、四肢关节风湿痛等。

（2）阴灯灸法：先在选定的穴位上贴1片薄姜片，然后用灯心草蘸茶油点燃灸在姜片上；或用灯心草1~3根蘸油点燃，医者以右手拇指压在灯心草火上，再把拇指的温热迅速地压在治疗的穴位上，反复几次。阴灯灸刺激小，灸后无疤痕多用于治疗小儿疾病及慢性疾病如感冒、风湿性关节痛、痢疾、腹泻等。本法安全，患者易于接受。

改良的阴灯灸法：把灯心草蘸油点燃约半分钟即吹灭，停约半分钟，待灯心草温度有所下降后，利用灯心草的余热点在治疗穴位上，效果良好。其优点是安全，且患者易于接受，急慢性病均可应用。

（3）灯草灸的应用：明灯灸和阴灯灸在使用上各有所长，医者须根据患者的体质、年龄、病变部位和耐受力的不同而施灸，给予适当刺激。若刺激过大会引起不良反应，刺激过小又达不到治疗目的。壮医一般用1根灯心草施灸，也有集中用 2~3 根的，需视具体病情而定，每天施灸 1~3 次即可。

小儿与体弱者，一般宜用 1 根灯心草，作阴灯灸，用穴不宜过多。

青壮年男女，一般用 2 根灯心草，急性病可用到 3 根灯心草，男的多采用明灯灸，女的多采用阴灯灸。

肥胖者可用 2~3 根灯心草，多作明灯灸；瘦者一般用 1~2 根灯心草，多采用阴灯灸。

对急性病如休克、癫痫，多用 1~2 根灯心草，作明灯灸，以收到快速的效果。

（六）注意事项

灯花灸是壮医比较古老的治法，使用时要耐心向患者解释清楚，以求得患者的合作。对孕妇、精神病人慎用。要选准穴位，对哑门穴、风府穴、面部、近心脏（咪心头）、阴部等要害部位，不宜用灯花灸疗法。

第八节　壮医竹筒灸疗法

（一）概念

竹筒灸疗法是流行于广西南部壮族地区的一种民间疗法。竹筒灸疗法是在竹筒里放置艾绒，艾绒与皮肤之间隔衬野芋头片而施灸的一种灸疗方法。

（二）治疗机理

1. 温热作用

通过点燃的艾绒间接灸灼在病位上，使患者皮肤温度缓慢升高，皮下热量不断累积，刺激龙路、火路传导通路，通过火路传导刺激"巧坞"（大脑），达到畅通两路、调理天、地、人三气的作用，增强人体抵抗力，达到温经通络、补虚的作用。

2. 药效作用

壮医理论认为"毒虚"致百病，毒邪是机体发病的主要原因。而导致人体发病的毒邪包括痧、瘴、蛊、毒、风、湿。毒邪侵犯人体，导致人体"三道两路"受阻，机体网络不通则发病。壮医在诊断疾病、治疗疾病时，喜用野芋头。如在诊断痧毒时，以野芋头一片给患者嚼，其不觉刺舌、喉痒，反觉甘甜者多为痧毒。如以辣椒或生野芋头擦患者掌心，其不知瘙痒热辣也为痧毒。壮族民间有句谚语："村边生长野芋头，感冒发烧不用愁。"民间还用野芋头来作为解毒药。壮医认为野芋头不仅有清热解毒、散瘀消肿的作用，还有吸附毒素，助毒排泄的作用，故喜用之。

竹筒灸疗法使用野芋头，是通过温热作用，加快体内毒素的排泄过程，毒祛病愈，从而达到治病的目的。

（三）主要功效

竹筒灸疗法具有调三气补虚、温经通络、止痛等功效。

（四）适应范围及禁忌症

1. 适应范围

本法适用于治疗各种痹病、痛症、瘰疬、咳嗽、哮喘等病症。

2. 禁忌症

有开放性创口或感染性病灶者，孕妇或对野芋头过敏的人禁用本疗法。

（五）操作方法

（1）用具：用一根长约8厘米、直径约4厘米的竹筒，一端留竹节，另一端锯掉竹节，然后在距口径约2厘米处分别开两条长方形气槽，宽约2厘米，长达另一端之竹节。

（2）操作：施灸时，先把野芋头切成厚度约2毫米的薄片，粘贴于竹筒的开口端，然后填入艾绒平气槽为度，点燃艾绒，以野芋头粘的一端轻轻压在痛点或选取的穴位上，至局部感到热甚（以患者能忍受为度），再重压竹筒，热感消失，约过三息（约10秒），即可移开竹筒，完成灸治。治疗各种痹病及腹痛、腰痛时可直接灸治痛处，咳者灸肺门穴，哮喘者灸定喘穴，感冒者灸大椎、肺门、曲池等穴。用此法治疗上述病症，效果良好。

（六）注意事项

（1）施灸时，防止艾火烧坏患者衣服、被褥等物，避免火灾。

（2）施灸时，以患者能忍受为度，防止烫伤。

第九节　壮医火功疗法

（一）概念

壮医火功疗法是用经过加工炮制的药枝，点燃熄灭明火后，用两层牛皮纸包裹，熨灸患者身体一定部位或穴位，以达到治病目的的一种方法。

（二）治疗机理

1. 温热作用

通过不断地用药枝施灸，患者有一种舒适的温热感，随着施灸次数的不断增多，导入皮肤的热量不断增加，并深入局部皮肤组织，渗入病变肌肉、筋骨、关节，通调局部龙路、火路，进而均衡气血，起到温经散寒、调和气血的作用。

壮医火功疗法能使局部血管扩张，促进血液循环，使细胞的通透性加强，利于血肿的吸收，加速水肿的消散，并能加强巨噬细胞系统的吞噬功能，提高新陈代谢，故有消炎、镇痛解痉的作用。

2. 药效作用

火功疗法所用的药料由舒经活络、散瘀止痛之壮药组成，治疗时药液通过温热作用加速渗入病变皮肤组织，因而有明显的镇痛、活血、散结止痛的作用。

（三）主要功效

壮医火功疗法具有温阳散寒、行气活血、散结止痛等功效。

（四）适应范围及禁忌症

1. 适应范围

本法适用于内科、外科、妇科、儿科等多种病症的治疗。

2. 禁忌症

有开放性创口或感染性病灶者、孕妇禁用本疗法。

（五）操作方法

（1）材料：追骨风、牛耳风、过山香、大钻、五味藤、八角枫、当归藤、四方藤、吹风散等，均切成15~20厘米长的段，晒干，和生姜、大葱、两面针、黄柏、防己一同放入白酒中浸泡（酒要浸过药面），7天后取出晒干备用。

（2）操作：取一盏酒精灯，把上药药枝的一端放在酒精灯上燃烧，明火熄灭后，把燃着暗火的药枝包裹于两层牛皮纸内，在患者身上的穴位施灸（灸时隔着衣服或直接灸在皮肤上均可）。

（3）取穴：寒毒、阴证多取背部穴位，热毒、阳证多取四肢穴位。下部病变，可选灸环跳、阳陵泉、太冲、足三里、三阴交等穴。用于预防保健，可选灸中脘、关元、足三里等穴。一些全身性疾病，可选灸大椎、风门、身柱、肾俞、中脘、关元、足三里等穴。另外，还可以按壮医龙路、火路来循路选穴或选取反应点，视具体病情而定。壮医火功疗法一般每天施灸1~2次，10天为1个疗程，每疗程间隔7天。

（六）注意事项

（1）本法适应症较广，凡适用于灸法的病症均可采用本法选穴施治。但对已溃疮疡及体表的恶性肿瘤局部病灶禁用本法。

（2）灸后应让患者休息片刻，以使药气流畅通达全身经络，直达病所，驱逐病邪。

第十节　艾绒硫黄灸疗法

（一）概念

艾绒硫黄灸疗法是用艾绒和硫黄按 5∶1（或根据实际需要）的比例混合，将其捏成玉米粒大小，点燃后直接灸在患者的穴位或患部，使局部产生温热或轻度灼痛的刺激，以调节人体的生理机能，提高身体抵抗力，从而达到防病治病目的的一种方法。

（二）治疗机理

1. 温热作用

以硫黄和艾绒为施灸材料进行施灸，患者有种舒适的温热感，随着施灸时间的不断增长，导入皮肤的热量不断增加，并深入局部皮肤组织，渗入病变肌肉、筋骨、关节，通调局部龙路、火路，进而均衡气血，起到温经散寒、调和气血的作用。

艾绒硫黄灸疗法能使局部血管扩张，促进血液循环，使细胞的通透性加强，利于血肿的吸收，加速水肿的消散，并能加强巨噬细胞系统的吞噬功能，提高新陈代谢，故有消炎、镇痛解痉的作用。

2. 药效作用

硫黄和艾绒为施灸材料，艾绒有散寒止痛、温经止血的功效，硫黄有解毒杀虫的功效，治疗时，药液通过温热作用加速渗入病变皮肤组织，因而有明显的温经散寒、解毒排脓生肌、散结止痛的作用。

（三）主要功效

艾绒硫黄灸疗法具有疏通经络、宣导气血、温经散寒、活血止痛、解毒排脓生肌等功效。

（四）适应范围及禁忌症

1. 适应范围

本疗法常用于治疗胃痛、风湿性关节炎、肩关节炎等，还用于顽固性疮疡及其形成瘘管者。

2. 禁忌症

有开放性创口或感染性病灶者、孕妇或对硫黄过敏者禁用本疗法。

（五）操作方法

本法是用精制的艾绒 10 克配硫黄粉 2 克装入瓶内备用，用时将其捏成玉米粒大小，点燃后直接灸在患者的穴位上。

（六）注意事项

（1）施灸时，防止艾火烧坏患者衣服、被褥等物，避免火灾。

（2）施灸时，以患者能忍受为度，防止烫伤。

（3）以硫黄引焰时，防止其脱落造成烫伤。

第十一节　艾灸疗法

（一）概念

艾灸疗法是壮医常用的医疗技法之一。分艾炷灸和艾卷灸两种。艾炷灸是将艾绒制成大小不等的艾炷，使用时将艾炷直接放在皮肤上灸或隔药（姜、蒜、盐、蛤蟆皮等）灸。艾卷灸又称艾条灸，是将艾绒制成长条样，治疗时点燃艾卷以灸灼在皮肤上或隔药灸。

（二）治疗机理

艾叶是岭南常见药物，具有散寒止痛、温经止血的作用。艾灸借灸火的温和热力及药物作用，通过刺激疏通龙路、火路气机，通调网络，逐寒祛毒，回阳救逆，温通经脉；通过温热效应，刺激调和气血、协调阴阳、扶正祛邪，达到补虚祛邪、治疗疾病、防病保健、养生美容的目的。

（三）主要功效

艾灸疗法具有逐寒祛毒、回阳救逆、温通经脉、调和气血、协调阴阳、扶正祛邪、补虚祛邪等功效。

（四）适应范围及禁忌症

1. 适应范围

艾灸疗法应用范围广泛，病症无论寒热、虚实、阴阳、表里均可施灸，凡属消化不良、胃火衰退、浮肿、水肿、寒性胆病（目微黄，不发热，消化不良，右上腹疼痛，大便色白）、疖痈、炭疽、虚热、一切脉病以及热病后的多数疾病均宜艾灸。

2. 禁忌症

有开放性创口或感染性病灶者、孕妇禁用本疗法。

（五）操作方法

操作方法可分四种。

（1）温和灸：将艾条点燃一端，靠穴位熏烤，至患者感觉温热舒适，就固定不动，灸至皮肤稍起红晕即可。一般灸 10~20 分钟不等。

（2）回旋灸：将点燃的艾卷靠近欲灸的部位平行往复回旋熏灸（距皮肤约 3 厘米），每次灸 10~30 分钟。

（3）雀啄灸：将艾条点燃一端后对准穴位，如小鸡啄米一样地一起一落，忽近忽远地施灸，每次灸 5 分钟。

（4）实按灸：将艾条点燃后裹上 10 层油纱纸或 3~5 层棉布，趁热按到穴位上，使热气透到深层从而发挥治疗作用。

（六）注意事项

（1）头面部、心区、大血管、肌腱处，以及睛明、丝竹空、瞳子髎、人迎、经渠、尺泽、委中等穴均应禁灸，妊娠妇女腰骶部和小腹部不宜多灸。

（2）对昏迷、知觉神经麻痹或小儿患者，应密切观察，掌握温度，避免烫伤。

（3）在灸治过程中要及时抖落烟灰，以免掉落烫伤患者皮肤。艾灸温度以患者能忍受为度，防止烫伤。

第十二节 灼 法

（一）概念

壮医灼法是用桐油果仁或砖头等烧热后灼于患者的一定部位上，从而达到治疗目的的一种方法。

（二）治疗机理

通过温热效果，使机体天、地、人三气息息相通，同步运行，相互交合，网络畅通，局部气血畅而止疼痛。

（三）主要功效

壮医灼法具有调局部气血、通网络止疼痛之功效。

（四）适应范围及禁忌症

1. 适应范围

桐油果仁灼法多用于龋齿的治疗，砖头灼法多用于足跟痛的治疗。

2. 禁忌症

有开放性创口、感染性病灶禁用本疗法。

（五）操作方法

将桐油果仁点燃，熄去明火，待其温度稍降后（70~80℃），灼烫于龋齿洞中。

用火砖2~3块烧热，轮流取出迅速铺上一层鲜大风艾叶并洒上适量的酒或醋，将患足踏于其上，灼烫患部，热度以患者能忍受为度，每天2次，每次20分钟。

（六）注意事项

治疗时桐油果仁及火砖的温度以患者能耐受为度，防止烫伤。

第十三节　壮医鲜花叶透穴疗法

（一）概念

壮医鲜花叶透穴疗法是将鲜花或叶片置于所选用的穴位上，用线香或药根枝点燃隔花叶灸灼，通过鲜花芳香之气，绿叶浓厚之味，达到治病目的的一种方法。

（二）治疗机理

自然界的树木花卉与岁气物候推移具有很强的节令性，鲜花随时序而有含苞、初展、开放、盛开、敛容、落英量变的范围，叶片随季节而有嫩叶、玉叶、绿叶、碧叶、红叶、金叶质变的程度，人体生理病机具有与当时当地环境的统一性和生物节律的同步性，采用居住环境周围自然生长的植物、庭院四旁种植的花木或居室窗台盆栽花卉直接透穴治疗，鲜花叶得天时之先、地气之厚、药效之全，与人体同步相应，同气相求，调节生机，解除病变，制约生化而使生机健壮。

本疗法运用各种植物鲜花瓣鲜叶片贴于患者体表穴位，以炷香在叶上点灼，使植物花叶中的有效成分遇热气化透穴窜入穴位，通达经络，导入病位，运行气血，调整脏腑，扶正祛邪，解除病痛，达到康复。其治疗机理如下。

1. 用鲜花叶气味最全

采用园林庭院鲜花叶治病，着眼于鲜品。常按花期叶龄及时采摘，其天然气味有效成分得以保全。中国传统植物生药品类繁多，综其功效有寒、热、温、凉四气，辛、酸、甘、苦、咸五味，升、降、浮、沉属性，讲究十二正经与奇经八脉归经。故带露春花，经霜秋叶，皆依节序采用，始得其气味之全。所以直接采用鲜花叶透穴治疗，在于善用植物天然气味疗效成分之饱满，促进植物自然物质能量与人体生理活动之间的生物活性物化交换，制约生化，畅达生机，萃取精华，祛病强身。

2. 取其岁气物候之宜

岁气物候，是研究自然界动植物和环境条件周期变化之间的相互关系的科学。按一年的岁气可列出风、温、热、湿、燥、寒的时序，植物、物候现象常与岁气相推移而有：风以萌之、温以生之、热以长之、湿以化之、燥以实之、寒以藏之，即萌、生、长、化、实、藏各种生态，故春华秋实，乃岁气祥和之化。人来自自然，生命运动与自然环境同步，且回归自然。鲜花叶透穴治疗作为一门自然疗法，正是按岁气时序，采取当时当地跟物候与人体生机同步的鲜花鲜叶用来治疗，以同步相应，同气相濡，取其岁气物候之宜，增强机体抗病功能，而收祛病康复之效。

3. 花瓣生发之气足

高等植物生长发育苗壮，进入生殖阶段而开花。花朵为草木之精英，梅花暗香浮动，玉兰香远益清，都会沁人心脾，足以消疏郁结。鲜花叶透穴治病，是利用花瓣芬芳馥郁之气透穴治疗。花是种子植物的繁殖器官，结构形态随植物种类而异，常有鲜艳的色彩和温馨的香味，鲜花含有多种治疗有效成分，特别是油细胞里的香精油，具有导引有效成分渗透经穴的作用。如丁香花镇痛安神；熏衣草调节心律；栀子花、柠檬花叶均能解郁顺气。由于香花富于生发之气，选取不同花龄以其花瓣透穴治疗，主要作用为运、通、清、化，兼有行、导、摄、制之效，故善于清宣秽浊，安神定志，扶正祛邪，扶持情志，有助于思维和智力发育且能增进人体免疫功能。

4. 叶片味浓力厚

用鲜花着重发挥其挥发成分，取其气胜；用鲜叶着重发挥其厚味与重质；故花叶皆相辅相成，以尽其全力。运用叶片透穴治病，带辛味之叶则发散解郁、行气止痛；酸味之叶则收敛固脱、去浊存精；甘味之叶缓急调中、补虚强壮；苦味之叶清热解毒、燥湿泻火；咸味之叶软坚散结并有润下之用。常绿树，可长年采用鲜叶，以其得岁气物候之盛，其味浓而力厚，所以庭院有常绿树者，可按其叶龄全年都可采摘用于透穴治疗。季节当令花卉，其叶鲜明润泽，亦属味厚力全，均可供透穴治疗之用。

5. 气化透穴通贯表里

鲜花叶透穴疗法，是一门民族传统医学。具体技术操作，是根据辨证论治，选定体表经穴，使用跟病症相适应的鲜花瓣或鲜叶片置于穴位上，然后将点燃的炷香，隔花叶片正对穴位轻轻点灼，花叶细胞经热灼而气化分解，有效成分遇热激发为分子或亚分子状态透窜入穴位，作用于经络、气血、脏腑、筋骨，扶正祛邪，消除病变。一般而言，将生药置于穴位，患者感觉不强，一旦以炷香点灼，鲜花叶的活性因子受热激而四射散逸，因花叶紧贴穴位，花叶中的有效成分、直接气化透窜入穴，通贯表里，祛病康复。

（三）主要功效

壮医鲜花叶透穴疗法具有清宣秽浊、安神定志、运行气血、调整脏腑、扶正祛邪、强身健体等功效。

（四）适应范围及禁忌症

1. 适应范围

壮医鲜花叶透穴疗法材料丰富、易学易用、安全可靠，广泛用于壮医内、外、妇、儿、五官临床各科，尤其对治疗失眠、疾病康复等方面有优势。

2. 禁忌症

壮医鲜花叶透穴疗法适用范围较广，一般无特殊的禁忌症。

（五）操作方法

根据病症选择治疗用穴，结合壮医关于天、地、人与花木生机同步运行的认识，按岁行气候季节采用各种鲜花。凡当节令鲜花如含苞、初展、开放、盛开、敛容、落英等花瓣，及嫩叶、玉叶、绿叶、碧叶、红叶、金叶等叶片，均可选用。根据病情，把花瓣、叶片放在选定的穴位上，用线香或药根枝点燃隔花叶灸灼。灸灼致花瓣或叶片干为一换，每个穴位灸灼2~3片花瓣或叶片。

（六）注意事项

灸治过程中防止烫伤。

第三章　壮医刮疗法

壮医刮疗法是广西壮族地区广泛使用的一类治病技法，起源于远古时期，距今已有几千年的历史，是壮族人民长期以来在同疾病做斗争的过程中总结出来的一类独特且行之有效的治疗方法。壮族人民所居之地山高林密，江河交错，草木繁茂，导致山岚雾气盘郁结聚，不易疏泄，缭绕作瘴；复因寒热无常，多雨潮湿，湿热蕴积，毒虫繁殖，侵害人体而多发痧病。所谓的痧证即外感四时不正之气或湿热温疟疫毒，出现头晕、头痛、胸闷、呕恶、全身乏力、口渴咽干，或大汗淋漓，或汗郁不发等症状，皮肤每每出现花红斑点。壮族先民在生产、生活的实践中，发现利用石块在人体表面行刮、压、划、刺等操作，可以治疗痧病及其他的一些疾病，这就是壮医刮法的雏形。大量的考古资料证明，广西壮族地区旧石器文化、新石器文化的遗存十分丰富，砭石是石器文化的产物，也是最早出现的医疗用具之一。壮医刮疗法种类繁多，包括药刮疗法、刮痧疗法、挑痧疗法、撮痧疗法等多种疗法。常用边缘光滑的石块、陶器、金属器、植物类和动物类等作为刮疗的工具，以茶油、芝麻油、豆油、酒或凡士林等作为介质，在体表部位进行浅表反复刮拭，以达到防病治病的目的。

第一节　药刮疗法

（一）概念

药刮疗法，是壮医刮疗法中的一种，它借助药物如观音莲、野芋头、水兰青等作为刮具，对人体体表特定的部位或阳性反应点进行刮拭，从而对机体起到良性刺激作用，同时在药物刮拭过程中药物可透皮吸收，从而达到防治疾病目的的外治疗法。药刮疗法是壮医最重要的、最常用的外治疗法之一，治疗某些疾病可起到显著的疗效。

（二）治疗机理

药刮疗法是壮医刮疗法中的一种，通过药物刮疗对机体的刺激作用及透皮吸收的药效作用，从而平衡人体气血，激发人体的潜能，调整体内紊乱的生理机能，使天、地、人三气协调同步，从而增强人体的抗病能力。

1. 药效作用

用药物作为刮具，皮肤通过药物的刮疗刺激，皮肤的毛孔及毛细血管充分扩张，刮拭的药物可通过皮肤表皮渗透吸收，进入血液循环从而发挥药效作用。

2. 补益强壮作用

壮医理论认为"毒虚"致百病，毒邪是机体发病的主要原因，但是体虚的因素往往不可忽略。不同机体感受相同的病邪，有的人发病而有的人不发病，或者有的人即使发病了也能很快恢复而有的人恢复得较慢。这跟人的体质有很大的关系，机体体质强壮者抗病能力强，体质虚者抗病力差。药刮疗法可通过刺激细胞、神经、内分泌功能而对机体的神经体液起到调整的作用，从而兴奋机体达到提高人体抵抗力的作用。此外，根据使用药具的不同，还可以兼有不同的药物效果。如观音莲药刮疗法具有清热解毒、消肿散结等作用；野芋头药刮疗法具有清热解毒、散瘀消肿作用。

3. 驱邪外出

壮医认为，导致人体发病的毒邪包括痧、瘴、蛊、毒、风、湿。毒邪侵犯人体，导致人体"三道两路"受阻，机体网络不通则发病。壮医药刮疗法通过药物作用及刮拭病变相应穴道及肌肤，刺激体表经络，可使腠理开泄，将滞于经络、腧穴及相应脏腑的各种邪气从皮毛透达于外而畅通"三道两路"，恢复天、地、人三气同步，使疾病趋于痊愈。

4. 平衡气血

壮医"气血均衡"学说的理论认为："疾病并非无中生，乃系气血不均衡。"疾病的发病机理主要是机体气血不调匀，天、地、人三气不能同步运行所致。而壮医药刮疗法可以愉悦身心，调匀气血，恢复天、地、人三气复归同步，使人体各部恢复正常的功能，促使疾病转归和人体正气康复，从而达到防病治病的目的。

（三）主要功效

（1）清热解毒，消肿散结：药刮疗法也有很好的清热解毒、消肿散结的功效，常用于发热感冒、咽喉肿痛或者其他原因如无名肿毒引起的局部红肿发热等疾病。

（2）疏通脉络，驱邪外出：药具反复在经络上刮拭可以疏通"三道两路"，将风、湿、蛊、瘴之邪驱出机体之外，恢复天、地、人三气同步。

（3）调和气血，健身强体：药刮疗法可以平衡气血，提高人体的抵抗力，促进机体的康复。常用于预防咽喉肿痛、胃肠不适及感冒等疾病发生。

（四）适应范围及禁忌症

1. 适应范围

（1）感冒：生姜葱白法。取生姜、葱白各 10 克，切碎和匀布包，蘸热酒先刮擦前额、太阳穴，然后刮背部脊柱两侧，也可配刮肘窝、腘窝。如有呕恶者加刮胸部。

（2）发热咳嗽：鸡蛋黄葱加银器刮法。先把鸡蛋煮熟取蛋黄，加葱数根捣烂，银器 1 枚，用薄布包好，取颈部向下至第四腰椎处顺刮，同时刮治肘部、曲池穴。如咳嗽明显，再刮治胸部。

（3）风热喉痛：将鲜柚子叶 100 克、紫苏 100 克、香茅 50 克、黄皮果叶 100 克切碎捣烂，大米 50 克泡水 1 分钟取出，和上药用布包好，取第七颈椎至第七胸椎两旁（蘸盐水）刮治，并配合拧提颈部前两侧肌肉（胸锁乳突肌）约 50 次。

药刮疗法主要用于治疗小儿高热、胃肠不适、流行性感冒、伤风、头晕、头痛、毒蛇咬伤、淋巴结炎等疾病。

2. 禁忌症

对刮药过敏者或者皮肤感染、化脓溃烂者不宜使用。

（五）操作方法

1. 工具选择

药刮疗法常用的刮具有新鲜观音莲、野芋头、新鲜水兰青、鸡蛋黄、葱、新鲜柚子叶、大米等。

2. 刮治部位

（1）背部：头晕脑胀或头痛不适的患者，可嘱其伏坐于椅背上，先刮拭项背肩胛肌肉，然后先从第七颈椎起，沿着督脉由上而下刮至第五腰椎，再从第一胸椎旁开沿肋间向外侧斜刮。

（2）头部：主要取神庭、攒竹、丝竹空、太阳等穴。

（3）颈部：主要取项部两侧、双肩板筋部（胸锁乳突肌），或喉头两侧。

（4）胸部：主要取第二、第三、第四肋间，从胸骨向外侧刮。乳房禁刮。

（5）四肢：主要取臂弯（在肘的屈侧面）、膝弯（腘窝）等处。

3. 药刮操作

（1）观音莲或野芋头法：将鲜观音莲或野芋头煨热，切去一小片，以切面趁热刮治。

（2）水兰青刮法：将鲜水兰青洗净捣烂，用薄布包好刮全身。

（3）鸡蛋黄葱加银器刮法：先把鸡蛋煮熟取蛋黄，加葱数根捣烂，银器1枚，用薄布包好刮全身。

（4）将鲜柚子叶100克、紫苏100克、香茅50克、黄皮果叶100克切碎捣烂，大米50克泡水1分钟取出，和上药用布包好刮拭全身。

（5）生姜葱白法：取生姜、葱白各10克，切碎和匀用布包，蘸热酒即可刮拭。

（六）注意事项

（1）壮医刮法治疗室应宽敞明亮，室温适宜，空气流通，但不可有穿堂风通过，要注意患者保暖，尽量少暴露身体。

（2）选好体位，嘱患者体位应舒适，并利于操作。

（3）刮治前应向患者解释刮治的目的、注意事项、操作过程，以缓解患者的紧张情绪，取得患者配合，防止晕刮。

（4）刮拭手法应用力均匀，以患者能耐受为度，达到出痧为止。不可一味追求出痧而用重手法或延长刮痧时间。一般血瘀证、实证、热证容易出痧，而虚证、寒证、体胖和肌肉发达者不易出痧，但只要刮拭的部位和方法正确，就有治疗效果。

（5）在任何一个部位施术，都要向一个方向刮拭，不能来回刮拭。

（6）颈部、腋下、腰际等处均有淋巴散布，操作手法宜轻，切勿强力刮拭，以免引起淋巴回流障碍。

（7）慢性病经常刮治，穴区可能会产生一定的耐受性，这时可以将穴位分组，交替治疗，也可以左右肢体穴位交替刮痧。

第二节　刮痧疗法

（一）概念

刮痧疗法是用边缘光滑的羊角、牛角片，或嫩竹板、瓷器片、小汤匙、铜钱、硬币、纽扣等作为刮痧工具，以润滑油，或清水作为介质，在体表部位进行反复刮动，以治疗痧病及中暑、感冒、喉痛、腹痛、吐泻、头昏脑胀等病症的一种方法。

（二）治疗机理

壮医认为，壮医刮痧疗法具有宣通透泄、发表散邪、舒筋活络、疏通谷道、调整气血功能等功效，常用于治疗痧病、中暑、外感及谷道肠胃疾病。

1. 疏通"三道两路"

壮医认为，疾病产生的原因是由于痧、瘴、蛊、毒、风、湿侵犯人体，导致人体"三道两路"受阻，使天、地、人三气不能同步而导致人体气血平衡关系失调所致。壮医刮痧疗法通过刮拭病变相应穴道及肌肤，刺激体表经络，可使腠理开泄，将滞于经络、腧穴及相应脏腑的各种邪气从皮毛透达于外而达发表散邪，能够宣通肺气，发汗解表，舒筋活络，醒脑开窍，清热祛毒，调理脾胃，疏通"三道两路"，使天、地、人三气复归同步。

2. 调整气血运行

壮医认为，气与血是维持人体生命活动的基本物质。气血在经脉中循行，内至五脏六腑，外到筋骨肌肉，循环往复，运行不息，灌达全身，润养各部。壮医刮痧疗法通过在局部或相应穴道刮动，刺激体表经络，循经走穴，可疏通经络，促进气血运行，活血化瘀，行气止痛，使瘀血得消，新血得生；使气血畅通，脏腑组织器官得以润养，并推动人体的各种生理功能活动。

3. 增强脏腑功能

壮医刮痧疗法通过刮拭和刺激五脏分布于背部的之俞穴及相应穴道，可调整脏腑功能，开胃消食、健脾止泻；可使脏腑秽浊之气通达于外，促使周身气血流畅，逐邪外出，脏腑达到平衡协调，人体恢复健康；还可以预防疾病，保健强身，养颜美容。

4. 舒筋活络功能

刮拭相应病灶，可加强局部血液循环，缓解肌肉紧张，从而舒筋活络，消除疼痛。

（三）主要功效

壮医刮痧疗法具有清热解毒、祛湿止呕、通经止痛、活血祛瘀等功效。

（1）清热解毒，祛湿止呕：壮医刮痧疗法常用于感冒、厌食、倦怠、低热等证，可起到很好的清热解毒、祛湿止呕作用。

（2）通经止痛，活血祛瘀：经络阻滞不通导致的腹痛、头晕脑胀及四肢关节疼痛等疾病均可施用本疗法。

（四）适应范围及禁忌症

1. 适应范围

本疗法临床应用范围较广。以往主要用于痧病，现扩展用于呼吸系统和消化系统等疾病。

（1）痧病（多发于夏、秋两季，微热形寒，头昏、恶心、呕吐，胸腹或胀或痛，甚则上吐下泻，多起病突然）：取背部脊柱两侧自上而下刮治，如见神昏可加刮眉心、太阳穴。

（2）中暑：取脊柱两旁自上而下轻轻顺刮，逐渐加重。

（3）伤暑表证：取患者颈部痧筋（颈项双侧）刮治。

（4）伤暑里证：取背部刮治，并配刮胸部、颈部等处。

（5）湿温初起（见感冒、厌食、倦怠、低热等症）：取背部自上而下顺刮，并用苎麻蘸油擦刮腘窝、后颈、肘窝部。

（6）呕吐：取脊柱两旁自上而下至腰部顺刮。

（7）腹痛：取脊柱旁两侧刮治。也可同时刮治胸腹部。

（8）疳积：取长强穴至大椎穴处刮治。

（9）伤食所致呕吐腹泻：取脊椎两侧顺刮。如腹胀剧痛，可在胸腹部刮治。

（10）头昏脑胀：取颈背部顺刮。配合刮治或按揉太阳穴等。

（11）小腿痉挛疼痛：取脊椎两旁（第五胸椎至第七腰椎）刮治，同时配刮腘窝。

（12）汗出不畅：取背部、胸部顺刮。如手脚出汗不畅者，可在肘部、腘窝处刮治。

（13）痹痛：取露蜂房 100 克，用酒浸 3 日后，蘸酒顺刮颈、脊柱两旁，同时取腘窝、肘部或痛处刮治，每天 2 次。

2. 禁忌症

（1）凡危重病症，如急性传染病、重症心脏病、中风等，应立即送医院治疗，禁用本疗法。

（2）凡刮治部位的皮肤有溃烂、损伤、炎症均不能用本疗法，如初愈也不宜采用。

（3）饱食后或饥饿时，以及对刮痧有恐惧者忌用本疗法。

（五）操作方法

1. 工具选择

（1）苎麻：这是较早使用的工具，选取已经成熟的苎麻，去皮和枝叶晒干，用根部较粗的纤维，捏成一团，在冷水里蘸湿即可使用。

（2）头发：取长头发，揉成一团，蘸香油，作为工具使用。

（3）小蚌壳：取边缘光滑的蚌壳。

（4）铜钱：取边缘较厚而又没有缺损的铜钱。

（5）牛角药匙：即通常用于挑取药粉的牛角及其他材料制成的药匙。

（6）瓷碗、瓷酒盅、瓷汤匙、嫩竹片、玻璃棍等，选取边缘光滑而没有破损的即可。这些均为现代所习用的工具。

（7）准备小碗或酒盅一只，盛少许植物油或清水。

2. 刮治部位

（1）背部：患者取侧卧或俯卧位，或伏坐于椅背上。先从第七颈椎起，沿着督脉由上而下刮至第五腰椎，然后从第一胸椎旁开沿肋间向外侧斜刮。此为最主要和常用的刮痧部位。

（2）头部：取眉心、太阳穴。

（3）颈部：项部两侧，双肩板筋部（胸锁乳突肌），或喉头两侧。

（4）胸部：取第二、第三、第四肋间，从胸骨向外侧刮。乳房禁刮。

（5）四肢：臂弯（在肘的屈侧面）、膝弯（腘窝）等处。

3.　刮痧操作

（1）先暴露患者的刮治部位，用干净毛巾蘸肥皂，将刮治部位洗擦干净。

（2）刮治手法：医者用右手拿取操作工具，蘸植物油或清水后，在确定的体表部位，轻轻向下顺刮或从内向外反复刮动，逐渐加重，刮时要沿同一方向刮，力量要均匀，采用腕力，一般刮10~20次，以出现紫红色斑点或斑块为度。

（3）一般要求先刮颈项部，再刮脊椎两侧部，然后再刮胸部及四肢。从大腿开始，向下刮，每次只能刮一个方向，不能像搓澡一样来回地刮，静脉曲张者则须由下往上刮。

（4）如果有出血性疾病，比如血小板减小症者无论头部还是其他部位都不能刮痧。如果有神经衰弱，最好选择在白天进行头部刮痧。

（5）刮痧时间一般为20分钟，或以患者能耐受为度。

（六）注意事项

（1）治疗时，室内要保持空气流通，如天气转凉或天冷时应用本疗法要注意避免感受风寒。

（2）不能干刮，工具必须边缘光滑，没有破损。

（3）初刮时试3~5下即见皮肤青紫而患者并不觉痛者，为本疗法适应症。如见皮肤发红患者呼痛，则非本方法适应症，应送医院诊治。

（4）要掌握手法轻重，由上而下顺刮，并时时蘸植物油或水保持润滑，以免刮伤皮肤。

（5）刮痧疗法的体位可根据需要而定，一般有仰卧、俯卧、仰靠、俯靠等，以患者舒适为度。

（6）刮痧的条数多少，应视具体病情而定，一般每处刮2~4条，每条长2~3寸即可。

（7）刮完后应擦干油或水渍，并在青紫处抹少量祛风油，让患者休息片刻。如患者自觉胸中郁闷，心里发热等，再在患者胸前两侧第三、第四肋间隙处各刮一道即可平静。

（8）刮痧后患者不宜发怒、烦躁或忧思焦虑，应保持情绪平静。同时，忌食生冷瓜果和油腻食品。

（9）如刮痧后，病情反而更加不适者，应立即送医院诊治。

第三节　撮痧疗法

（一）概念

撮痧疗法又称挟痧疗法和抓痧疗法，是在患者一定部位或穴位上，用医者的手指拧起一个橄榄状的充血点，以激发人体的正气驱邪外出，从而达到治疗疾病目的的一种方法。

（二）治疗机理

撮痧疗法主要是以医者的手指撮捏患者身体特定部位，激发患者身体的经气以驱邪外出，作用机理主要有四个方面。

1. 行气活血

壮医认为，气与血是维持人体生命活动的基本物质。气血在经脉中循行，内至五脏六腑，外到筋骨肌肉，循环往复，运行不息，灌达全身，润养各部。壮医撮痧疗法通过在局部或相应穴道刮动，刺激体表经络，循经走穴，可疏通经络，促进气血运行，活血化瘀，行气止痛，使瘀血得消，新血得生；也可使气血畅通，脏腑组织器官得以润养，并推动人体的各种生理功能活动。

2. 增强脏腑功能

壮医撮痧疗法通过撮拭和刺激五脏分布于背部的之俞穴及相应穴道，可调整脏腑功能，开胃消食、健脾止泻；还可使脏腑秽浊之气通达于外，促使周身气血流畅，逐邪外出，脏腑达到平衡协调，人体恢复健康；还可以预防疾病，保健强身，养颜美容。

3. 舒筋活络功能

刮拭相应病灶，可加强局部血液循环，缓解肌肉紧张，从而舒筋活络，消除疼痛。

4. 疏通机体网络

壮医认为，疾病产生的原因是由于痧、瘴、蛊、毒、风、湿侵犯人体，导致人体全身网络受阻，使天、地、人三气不能同步而导致人体气血平衡关系失调所致。壮医撮痧疗法通过撮拭病变相应穴道及肌肤，刺激体表经络，可使腠理开泄，将滞于经络、腧穴及相应脏腑的各种邪气从皮毛透达于外而畅通全身网络。

（三）主要功效

壮医撮痧疗法具有调节经气、平衡气血、畅通道路、驱邪外出的功效。

（1）调节经气，平衡气血：经气失调，气血失衡所引起的疾病如伤风、关节疼痛等疾病应用壮医撮痧疗法均可获得很好的疗效。

（2）畅通道路，驱邪外出：壮医撮痧疗法常用于头痛、头晕、胃肠不适的病人，可疏通"三道两路"，驱邪外出。

（四）适应范围及禁忌症

1. 适应范围

本法主要用于治疗头痛、头晕、头胀、急性胃炎、肠炎、中暑、流行性感冒、伤风、关节疼痛等疾病。

2. 禁忌症

皮肤有溃烂、损伤、炎症、传染性皮肤病或凝血功能障碍患者均不能用本疗法。

（五）操作方法

1. 撮痧选用的穴位

根据民间治疗的经验，选穴多在前额、前后颈部、胸部、背部、腹部。

（1）头部：印堂、太阳穴（双侧），共3处。

（2）颈部：前颈取廉泉穴、天突穴和廉泉穴与天突穴连线之中点及中点左右旁开1寸处，共5处。后颈取大椎穴和大椎穴直上后发际处、大椎穴与后发际连线之中点左右各旁开1寸处，共5处。前后颈共取10处。

（3）胸部：从璇玑穴起，分别向左右每隔1寸取1点，共取7处。

（4）腹部：下脘、石门、天枢（双侧）等穴，共5处。

（5）肩部：肩井穴（双侧）。

（6）背部：陶道分别向左右每隔1寸取1点，共取7点。

（7）腰部：命门穴。取穴时只要大体无差即可，民间治疗取穴并不十分准确，只要求在上述范围内，施行手法，即可取得疗效。撮抓的穴位数目和次数，只要求在上述范围内，施行手法，即可取得疗效。每次撮抓的穴位数目和次数，可视病情而定。

2. 撮痧的手法

撮痧前准备半碗清水，加少许盐。将手指用清水湿润，五指弯曲，用食指与中指的第二指节对准穴位，将皮肤夹起，然后松开。这样一起一落，反复进行，每点夹撮6~8次，直至被撮夹处呈橄榄状之紫红色充血斑为度。

3. 撮痧时间

撮痧时间一般约为20分钟，或以患者能耐受为度。

（六）注意事项

（1）手法的轻重、抓撮穴位的多少、每穴抓撮的次数，要视患者的年龄、体质、疾病性质、疾病轻重等具体情况而定。儿童与年老体弱者，手法宜轻，撮穴宜少；体质壮实者，手法宜重，撮穴宜多。不要千篇一律。

（2）局部痈肿、疮疡、皮肤溃烂或损伤，不要抓撮。

（3）在用此法治疗的同时，可配合药物、针灸、推拿、擦涂等疗法，以求尽快治愈疾病。

第四章 壮医经筋疗法

壮医经筋疗法是在继承和借鉴中医"经脉"理论的基础上，在壮医理论的指导下，以壮医经筋手法专家黄敬伟主任医师为代表的壮医医家在长期的医疗实践中创立的一种外治疗法。壮医经筋疗法具有适应症广、应用简便、疗效显著、经济安全等优点，千百年来深受广大壮族人民的欢迎，对壮族人民的健康繁衍做出了巨大的贡献。

第一节 壮医经筋的定义

1. 壮医经筋

关于经筋的名称，古往今来，论述很多，如有筋节、筋膜、筋骨、经筋之说等。壮医经筋理论形成及临床实践受到《黄帝内经》理论的影响，因此壮医经筋的名称以及在人体的分布、循行与十二经脉基本一致。

十二皮部按阴阳关系，合为六个方位，分布在机体的表层。十二经别，贯通内外表里，联络脏腑，按手足阴阳关系，结成"六合"，拓展了十二经筋的分布范畴，维持着机体正常生理运转。十二经筋，乃纵行于机体上下的主要干线，起着主宰整个筋肉系统的作用，同时紧密伴随经脉循行于周身，呈现"四维"立体象形，维系机体内外，贯通上下、连缀百骸，保证躯体的各种生理活动顺利进行。

2. 壮医经筋病

壮医经筋病，是指人体由于外界环境或体内致病因素的作用，导致"三道两路"通道的功能障碍，人体肌筋系统发生病变，天、地、人三气不能同步而致的全身性的连锁反应，出现单纯型或复合型的肌肉筋结急、慢性受损而呈现的以疼痛、可触及的有形的病理改变、功能异常导致的酸胀、僵硬、活动受限等证候群。

肌筋系统是机体组织结构的庞大体系，具有成分复杂、生理功能多样化、涉及面广泛、受损伤的概率多等特点，故经筋病症属临床常见病、多发病；不少疑难病症及未明原因的疼痛性疾病，可由经筋病损直接或间接导致。经筋病好发于各个年龄段，男女的发病率没有太大的区别。

经筋病症的特点，除临床常见的疼痛性、痉缩性及功能障碍外，临床上还有痉缩结灶性、痉缩失衡性、压迫性、累及性病灶，以及累及演进性、隐蔽性、致疲劳性、类似性、多维性病证等特点。

3. 壮医经筋疗法

壮医经筋疗法是在壮医理论的指导下，以经筋学说为依据，运用壮医理筋手法、固灶刺筋法、循筋拔罐法等综合治疗手段，从局部对机体进行整体调理，畅通"三道两路"，以疏经通络、调和气血、解痉止痛为目的，从而恢复机体的内外平衡和天、地、人三气同步，用以预防和治疗疾病的一种独特的医疗和保健方法。其治疗方法遵循以痛为腧、以灶为腧和以节为腧的选穴原则，运用理筋手法、固灶刺筋法、循筋拔罐法等综合治疗手段直接作用于人体筋肉系统，是一种独特的"手法—针刺—拔火罐—多维系列解锁"的新型综合疗法，这些疗法广泛运用于经筋性疾病的治疗。

壮医经筋疗法主要由三联施治法和多维系列解锁法等组成。

壮医经筋三联施治法，也称壮医综合消灶法，在遵循以痛为腧、以灶为腧和以节为腧的选穴原则的基础上，采用以理筋法、刺筋法、经筋拔罐法等综合疗法治疗经筋病的独特方法。

壮医多维系列解锁法，是在采用壮医三联施治法的基础上，加用系列解结、多维解锁、整体调机等更为复杂的施治术，从而能够使机体获得广泛的舒筋减压及以通得补、全面疏通的治疗效果的综合疗法。多维系列解锁法的使用，主要是由于经筋病有多维性筋结点的分布特点，针对一些疑难复杂的经筋疾病而使用的多种疗法综合应用的治疗方法。

壮医系列解结施治术，是在使用理筋手法进行舒筋解结的基础上，针对不同类型的病灶，施以移行点刺、轻点刺络、病灶直刺等多种不同的针刺方法，以解除其紧张压迫，而加以解结的治疗方法。

壮医整体调机施治术，是通过综合理筋的手段，先找到机体节段调控的节点，施以边查灶、边消灶的机能调整治疗；再结合局部的以灶为腧进行准确穴位治疗，以确保施治直达病所，以消除影响机体功能失衡的因素。

第二节　经筋的病因病机

一、经筋的病因

经筋为病，与风寒湿热、外伤、劳倦、虚弱等诸多因素相关。凡痧、瘴、蛊、毒、风、湿等一切邪气，以及饮食失宜、七情内伤、劳累过度等，均可导致筋肉的病变而致经筋发病。早在《素问·阴阳应象大论》就记载"风伤筋"。肝主筋，风气通于肝，故风邪所致，常病于筋。热邪、寒毒邪亦可导致筋的病变，但症状各异。因寒性收引，筋得寒则挛急；而热性开散，筋得热则弛纵不收，故《素问·皮部论》说道："其留于筋骨之间，寒多则筋挛骨痛，热多则筋弛骨消。"五行中肝应酸味，而金合辛味，能胜木酸，故辛、酸之味用之得当可养筋，失当则伤筋。《灵枢·五味论》载有："酸走筋，多食之令人癃。"而《金匮要略·中风历节病脉证并治》则说："味酸则伤筋，筋伤则缓，名曰泄。"这就说明，多食酸易导致筋肉缓弱无力等症。辛能散气，过用则伤筋，临床表现多为筋脉弛缓软弱，这在《素问·生气通天论》也有记载："味过于辛，筋脉沮弛。"屡受惊恐，也可导致筋脉不畅，气血失荣，出现麻木不仁的症状，这在《灵枢·九针论》也有记载："形数惊恐，筋脉不通，病生于不仁。"

此外，湿邪、燥邪、劳倦均可导致筋的病变，这在《素问玄机原病式》、《素问·至真要大论》和《素问·宣明五气》中可找到答案："十月风病势甚而成筋缓者，燥之甚也。""诸痉项强，皆属于湿。""久行伤筋。"

（一）外邪致病

壮医认为，疾病产生的原因是由于痧、瘴、蛊、毒、风、湿侵犯人体，导致人体"三道两路"受阻，使天、地、人三气不能同步并导致人体气血平衡失调。临床以风、湿、毒三邪致病者最常见，其中风邪、湿邪是经筋病最常见的致病因素，而毒邪以寒毒邪为主要致病因素。

风湿邪：风湿之邪，单一或兼夹为患，伤害机体。若正气充足，藩篱强健，则可保经筋不受邪气侵袭；倘若卫外不固，藩篱失守，早期因位置表浅可有筋肉疼痛、酸楚等症状，随着病邪深入，逐渐会出现关节活动不利的症状并在感邪经筋所过的部位出现疼痛、挛急、僵直、肿胀、麻木等症。

湿热邪：湿热多兼而有之，为患经筋，常有病理改变。《素问·生气通天论》曰："湿热不攘，大筋续短，小筋弛长，续短为拘，弛长为痿。"湿热交结，其性缠绵，客于经筋，不易速消，而致大筋拘挛，伸缩失常，小筋弛纵不收，痿软无力。

寒毒邪：寒毒之邪侵犯机体，首先毫毛收缩、络脉收缩，随之肌筋收缩。寒邪不去，肌筋收缩不解，发生"筋结"性疼痛；久结之肌筋，成为"结块"，可触到其结块的变化形体。经筋病症患者，对异常的气候变化比常人敏感，称为"阳虚"体质，遇上寒毒，卫气受伤，肌腠闭塞，体内气机枢转失调，内邪化热，热气蒸腾，出现全身不适，舌红口干脉数，继发为肌筋疼痛、挛急、僵直、肿胀、麻木等症。

（二）外伤致病

由于机体突然受到外界力学作用，如跌、扑、闪、挫、擦、捻、碰、撞、击等，这些外在因素突然作用于机体的筋肉，轻者致不同程度的肌筋受伤，发生"瘀积"肿痛；严重者，或损筋削肉，或筋肉断裂，或致骨折，或损及脏腑，致受损部位的气血痹阻，经筋肿胀疼痛，日久筋失所养，可有肢软疼痛、活动不灵诸症。

（三）内伤致病

饮食不节、七情内伤、劳累过度等，均可导致筋肉的病变而致经筋发病。

二、经筋的病机

经筋在各种致病因素作用下，导致毒邪阻滞，"三道两路"受阻，气血运行不畅，经筋失养，天、地、人三气不能同步而发病。临床症状多见经筋弛缓不用，或筋急挛缩、筋肉肿痛等，多是由于经筋组织在病理状态下的生物体态变异，即在原经筋组织生理形态的基础上形态产生了改变。

这早在《灵枢·经筋》就有记载："经筋之病，寒则反折筋急，热则筋弛纵不收，阴痿不用。阳急则反折，阴急则挛不伸。"这应是经筋病病因病机的总纲。

（一）筋急

所谓筋急，主要是指人体筋肉组织发生拘急、扭转、痉挛、肿胀、强直等病理改变。临床多表现为十二经筋的痹病，以肌筋拘急疼痛、关节运动障碍为主要特征。

1. 寒毒

寒毒为阴邪，其性收引，经筋受寒毒则收缩而挛急，以致拘挛作痛，屈伸不利。如《灵枢·经筋》记载："颊筋有寒，则急引颊移口。"

2. 肝气热盛

肝胆气热则筋急，脾胃虚弱则筋纵肝胆相合。肝主身之筋膜，由于饮食、情志等所伤，肝火内生，耗伤阴血，灼干筋膜，故拘急而挛。《素问·痿论》记载："肝气热，则胆泄口苦筋膜干，筋膜干则筋急而挛。"

3. 肝脉不荣

《灵枢·经脉》记载："厥阴者，肝脉也，肝者筋之合也，筋者聚于阴器，而脉络于舌本也，故脉弗荣则筋急，筋急则引舌与卵，故唇青舌卷卵缩。"肝血虚亏或厥阴经气绝竭而无力推动血行，则肝血不能循脉荣养筋膜，筋膜失养则干枯而挛缩，以致筋络拘强不舒，甚则致舌卷、睾丸挛缩等重症。

4. 扭伤劳损

急性扭伤和慢性劳损，中医均称为伤筋。急性扭伤者，因气滞血瘀，筋气失调而致筋急，表现为关节周围肿胀疼痛，关节运动障碍。慢性劳损者，因肝肾不足，筋膜失养而致筋急，表现为肌筋拘急疼痛，关节活动不利。

5. 饮食所伤

饮食有所偏嗜，或食肥甘厚味，伤及筋脉皮毛。如《素问·五藏生成》记载："多食辛，则筋急而爪枯。"《素问·疏五过论》记载："始富后贫，虽不伤邪，皮焦筋屈，痿躄为挛。"

（二）筋纵

筋纵者，人体筋肉组织发生松弛纵缓的病理改变。临床多表现为眼睑下垂、口角歪斜、阳痿等一类以肌筋弛纵不收、乏力不用为主要特征的病症。

1. 热

热为阳邪，其性燔灼，易耗气伤津，气津不足则经筋失于濡润温煦，而致纵缓不收。如《灵枢·经筋》说："（颊筋）有热，则筋弛纵缓不胜收，故僻。"而《素问·生气通天论》也有"湿热不攘，大筋緛短，小筋弛长"之说。

2. 脾胃虚弱

脾胃乃气血生化之源，饮食不节或思虑过度易损伤脾胃。脾胃虚弱则气血化生无源，经筋失于濡养则弛纵不收。如《素问·生气通天论》记载："因而饱食，筋脉横解。"《素问·痿论》记载："思想无穷，所愿不得……宗筋弛纵。"

3. 阳气损伤

《素问·生气通天论》记载："阳气者……柔则养筋。"经筋得阳气温养则柔韧刚劲。若阳气损伤，经筋失其温养则弛纵不用。如《素问·痿论》记载："入房太甚，宗筋弛纵。"《素问·生气通天论》记载："阳气者，大怒则形气绝……有伤于筋，纵，其若不容。"

4. 针刺中筋

若针刺时刺中经筋，筋气受损，则可致筋纵，表现为肌筋弛缓不收、关节不用。如《灵枢·邪气藏府病形》记载："中筋则筋缓，邪气不出。"《素问·刺要论》记载："刺脉无伤筋，筋伤则内动肝，肝动则春病热而筋弛。"

5. 营养乏源

由于长期饮食单一、饮食不规律而致营养缺乏，肌肉、经络失缺濡养，痿软无力，则筋纵不用。

（三）机体自身活动过度引起的损伤

机体的弯曲、伸展活动，都离不开机体的肌、筋、膜、带的参与。任何肢节、肌筋的活动，都受到活动量度及方向性等生理因素的制约，所有超越肌筋生理性负荷的活动，都可成为肌、筋、膜、带等受伤的致病因素。

壮医认为，机体自身动态活动的"活动度"受肌、筋、膜、带在机体活动时动、静力学因素的影响。在机体的活动过程中，肌、筋、膜、带的牵拉应力线"超阈限"地作用于"应力点"时，便可导致"应力点"的损伤，从而形成经筋病灶点。由于损伤后的病灶点具有疼痛性反应，肌体为了减轻疼痛，产生"掣痛"反应，即产生保护性反射，"掣痛"反应进而导致继发性损伤。因此，经筋损伤由点到线，再由线到面，逐渐由面的一维向多维演变，最终导致经筋病变系列的形成。

壮医认为，经筋病灶点、病灶线及多维化的经筋病机衍变过程，是由于机体活动的动、静力学因素影响而发生病变的过程，亦即是内伤性或自伤性疾患，多呈现隐性损伤形式，与外伤性疾病具有本质上的区别。"内伤"性和肌筋病症所致的气滞、血瘀，导致"三道"不畅通，"两路"受阻，影响了天、地、人三气同步运行，因此产生经筋病症的复杂性及多样性，临床上表现出经筋病症的特点。

经筋损伤后的痉缩性是经筋病的病理、病机基础。由于筋性痉缩，产生压迫累及性等特性，并且有可查性的阳性体征。

（四）机体自身形态引起的损伤

壮医认为，机体长期保持一种状态或姿势，会导致经筋病的发生。由于职业、工作的需要，机体长时间处于一种形态的静态状态下，经筋则因过劳而受到损害，这种损害就是肌筋劳损，也称静态性肌筋损伤。这也是肌筋病症常见的致病因素之一。静态因素所致的肌筋病症亦属于机体自身内伤性疾患，具有隐性损伤的特点。

（五）机体"四维相代"失衡

壮医认为，如果因某一局部肌筋受损，机体会产生"掣痛"反应，无论是"自然性掣痛"反应还是"强制性掣痛"反应，多会累及多个侧面反应，甚至是四个侧面均有累及，即四维象累及，导致"四维相代"失衡。

（六）经脉"节交会"调控失衡

经脉的"节交会"，是水谷进入谷道化生"嘘勒"及天、地、人三气同步运行的重要组成部分，广泛分布于全身，起着开合、枢纽的调控作用。其功能状况可直接影响到"嘘勒"的运行与渗灌。《灵枢·动输》记载："夫十二经脉者，皆络三百六十五节，节有病，心被（彼）经脉。行阴阳俱静俱动，若引绳相倾者病。"经脉之营卫、"嘘勒"，昼行于阳经，夜行于阴经，昼夜循行于周身五十周次而复大会，计行程八百一十丈。如果遇到毒邪外侵或身体亏虚，均可引起调控失衡而致"三道两路"受阻、天、地、人三气不能同步，导致肌筋病变的发生。"节交"病变的形成，初期是气之滞引发血之涩，继而进入中期的气阻而血凝，导致脉道不通，相输之各级"节交"相失，趋向病变难解的"血气离居"或"血与气并"；经脉阻遏，筋脉同累，筋失所养，聚结乃成，坚而不散，堵塞一点；牵连一点，病变演进，变成一线；进而再演变，变成一片或一面。可见，经脉"节交会"调控失衡所致的病症复杂多变，不可胜数。

（七）机体"气街"节段调控失衡

"气街"节段调控失衡，可以发生复杂的经筋病症。由于"气街"的气体枢转全身，其功能失衡，临床上产生以经筋挛缩掣痛为表现形式的复杂气病。《灵枢·卫气》记载："胸气有街，腹气有街，头气有街，胫气有街。故气在头者，止之于胸；气在胸者，止之膺与背腧；气在腹者，止之于背腧，与冲脉于脐左右动脉者；气在胫者，止之于气街，与承山踝上以下……"即"气街"调控失衡所致的病症，具有广泛性和上及下、前及后、后及前等特点。

第三节　经筋病症的临床症状和体征

经筋病的临床表现包括症状表现及临床体征。在症状表现中，又有一般症状表现与特殊症状表现之分。临床体征又称阳性体征，壮医称之为经筋病灶。

一、壮医经筋病的症状

（一）常见症状

壮医经筋病的常见症状主要有局部酸胀、重坠、全身困倦、身疲力乏、麻木不仁、局部疼痛或活动受限等。

（二）特殊症状

经筋病的特殊症状指经筋病变形成的筋结病灶点，产生对机体的不良刺激，以及挛缩的筋性病变所产生的累及性、演进性、隐蔽性、收缩失均性、症状类似性、牵张性、牵涉反应、凝结性、压迫性等的临床症状表现。

1. 筋性疲劳综合征

筋性疲劳综合征是肌筋广泛性挛缩所导致的全身性重度疲劳感，多伴有头晕头痛、情志异常、失眠多梦或嗜睡、纳呆及胸腹不适等症状，但临床理化检测及有关检查均呈阴性的病症表现，多提示为机体功能方面的问题而不是器官发生病变。

2. 筋性眩晕症

筋性眩晕症是由肌筋收缩失衡所致，尤其是头颈部的肌筋伸缩失衡，致使患者感到头眩及有摇晃感，但无旋转性晕感，诊查可于头颈部查及广泛性的筋结病灶。以消灶解结施治，可使病症快速消除。

3. 筋性视力降低症

由于眶膈区及颞筋区的肌筋挛缩，导致患者的视力降低或阵发性弱视，好发于青少年，眼科专科检查一般无特殊表现。临床用壮医理筋手法施治后，可治愈，但还需后续的自我调治和有效保护才能根治。

4. 脏腑筋性类似病症

由于筋结病灶与脏器位置重叠或产生牵涉反应等，导致经筋病变的临床症状酷似脏腑病变表现，但脏器的临床有关检查全为阴性，经筋科称之为筋性类似病。常见的有筋性梅核气、筋性类冠心病、筋性类肝胆综合征、筋性肝郁症、筋性类胃痛、筋性类肾绞痛症、筋性类类风湿关节炎等。

5. 气郁或气虚的筋性病症

由于肝气郁结而出现的胸胁苦满，或因肾气亏虚所致的腰酸腿软，皆可在相应的部位查及肌筋器质病变并存，称为气病中的筋性病变。用理筋法施治，可收到气与筋病同功的疗效。

6. 隐筋症

隐筋征即隐蔽的筋性病变，易导致临床的疑诊误诊。隐筋征是目前临床医疗的多种难治病及病因未明疾患的致病因之一。例如肋端综合征、慢性疲劳综合征等。

7. 筋凝症

筋凝征指肌筋长期挛缩形成固结的病征，类似现代医学的肌凝块症等，常见于颞肌、冈上肌、冈下肌及小腿的肌筋等。临床出现相应的局部梭样型症状及结块体征。

8. 筋性累及症

筋性累及症包括筋肉系统病变自身累及、筋肉系统累及其他系统、其他系统病变累及经筋等多重内涵的病症。例如颈侧属少阳经肌筋挛缩的病灶，可累及头面部及肩臂，出现少阳偏头痛及肩臂综合征；胸痛的足太阳经筋病变，可形成心胸相引征；臀部足少阳的筋挛结灶，可累及腰腿肌病症表现的临床征候；腰源性腹痛，常可查及腰部的筋结病灶。筋肉系统病变累及其他系统病变的发生，则出现筋性病变与受累及性病变并存的相应表现。在临床上运用综合消灶、系列解锁的舒筋方法，治疗脏腑病变、神经性病变、心血管病变等，疗效较好。通过舒筋方法治疗经筋系统以外的病症，也有较好的临床疗效。例如精神疲劳导致的筋性疲劳，经筋科通过舒筋疗法手段，可获得精神疲劳与躯体疲劳双解的功效，其比药物消除疲劳的疗效稳定、巩固。

9. 筋性后遗症

筋性后遗症指脑卒中后出现的单纯性肌筋病症，与脑病和偏瘫有区别。单纯的筋性后遗症用理筋法施治，疗效显著。

10. 冷感与冷症

经筋局部性病变导致的气血阻滞，使患者觉得患病部位局部怕冷或局部体温比正常体温偏低，称为冷感。由于广泛性伤筋导致机体气血运行失常以致虚弱，患者出现全身性体温降低，称为冷症。冷感与冷症皆是肌筋病变常见的一种类型。

11. 筋性紧张综合征

由于广泛性的肌性、膜性劳损所导致的肌筋挛缩反应，加上患者对反应的敏感，临床上可发生筋性紧张综合征，例如骨骼肌紧张综合征、紧张性疼痛等。肌筋性紧张综合征，是临床常见的经筋病征之一。

二、壮医经筋病灶

壮医经筋病灶即经筋病的临床阳性体征，是经筋病征在体表某一部位的异常表现，壮医经筋学称之为经筋病灶。

（一）经筋病灶的概念

经筋病灶是在经筋体系所属的肌筋膜带及结缔组织等部分，由于人体软体组织病变所形成的临床病态阳性体征的表现。由于人体的经筋组织结构体系庞大、成分复杂，起止、分布及功能各异，并形成纵横交织状态，所以经筋病变的临床体征，具有广泛性和多形性等特点。在临床诊查时，需要根据经筋的不同分布部位、不同组织性质来加以识别和确认。

（二）经筋病灶的特点

由于经筋病是在经筋体系所属的肌、筋、膜、带及结缔组织等部分软体组织病变所形成的阳性体征，故具有点、线、面、多维等特点。在临床诊查中，经筋病灶常可分为四个类型：病灶点、病灶线、病灶面及多维性病灶。

1. 病灶点

病灶点是点性病灶，病灶一般不大。好发于肌筋的"左右尽筋上"、成角点、交叉点、摩擦点、受力点、小骨粗隆、骨游离端、关节周围及皮节点等。病灶为粗糙样、小颗粒状、结节或"痛性小结"。小者如芝麻状、粟米状，中者如绿豆、黄豆样，粗大者如蚕豆、马钱子样，边缘界限清楚，多呈硬结状，触压异常敏感及疼痛。在躯体的分布较广泛，其病灶点出现，与经筋病变部位吻合，但有主次及先后症状表现之分。例如，股内外侧远端的经筋上，常见其病灶点出现，病灶点的大小与病情多呈正相关，当其病灶向上时，则上段病变上升为主要病变表现。

2. 病灶线

病灶线是线性病灶，是临床常见的复合性病灶。好发于骨缝线及筋膜线上，例如颞上线、项上线、人字缝、胸骨正中、腹白线、半月线及脐下"五皱襞"等。此外，肌筋纤维病变亦可见线性病灶。病灶呈线样、竹片状、索状、梭状等。线性病灶中常伴存点性病灶。躯体及肢体的经筋循行力学线，是线性病灶的特殊表现形式。沿着经筋线作诊查，可查到"经筋各有定位"、"病各有所处"的远程病变规律。例如足太阳经筋病变，可自颈、背、腰、臀及大小腿至足底，查出远程的节段性病灶。

3. 病灶面

病灶面是面性病灶，病灶一般较大，呈平面状，在肢体或躯体的同一个平面上可查及，是多经并病的一种病变表现形式。可能因肢体动态活动具有合力和线力作用，病灶面一般至少有两条线的病灶并存，多者呈三线平面病灶分布，但并非在同一个平面上，病灶与三阳经或三阴经的经线非绝对重合。例如在臀部外后侧这个平面区域，常可诊查到三个病灶并存，但这个平面区域主要是足少阳经筋循行而过。因此，对病灶面的查灶，不宜绝对拘泥于按经线循行诊查，乃应以肢体动态活动的力学观来进行查灶。

4. 多维性病灶

多维是指具有两个平面以上维象的结构体。以人身躯体及肢体前、后、左、右四个侧面而论，则为四维构体；以阴阳拮抗面而论，则为两维构体。在机体的动态活动中，发生阴损及阳、阳损及阴的肌筋损伤甚为常见。因此，经筋学科确立了多维性查灶及治疗的方法。例如，颈部筋三角筋区的多维病灶。又如，腰、腹、腿的三个筋区呈人体中下部的三维构体，病变常发生联系，称为腰腹腿三角。这就是壮医经筋多维性病灶的类型。

（三）经筋穴位

经筋穴位即是在经筋阳性病灶上使用的针刺穴位，在形态及分布方式、使用方法、治疗手段等，都有别于中医针灸的腧穴。对于经筋病治疗穴位位置的确定，必须在诊查到阳性经筋病灶后，方可进行治疗穴位的确定，而且所确定的穴位可因人、因病而异。经筋病的施治法则，不会局限于以固定的穴位来套治同类的病症，也就是选穴灵活机动。经筋的阳性病灶所建立的点、线、面及多维性构成的体系，既有局部性的点性腧穴、线性腧穴及机体一个侧面的面性腧穴，又有从机体的整体来确立多维性的诊查治疗法则，能起到标与本同治的作用。

（四）经筋病灶高发区

根据经筋病的特点，经筋病在人体中最易发病的部位即高发区分布以下。

（1）头部：眶膈筋区，额筋区，颞筋区，耳筋区，枕筋区，顶筋区，面筋区。

（2）颈部：颈侧筋区，颈后筋区。

（3）肩背部：冈上筋区，冈下筋区，肩胛间筋区及华佗夹脊筋区。

（4）腰臀部：臀筋区，骶筋区，臀外侧筋区，腰三角筋区。

（5）胸部：胸骨筋区，胸肋关节筋区，锁骨下筋区，外侧胸筋区，肋弓筋区，剑突及游离肋骨筋区。

（6）腹部：腹浅层筋区（按九区划分），腹深层"缓筋"筋区。

（7）上肢：肩筋区，上臂筋区，肘筋区，前臂筋区，腕筋区，指掌关节筋区。

（8）下肢：腹股沟筋区，股三角筋区，股筋区，膝关节筋区，小腿筋区，踝关节筋区，跖趾筋区，足底筋区。

第四节　经筋病的诊查方法

壮医经筋病的诊查方法是对经筋病阳性体征进行检查诊断的方法，简称为经筋查灶法。

一、壮医经筋查灶法定义

壮医经筋查灶法是壮医经筋专科所特有的疾病检查诊断方法。为查找出经筋病灶所在部位的临床阳性体征，通过医者双手密切配合，直接触摸患者患处的经筋组织，以查明经筋病灶所在部位、形态特征及其连锁反应规律，为进一步施治提供临床依据。

临床实践表明，壮医经筋查灶的诊查方法具有灵敏度高、识别力强、定位准确、操作方便及实用、安全可靠等优点，是一种非常有效而又非常准确的诊断方法，有较强的实践性和可操作性，更易于掌握和推广应用，是目前解决一些疑难病和经筋病便捷而有效的检查诊断方法。

二、壮医经筋查灶的要求和方法

（一）壮医经筋查灶的一般要求

（1）询问病史，体格检查及其他相关的检查，以了解全身健康状况。

（2）对基础检查发现的疾患可疑迹象进行必要的特殊检查，以明确疾病性质。

（3）对经筋病症可疑的恶性病变及骨性病变，要加以鉴别和排除。

（4）进行经筋专科有关检查，如肌电图检查、电刺激兴奋点检查、经络测定仪检查、经穴区带检查、内脏皮肤反应区检查、经筋病灶诊查等。

（二）壮医经筋查灶的诊查顺序

患者一般取卧位（仰卧位或俯卧位），还可根据需要取侧卧位。医者在询问病史和体格检查的基础上，再进行经筋查灶法诊查。

全身性查灶，诊查顺序一般是从头部开始，延及颈、肩、胸、腹、背、腰及四肢。通过初次探查，主要了解患者整体经筋病变的基本情况，然后对经筋病的重点病区及继发连锁反应形成的体征部位进行详细诊查，以全面查出明显的及隐伏性的阳性病灶，并做好病灶分布部位的记录，为进一步实施消灶及解锁提供准确、可靠的依据。

局部查灶，只需在患者患病的局部和周边以及可能累及的肌筋进行诊查即可。

（三）诊查的具体方法及技术要领

1. 具体方法

壮医经筋诊查方法主要是采用手触诊查法。医者两手密切配合，左手着重协助固定诊查部位及提供诊查之方便，右手根据所诊查部位的生理形态、肌筋的厚薄及层次、正常组织的张力和结构形状等情况，分别运用拇指的指尖、指腹及拇指与四小指的握合力（即指合力），构成主要探查工具。同时，运用指力、掌力、腕力、臂力及肘力协调配合，对诊查的区域做浅、中、深层次的探查，即由浅而深、由轻而重，以循、触、摸、按、切、拿、弹拨、推按、拔刮、钳掐、揉捏等手法进行梳理探查。通过正常与异常的触觉进行对比，结合患者对手法探查所表现出的反应，可以识别阳性病灶是否存在及其表现的特征和病变所在部位、与周围组织的关系等，以确定阳性病灶。对于一时难以辨清的病灶，需反复探查，或做会诊检查、特殊检查等，以便做出确诊。对可疑细菌性感染、病毒性感染、恶性病变等异态病灶，要及时做出相应的检查（CR、CT等），以确诊鉴别。

2. 技术要领

壮医经筋查灶诊查技术的基本要领：

（1）要对诊查的部位、区域的生理结构状况熟悉，才能做到心中有数，手下游刃自如。

（2）要充分发挥拇指的指尖及指腹的灵敏作用，并合理运用指掌和指合力的功能及作用。

（3）必须双手密切相配合，经过触摸、查找，及时、准确地发现和辨认出阳性病灶及其准确位置。

（4）要具备识别真假阳性病灶的能力。即通过触摸、诊查，将查出的病灶进行真伪辨别，然后将查出的经筋病灶阳性体征，用经筋理论进行指导，推断疾病形成原因及性质，进而确认疾病的本质，为进一步确立治疗原则和治疗方法提供正确的依据。

三、壮医经筋病灶的特点

根据壮医经筋病灶的特点，经筋病灶高发区也有点、线、面和多维的四大特点。

（一）经筋病灶高发点

壮医在临床实践中发现，肌筋的起点及终止附着点（古壮医称为左右尽筋头）以及肌筋的交会点，常常是经筋病灶的高发点，如腓肠肌肌筋的承山交会点、髂肌与腰大肌肌筋于腹股沟（冲脉处）的交会点等；其次，肌筋的力学受力点是经筋病灶的高发点，如肩胛提肌肌筋第二至第四颈椎横突点、颈侧受力点及肩胛骨内上角点；再次，游离骨质点也是经筋病灶高发点，如腰椎第三横棘突、颈椎第二横突、第十二游离肋端、剑突尖端点等。另外，骨粗隆部位，如肱骨粗隆、肱骨内上髁和外上髁、股骨内外髁等，都是经筋病灶的高发点。在这些部位均可诊查到经筋病灶点。

（二）经筋病灶高发线

人体的骨缝沟、线，则是经筋病灶的高发线，例如颞上线、项上线、颅骨人字缝、冠状缝等。而在经筋循行径线上也可以诊查到连锁反应型病灶，例如，手太阳经筋循经的头颈侧—肩背—臂肘—腕部的线性灶、足阳明经筋的下侧腹—中腹—胸—颈部的连锁反应病灶等。一般情况下，沿着十二经筋的循行路径，均可以查到相应的线性型反应病灶。

（三）面性型反应病灶

面性型病灶系指在同一平面，可查到多经并病的病灶。例如，在手三阳经所循经的颈、肩、臂部位，常可查到三经并病的阳性病灶，这就是面性型病灶。

（四）多维性型反应病灶

多维，系指具备两个层面以上的物理像结构，它构成物质的立体感。人体的构形，有前、后、左、右四个侧面，呈扁球形构体。肌筋在机体动态活动过程中，皆多发生左与右、前与后的既是拮抗又是协调统一的动作。故肌筋的损伤，具有多维性并存的客观规律。经筋疗法是依据上述原理，在诊查经筋病灶时，确立起多维性的查灶消灶方法。例如对腰痛患者，既要作腰部及腿部的局部性及线性型病灶阳性体征的诊查，也要进行腹股沟及腹部深层缓筋的查灶。又如对肩周炎患者，经筋疗法不仅要把目光集中于肩周的局部体征诊查，还应对其颈、肩、臂的连带关系依次进行前后上下的四维查灶，以及多维系列性解锁。

四、经筋病灶的形态特征

在经筋病灶的临床诊查过程中，首先要对高发病区域进行诊查，然后对病灶连锁反应区、线进行逐一诊查、排查，在此基础上，再对多维病灶进行诊查。这个诊查过程，是常见经筋病灶的诊查方法，诊查的正确与否，决定着临床疗效和治疗效果。

在诊查经筋病灶之前，首先要了解经筋阳性病灶有哪些形状特征及特点。经筋阳性病灶，是经筋组织在病理状态下的生物体态变异。因此，阳性病灶形态特征的形成，应具备在原经筋组织生理形态的基础上形态改变这一特点。故临床可以通过"知其常则知其变"的正常与变异对照比较，进行识别和分类。

经筋病灶的临床表现，多因人、因病、因经筋组织成分等的不同而有所差异，但它具备可查及的形态特征。一般情况下，经筋病灶有 7 种表现形式的形态特征。

（一）粗糙状病灶

粗糙状病灶，是经筋阳性病灶的一种表现形式，临床较为常见。好发于经筋组织活动度较大、受摩擦损伤概率较大的部位，例如，腕关节的桡骨茎突远端、上胸胸肋关节附近周边、硬肋骨与软肋骨衔接处的筋膜等。单调固定体位的职业病患者、超阈限活动量较大的运动员和士兵以及体质较单薄的妇女等，是常见出现阳性经筋病灶的人群。于患部诊查，可触知患处经筋组织呈粗糙样病态形征，用切拨法及指尖按旋法的诊查易于查出。切按时，医者的触感与患者病态异常的感觉相吻合。粗糙状病灶，临床多处于隐蔽状态，患者就诊时常苦诉为其他症状，极易造成临床上的误诊。X 光、CT、B 超等先进检查手段对该病灶的分辨力较低，多不做阳性体征报告，成为现行医疗的误区之一。

（二）增厚型病灶

增厚型经筋阳性病灶，系临床常见的经筋病灶之一。其临床表现是经筋病变部位组织增厚，疼痛明显，反复发作，迁延不愈；急性发作期多伴随局部组织发生水肿，以致反应性轻微红肿。患者常以明确的定位病症求医，主诉的起病成因有挫伤、捩伤、跌仆及撞击病伤史等，亦有自身不明其起病原因者。病程较长是该病型的一般共同点。好发于头部、胸廓、肢体远端及关节周围。用指尖切拨法诊查，可查出局部经筋组织增厚、硬度增加，以致局部隆突、周围水肿等。病灶面积较大者，在查及增厚性病灶范围内，尚可检到索样性的病灶伴存。增厚型病灶除了局部疼痛、功能障碍之外，临床上常因其所处的不同部位，还产生牵涉性反应的多种不易察觉的症状。

（三）微粒样病灶

微粒样病灶呈芝麻粒或绿豆粒大小，好发于微小关节周围浅而薄层的肌筋膜机体部位。例如，指关节和腕关节伸侧的骨性小关节，桡骨茎突远端和足跟关节周围的骨小突等，多系微小筋膜及微韧带附着点损伤所形成的筋结病灶，是造成关节炎混淆致因之一。筋膜性的筋头结灶好发于颞筋区、颈项筋区、胸腰筋膜区及大腿外侧的阔筋膜张肌、胫前肌筋膜区等。

（四）颗粒及结节型病灶

颗粒及结节型病灶大小如黄豆粒、花生粒、蒜瓣、蚕豆粒样不等。好发于微小的肌性组织如大皱眉肌、小皱眉肌、蹠肌等及尽筋头的附着点，股内侧肌及股外侧肌于膝关节附近的尽筋头附着点，肱桡肌肌腱于桡骨远端的茎突附着部位等。肌肉及附着于骨性组织的膜性筋膜，皆有可能发生附着点的筋结病灶，但其疼痛症状导致患者主诉多在远端的尽筋头，是中医所称的着痹及现代医学所称的骨性关节炎的常见致因之一。

（五）线样及竹小片状病灶

线样及竹小片状病灶细长，细者如丝线样，稍粗者如小竹片状，亦见呈小索样状的病灶。好发于颞筋区、后项浅筋膜、胸骨体前正中线、颞上线及人字缝等；腰部肋脊角及其附近，也是该病灶形征的好发区域；颈背及后上胸至肩前的线性样病灶，多由斜方肌的肌性组织形成，成为颈肌肌纤维炎的伴随病灶；后下胸的小片形病灶，常由所在部位的肌筋膜非菌性炎症所形成；额筋区的细长状病灶，多由所在部位筋膜及部分血管的质变而形成。

（六）索样型病灶

索样型病灶如索样，较长而弦紧，多在皮下，可触及，好发于腹部脐下"五皱襞"、腹白线、半月线及腹侧。腹部的索样病灶，常可于肌筋膜联合部位查及，与筋膜联合的构形比较相似，但其正常的质地产生了显著改变。病灶增厚、挛缩、弦紧及异常的触压疼痛，导致浅层腹痛及以理筋法将患者病痛解除等，说明腹筋疼痛是引发腹痛的致因之一。腹侧的索样型病灶，好发于膜性的肌束，以腹外斜肌的病变较为常见，其上结于下胸而胸肋致痛，常可致肝气郁结与肝胆综合征混淆；其后下肋弓的筋结，常为腰痛连腹的成因之一。肢体远端的索样型病灶，多见于相应的肌性、筋性及肌腱的病变，作相应的筋腱查灶，可有效查明。

（七）结块型病灶

结块型病灶，是机体常见多发的筋性阳性体征的一种类型。好发于骨骼的肌筋膜、肌束膜、肌腱及肌间膜等的损伤部位，根据原组织形态及损伤程度，其形状、大小存在较大的差异，小者如黄豆粒，中等者如马钱子、小板栗等，粗大的结块呈鸭腿形、菱形、扁圆形及长块形等，似现代医学的肌纤维组织炎、肌凝块症等的病理形征。此外，还可能存在部分滑液囊及脂肪垫等的参与。硬结块型的病灶，多呈点—线—面及多维性分布，其中足太阳经筋所循行的腿后侧及腰背脊椎两侧、足少阳经筋分布于身侧的肌筋，一般较易查到其病情不同程度的阳性体征，并且多呈现颈点、肩点、腰点、臀点、腋窝点、承山穴位点等的重点区域性筋结。软结块型的病灶，常好发于头部，成为不明性头晕头痛的致因之一。

局限型的肌筋病灶，常有多种肌筋性综合征的临床体征，例如冈上肌的结块，可成为临床上冈上肌综合的症状及体征表现。

广泛型的肌筋结块，临床上常可导致全身性症状出现，例如可出现疼痛综合征、紧张综合征、慢性疲劳综合征等。

五、常见经筋区域病灶的诊查

常见经筋区域即经筋查灶的常用诊查区域，是临床重点诊查的高发病灶区。一般按广泛性伤筋及局限性伤筋进行诊查。广泛性伤筋者，要在身体多个部位的经筋区域进行诊查；局限性伤筋者，则在局部进行诊查。

经筋区域的诊查是经筋查灶法的基础，正确选择经筋区域，对经筋病的治疗具有重要意义。临床要根据经筋病的演变规律，顺藤摸瓜，将原发性病灶、继发性病灶及病变区域进行逐一诊查。例如针对偏头痛患者，除了对其头部的眶膈筋区、颈筋区及枕筋区诊查外，应对颈肩的筋区同时进行诊查，常可发现颈肩部的伤筋牵连头痛阳性病灶，这是医治筋性头痛不可缺少的连续诊查步骤。

在区域经筋查灶时，要特别注重对经筋的起止附着点、交会点、狭窄点、成角点、拐弯点、摩擦点、受力点及应力点等的诊查，而且对经筋循入的溪谷、凹陷、缝隙等，还要循着筋线的延伸方向加以追踪诊查，力求查出隐蔽状态（或者深层经筋）的阳性病灶。例如，头部眶膈筋区及额筋区的查灶，要对鼻骨内侧的上颌额突、泪骨之间的小筋膜及内眦的肌筋进行细致的切拨探查，然后将指合力的拇指尖向眶内上角探查大皱眉肌是否也有发生"筋结"，再把拇指尖沿着眶上沿，于眶上沿的中部及末部探查眶沿的结灶；查完眶上沿后，又继续往攒竹、眉间印堂、眉弓、瞳子髎及丝竹空等进行循线诊查，再移向颞筋区进行查灶。

（一）颞筋区经筋查灶

颞筋区是头部颞侧病灶高发区域，该区的肌肉短小，筋膜丰富，形成薄而弦紧的状态。宜采用拇指指尖切拨的查灶方法。一般从撷窝诊查开始，用拇指指腹揉拨法对小皱皮眉肌进行诊查，顺向耳前探查，然后对前颞肌、后颞肌、额肌及颞筋膜进行诊查。诊查颞肌时，应从颞上线开始，沿着骨缝沟探查颞肌附着，发现结点后，将指尖的半月形指甲尖置在与额肌呈垂直切角行切拨手法，查清前额肌、后颞肌及肌间膜的索状病灶。按照力学原理，颞区自上而下，常发现颞前、颞中及颞后三个索状病灶的阳性体征，呈降落伞索状分布，由上而下地向颧弓深层集结。对于老年人及颞筋区呈现气血瘀结郁滞的患者，应进行颈筋区的脉管状况诊查，常可发现颞区浅层脉管异常变化，如脉管体积增粗、充盈度增加、管壁硬度异常等。若属于颈三角的少阳经枢转失调所致的颈肩部肌筋郁结，通过理筋法疏解头颈部的少阳经脉，可获得满意的临床治疗效果。

（二）颈肩筋区经筋查灶

颈肩筋区经筋查灶，主要是运用"弓钳手"的揉捏法、钳掐法及按揉法等手法，对整个颈部、颈肩部、肩部等区域进行逐一诊查。

（三）背、腰、臀、腿、肌筋丰厚区经筋查灶

背、腰、臀、腿、肌筋丰厚区经筋查灶，主要是运用掌力及臂肘力的按压法、切拨法等手法，在查明经筋"各有定位"病灶的基础上，即查清"病灶点"之后，对经筋的病灶线及病灶面进行系统性诊查。例如，枕颈后侧肌筋的阳性病灶，多伴存肩部冈上及冈下、夹脊部、腰部、臀三灶、小腿筋灶及踝病灶的远程线性病征形成，故须做线性及面性的查灶，系统了解病灶的全面分布情况。

（四）胸腹筋区经筋查灶

胸腹筋区经筋查灶，主要是运用"弓钳手"对胸腹壁的肌筋、关节等进行诊查。常见的阳性病灶好发于胸大肌、胸小肌、胸外斜肌的起始附着点，腹直肌起始点，腱划、腹白线、半月线、腹肌与肋弓交叉点及脐下"五皱襞"。骨与骨之间的衔接部位，如胸锁关节、硬软肋之间的衔接部、剑突、游离肋端等，也常是阳性病灶的好发场所。

（五）腹部筋区经筋查灶

腹部筋区经筋查灶，是壮医经筋腹部诊查的重要内容。

腹部经筋查灶的诊查对象是腹部皮下的肌性经筋组织，以及筋膜组织的病变反应所形成的临床形态特征。因此，腹部经筋查灶，应在医者对患者进行医疗常规体检后的基础上施行，要对前腹腔及后腹腔的肌筋进行检测，分浅、深两个层次进行诊查。

按四线九区划分法分别进行探查：分区查灶，要善于运用指合力的拇

指指腹及指尖的灵敏度，将4个小指并拢与大拇指构成的弓钳形手置于腹壁，4个小指做固定式地弓形手握力作用，让大拇指的指腹及指尖发挥揉抹、节按、弹拨等检测灵活作用。前腹壁诊查，患者取仰卧位，医者充分运用"弓钳手"拇指指尖及指腹的敏感度，对浅层的腹部肌筋进行抚触与轻揉，以了解腹部的大体情况及病者对壮医经筋腹部诊查的反应，继而进入分区域性查灶诊查及深层查灶。

腹部诊查的具体方法：拇指指尖诊查时，宜将半月形指甲尖置于与肌筋的行走线呈垂直的方向上，以提高其分辨力。当发现腹部线型病灶时，应用追踪随检至其始末；发现颗粒型或块型病灶，要适当变换手形的诊查方法，以查明病灶的阳性形征特点。壮医经筋腹部诊查的主要对象，是腹部肌性组织、筋膜组织，以及机体在成长发育变迁时期的遗留痕迹物等是否产生了生物形征变异，即是否已经形成病灶。

壮医经筋腹部诊查的重点是"三肌三线"及"五皱襞"的诊查。故在诊查时，应依据筋结及异常的疼痛，对"三肌三线"及"五皱襞"等重点经筋组织进行诊查。

常见的"三肌三线"及"五皱襞"结痛点分布规律，通常为三肌、三线、"五皱襞"病灶分布。

1. 腹部经筋三线

所谓腹部经筋三线，是以经脉及经筋循行线路而言，分别归属任脉、足阳明及足少阳的经线所辖。任脉线位于腹正中线，上下通达，恰与腹白线重合，其病灶筋结点自上而下好发于剑突根、中脘穴、梁门穴及脐上一寸，多数呈结节型病灶，亦可见呈短线椭圆形筋结者。这些都不是手术所遗留的，可用切拨法诊查，以识别出明确的病灶界限。医者在进行病灶切拨时，患者局部会有异常疼痛感，与医者拨动病灶的动作相互吻合。足阳明线及其互相表里的足太阴线，似呈浅性的筋膜线，与腹部深层的肌性线缓筋形成表里对应关系，与腹部的半月线构成腹壁第二线性病灶高发区线。半月线的阳性病灶，好发于其与肋弓形成的交角处、脐水平的外侧大横穴及下少腹。足少阳经循行于腹侧的线路，大致与腹外斜肌的膜质索相重合，形成腹部三线性病好发区域。其筋性病征、病灶常于第十肋弓与第十一肋之间起始，上向侧胸胁伸延，下斜向下少腹，呈条索样型病灶。用抓拿手法可将这一条索样病灶提起，且异常疼痛，是侧腹腹痛及肝气郁结的常见致因。

2. 下腹"五皱襞"线

所谓下腹"五皱襞"线，是脐下正中皱襞线、脐内侧皱襞线（双）及脐外侧皱襞线（双）的合称。其病灶呈索样弦紧，下腹部疼痛时，线样结索病灶可明显触及，其质地变硬，索样形征突出，呈异常的触压疼痛。

3. 腹部三肌病灶

腹部三肌病灶，是指腹直肌、腹外斜肌及腰大肌所形成的腹部肌性筋结病灶。

所谓腹直肌，是指位于前腹壁，起自肋弓，止于耻骨联合，跨越于前腹壁的肌群，是收腹的主要肌肉。腹直肌的劳伤病灶，好发于起始附着点的尽筋头、肋弓切缘、第一腱划形成的肌波、两脐下外侧（尤以左侧为甚）等处。病灶多呈结块型，亦有浅层的颗粒型，触查时坚紧而疼痛异常，是肌性腹痛的常见致因。

所谓腹外斜肌，是指位于两侧腹浅层，上部肌起于第五至第十二肋骨表面，向下融合于腹腔筋膜及腹股沟韧带的肌群。由于腹外斜肌呈斜行性，肌鞘及肌膜丰富，活动度大，故较易受损，是肌质性病灶形成的多发和好发部位。腹外斜肌的病灶，多发和好发于起始附着点、肌索及与肋骨形成的交角点，是肝气郁结、原因不明的胁痛、侧腹痛、下腹痛及侧腰痛的常见致因。

所谓腰大肌，壮医称为腹缓筋，是指位于腹后腔腰椎两旁，起自腰椎体及横突，下肢髂窝与髂肌合为髂腰肌，止于股骨小转子的肌群，是强大的提大腿肌。由于其具有行程长、受力大、为单独鞘膜、肌质内夹含有6条躯体神经等特点，是临床上常见的易损劳伤肌筋。但又由于其所处位置深层，触查不方便，仪器检查又缺乏特异性的分辨力，故其损伤病征多易被忽视，是腹痛、腰腿痛的常见隐蔽致因之一。

腰大肌的肌筋查灶是壮医经筋腹部诊查的重要内容，一般采用"四点两面"的方法诊查，即在进行腰大肌试验阳性的基础上，分别对腹点、腹股沟点、侧腰点及腰背点进行查灶。

腰大肌的腹点诊查，患者宜取侧仰卧位，双腿屈曲，医者双手协调从脐部外侧腹由浅入深，运用揉拨手法，令拇指指腹逐渐靠向腰椎体外侧，对其腹段肌质进行诊查，在患者的配合下，常可触查到腰大肌的结灶形征。

腹股沟点诊查时，患者取仰卧位，医者先从腹股沟三角触到股动脉的搏动位置，然后将诊查指尖移向股动脉外侧，于上下左右的循拨手法中探查该肌的腹股沟段结灶状态。该段的腰大肌经筋病灶，常与其病情呈正相关，即结灶的大小与病情的轻重呈正相关。

腰大肌的侧腰点诊查，患者要取侧卧位，贴床的下肢伸直，另一下肢呈屈膝侧身向前俯卧，让膝关节内侧面着于床面，医者运用双手指掌的比弓握力，用拇指指腹于腰三角向深层探查，常可于坚脊肌外前的腰侧查及腰大肌和腰小肌的侧面病灶筋结状态。

腰大肌的腰背点探查，患者要取侧卧位，常于腰，至腰、背点，通过竖脊肌向深层的传导作用进行间接探查。医者多运用肘尖按压进行探查，如果其起始部发生损伤，肘尖探查点所探及的部位，患者会有疼痛的反应。

六、腰三角肋弓窝肌筋束劳伤经筋查灶法

腰三角肋弓窝，是指该三角的肋脊角形成的多层次肌筋集结部位。由于该部位的成角关系，躯体转动活动时，肌筋易于受损伤，常成为腰痛的致因之一。查灶时，患者取侧卧位。医者运用指弓钳力，对肋角面上肌束行掐扣手法，可查找到（钳到）团块样的肌筋劳伤病灶，病灶自上窝离让向下冈腹伸延，逐渐形成索样病灶形征。其肌筋组织属胸腰筋膜，与腹外斜肌外后股的肌质融合组成。其根部病灶（结灶）起于第十二肋骨根部后内侧，沿该肋下向侧腹伸延。根部的筋结团块明显，多呈肌凝块状，但甚难触及。一般能够触及的条件是：明确解剖组织结构；诊查右侧时，令患者尽可能向左侧旋体，构成肋角顶尖部的充分暴露；医者以弓钳手4个小指合拢，掌尖向下，构成反勾式的自内向外钳掐方式，并作弹拨的分辨，可将病灶查明。

七、多维性病灶的诊查

病灶面及远程线病灶的躯体拮抗面，即三阴经与三阳经拮抗分布，是临床上多维性病灶形态特征的好发部位，多由阴阳多经并病所形成。经筋查灶法，注重多维性的经筋病灶发生，并建立了多维查灶及多维系列解锁

的诊查治疗方法。临床中，颈胸痛角及腰腹腿（臀）三角就是典型的多维面，故颈胸痛角及腰腹腿（臀）三角的病灶就是多维性病灶。而对颈胸痛角及腰腹腿（臀）三角的病灶的查灶方法，就是多维性病灶诊查法。以下是具体诊查方法。

颈胸背三角多维性病灶诊查，以颈为中轴，颈冈肌分别斜行，并附着于上胸及背上胸，呈三角形的两条不等边，肩关节间接联系于三角形底边的外侧。这种构体，称为颈胸背三角关系。无论是头颈部转侧及肩部的活动，都直接或间接地以颈部为轴心，产生牵拉应力点的损伤。因此，颈三角肌筋损伤多同时并存。颈三角最常见的损伤肌筋是中斜角肌、颈部斜方肌、肩胛提肌及冈上肌。诊查时，宜用三角关系的多维性诊查法。腰腹腿三角关系：由于脊椎"腰曲"段向前弯曲角度较大，若以腰推力为轴心，则不难看出，腰脊前三肌（腰大肌、腰小肌及腰方肌）、腰背三肌（腰髂肋肌、腰最长肌及棘肌）与臀部的臀大肌及梨头肌等，三者共同构成腰腹腿的不等边三角形关系，这种结构形态，无论是腰部的向前、向后活动，以及臀腿的曲与伸，都直接或间接地影响这个三角区的三个边。因此，腰、腹、腿三者的阳性结灶体征是并存的，并且三者的病征形成互相联系又互相制约的连带关系，故将其称为腰腹腿三联征。它是多维性经筋病灶的常见区域，也是机体动态活动因素所致的经筋病变的好发部位。经筋多维性病灶诊查，除了对腰、臀、腿的诊查外，还需要对腹部的缓筋进行病灶诊查，以免有所遗漏，影响治疗效果。

八、经筋查灶法的作用

经筋查灶法在壮医治疗经筋疾病的临床运用中，具有重要的地位和作用，是其他方法所不能取代的。具体说来，经筋查灶法有如下作用。

（1）经筋查灶法在明确经筋病症具有单纯型的经筋病灶及穴位点的基础上，深入查明复合型的经筋穴位，具有点、线、面及多维性的特点。这为经筋病灶的治疗确立由点的局部治疗发展成为点—线—面—多维性的整体施治，提供了科学依据，从另一个层面说明了壮医天、地、人三气同步的观点和发病机理。此外，在临床运用中，通过对经筋病症的诊查和施治，不仅能将原发性病灶与继发性病灶并治和消除，而且还能收到标与本同治的临床疗效。

（2）经筋查灶法揭示了经筋病症临床表现具有多种特性，如结灶性、瘀滞性、累及性及累及演进性、牵涉反应性、收缩性及收缩失衡性、致疲劳性或紧张性、隐蔽性、压迫性、症状类似性等，能解决其他学科一些诊断不明的病征及临床所出现的诸多不明原因的症状的诊治问题，对推动传统医学的发展起到了积极重要的作用。

（3）经筋查灶法的应用，不仅揭示了多种难治病及病因未明的疾病存在有经筋病变的致病因，而且对于医治奇难杂症，也有良好的临床疗效。

九、常见筋结病灶的阳性体征类型

壮医临床上常见的筋结病灶的形态体征有 16 种类型。

（一）增粗增厚型病灶

触查时，察觉筋性组织变粗变厚的形态体征。该类型病灶所处的位置较浅表，常见于头皮的皮肤、下肢腓骨质侧的肌腱膜上、膝关节的胫侧副韧带与肌侧副韧带上面。在增粗增厚的病灶中可触及微粒型的病灶。这一类型的病灶，常见的症状是局部发紧与酸胀、酸软乏力等。

（二）微粒型病灶

病灶体微细，如芝麻粒、绿豆粒大小，触查拉直时，可以分辨出病灶有质很硬及比较柔软两种。质硬的微粒型病灶，好发于指、指关节背侧及足趾、足跖背侧，属于骨性组织的籽骨及副骨的病灶体。由于籽骨与副骨都有微筋附着，医者诊查时，应在察知骨性组织的基础上，顺着微骨的顶点向关节近端循查其微筋病灶。较为柔软的微粒型病灶，好发于肌膜、腱膜及躯体的浅层筋膜上面，这是一种数量很大、分布广泛的病灶，病灶体积的大小可因原发组织、病变程度不同而有差异，但只要运用得当的掌功手法，不仅可以在局部查明病灶体的形态特征，而且还可以辨别出其组织来源。例如，在肌膜上查到微粒型病灶，可以判断它是肌梭的病灶；而在肌腱中查到的病灶，则可以认定为腱梭的病灶；由浅筋膜查到微粒病灶，可以认定为浅筋膜或副韧带的病灶。上述较柔的软病灶，是由两种组织成分联合构成，一是膜性组织，二是运动神经的神经纽枢。由于神经支配肌肉、肌腱及筋膜的活动，它们之间必须构成物质组织的联合结构。有了这种联合组织结构，运动神经才能完成支配肌肉、肌腱及筋膜的活动，以适应人体活动的需求。

（三）颗粒型病灶

颗粒病灶体大小如玉米粒、花生粒般，也可有像玻璃珠样的颗粒病灶。病灶表面较坚实，质地较硬，触查时，形态范围清楚，多种稍微隆凸的形态病灶与其相连的组织之间还是互相联系着的。颗粒型病灶最常见发生于横纹肌的尽筋上面，即肌肉的两端附着点上面，壮医经筋学习惯称之为肌肉的 A~B 点。由于人体全身的肌肉有 3 000 多条，故肌肉两端附着的 A~B 点病灶就达 6 000 多个。由于肌肉是人体生息劳作及一切活动动力源的主要提供者，故肌肉两端附着的 A~B 点的劳损，在临床上十分常见。但由于目前中西医对于此症都没有较好的诊断方法，生化检验、仪器检测等也都未能做出确切的诊断，而肌肉 A~B 点的劳伤，在临床上又缺乏特殊的阳性体征表现，故本类型病灶长期隐伏于肌体，容易形成人体劳伤总的潜伏病灶点。

此外，肌肉 A~B 点的劳伤，还可以引发肌肉的肌膜、肌群等劳伤病变。故对肌肉 A~B 点的筋结病灶要有足够的认识，在临床诊查时，应认真、细致地查灶，及时发现，及时治疗，对有效防治这种肌筋疾病有很大的帮助。

（四）线状型病灶

线状病灶形态细小，如粗线一样，长短不一，触查时，可以察知病灶从一端附着点向另一个方向伸延。例如颈质侧的左右两侧于颈椎横突的后沿，可以触及线状的病灶线从颈向头部伸延，是颈神经纤维向头皮分布的一种方式，触及病灶线体时，其反应比较敏感，可从后颈的颈部向头部呈放射性的反应。这种病灶发生病态时，常出现头皮疼痛或麻木的异常感觉。线状病灶尚可于头部颞区查到。在颞区最容易触到线状病灶，是在颞上部向眼眉梢的方向，触查时，病灶微细如线样，由颞部向眼外角放射，是引起偏头痛及眼外角不适的常见致因。由于线状病灶属于神经纤维组织，一般不宜触查过重，更不应在针刺时刺伤这些病灶，以防不测。

（五）片状型病灶

片状病灶体呈竹片样大小，质地较坚实，长短不一，在一个区域内，片状病灶可呈节段性的分布。例如在人体的胸背及腰部的左右两侧，可触到自棘肌伸向胸腰后棘突的片状病灶体。片状病灶多由筋膜性组织及微小韧带组成。在人的身体上，片状病灶很多，可于肌肉与骨之间及关节的结构体上触及。例如，在所谓的心脏神经官能症的患者身上，可于胸前的胸锁关节、胸肋关节、胸骨体的正中线上诊查片状病灶，此外，在左肋弓的软骨上面也有片状病灶，只要这些病灶出现病变性病理反应，患者便表现出心胸相引的症状。片状病灶比较顽固，一是其数量很大，二是缺乏针对性的消灶方法，其很难自行消散。由于 X 光、CT 等医疗技术对片状病灶缺乏特异性的诊查确诊方法，片状病灶在临床上常成为多种病因未明难治病的筋性因素致因。此外，背部的片状病灶，壮医经筋研究发现，这是造成早期驼背的主要致病因素。其致病的机制是，机体本身有一种保护骨质免受疼痛的自卫行为，由于片状病灶是从背肌的肌筋膜伸延到背部的脊椎后棘突，于是人体便以肌筋的自身收缩来减免后棘突的疼痛，出现背部肌群向后隆凸的现象，客观上便形成驼背的表现，俗称罗锅。这种肌筋性的驼背在病变发生的早期，只要把肌筋的片状联系后棘突的病灶消除，背部肌筋自身收缩的病理状态即可恢复获得松弛，功能也恢复正常。

（六）小索样型病灶

小索样型病灶，好发于斜方肌的肩段及背段的肌质上。例如在人体的肩前区，用掌功手的诊查方法即可在肩前发现斜方肌形成 3 条小索样的病灶，病灶革质样变化，其中有 1 条革质索特别坚硬，触查时其革质平滑，有明显触痛感，但多处于隐蔽状态，患者并不发觉该处存在病变，只在医者触查时才显示出来。斜方肌背部的索样病灶呈斜形的分布形态，于背胸第十二肋伸向肩胛冈。由于斜方肌处在人体的最浅层，故受凉、过劳是呈现这种类型病灶的根源。

（七）粗索样型病灶

粗索样型病灶形态似粗索，较长、较粗大，一般呈端直行走，也有呈弯曲的走向，既可见于机体及肢体的较浅层部位，也有深伏于较深的部位。常见的组织结构是条索样的肌肉，如竖脊肌中的棘肌、上肢前臂的伸肌，尚有较粗的肌腱，如腓骨长肌和短肌的肌腱、肩胛提肌的肌腱等。粗索样型病灶病情隐蔽，查灶时，可见肌囊膜或肌腱呈条索样病变反应。

（八）团块样型病灶

团块样型病灶乃呈现一团块样，病灶大小犹如雀蛋样，于局部隆凸，触查时手感病灶凸出。团块样病灶好发于肌肉的肌筋膜，因肌筋膜发生慢性积累性的劳伤所致。凡是劳伤的肌肉，都可以呈现这种类型的病灶。例如，大腿前侧的股直肌，其劳伤发生后，可于股直肌的远端向近端诊查，便可于髋韧带之后触查到连续的三四个团块样的病灶，病灶坚实，肌膜紧缩，表面光滑，肌质变硬，是该肌肌膜及肌质同时发生劳伤病变的体征表现。又如，小腿外侧的腓骨长肌及腓骨短肌，当其劳伤时，便可于其所处的部位，触查到三四个单个性的团块。至于团块样病灶出现的症状，多以痹病及痛症的表现为主，严重者可伴发肢体活动功能障碍。

（九）梭样型病灶

梭样型病灶好发于梭状的肌肉，如冈下肌、大圆肌等。病灶呈梭状，一端较大，另一端较小，也属于肌肉劳伤的一种表现。由于发生劳伤的肌肉之肌膜的挛缩，在梭样型病灶上，可以触查到肌肉的 A~B 点、肌质、肌腱及肌膜的变异病灶。这些病灶随着劳伤程度的轻重，出现多种形态的"灶中灶"，即病灶之中又有病灶。诊查时要善于认识"灶中灶"所处的位置，因为"灶中灶"是这群病灶之中的主要劳伤点，它对神经的卡压最为严重，故将"灶中灶"的病灶消除，即可获得对优势病灶的解除，达到治病立竿见影的医疗效果。

（十）结团块型病灶

结团块型病灶，系指多块重叠的肌肉所发生的病症。例如，小腿后侧中段就有腓肠肌、眦目鱼肌、胫后肌、屈趾总肌等的肌肉集群，这些肌肉若同时发生劳损，便形成结团块的病灶状态，从而使小腿后侧形成结团的硬结体征。结团块型病灶的临床症状非常突出，可使患者感觉到小腿如被绳索捆绑一样，既不舒适，又行动不方便。做相关检查，多为阴性的体征反应，这是由于肌筋虽然发生了病变，但现行医疗缺乏相关的认识所致。另外，运用现代医疗仪器检查及化验呈阴性反应，故该病症多被视为不安腿综合征及病因未明疾患病症。经筋疗法，凭借其对该病症的发生机制具有理论的认识，并运用手势扫描诊查法，于病患的区域查到筋结病灶阳性体征的存在，可以确诊，尔后运用理筋消灶的新型治疗方法，就能获得治愈。

（十一）薄块样型病灶

薄块样型病灶是头部前侧正中入发际的头皮组织形成的病灶。病灶较薄，形成方块状，但形态清楚，触查时可见病灶体厚薄比较均匀、质地稍结硬，触感明显但不疼痛，无外伤病史，无脱发现象，患者多伴有头晕头痛、入睡欠佳、记忆力减退等症状。头部的这种类型病灶，如医者认真诊查，可于患者的左侧发现冈下肌群存在明显的筋结病灶。由于目前对人体筋性病灶尚缺乏有效的医疗检查方法，患者多被诊断为神经衰弱、慢性疲劳综合征等而久治不愈。用经筋疗法，查明阳性病灶体征后，予以消灶解结的理筋疗法，效果显著。

（十二）塌方样型病灶

所谓塌方样型病灶，是形容病灶犹如山岭局部性的倒塌，致使病灶出现的局部形状改变相当明显，以致经脉循行通道被塌方的"土方"阻闭，"交通"受阻的人体肌筋病理改变的现象。例如人体的股内侧肌，当其形成塌方样的病灶时，不仅患者该肌的腿裂孔受到阻闭，而且同侧的冲脉下降温，足胫的功能也被阻闭，于是肢体发生肿胀、冰冷等的湿像表现，有的患者出现不明原因性的下肢软瘫，有的患者出现同侧膝关节肿痛，久治不愈。

（十三）波动型病灶

波动型病灶好发于头顶部。病灶早期局部仅仅稍微隆凸，日积月累，病灶可像雀蛋样大小，其内瘀血，用针刺破皮，血液溢出往下串流，患者反而觉得非常舒服，这属于减压法的刺治。由于瘀血过多，病灶内压增高，患者觉得局部明显不适，但又不理解病灶为何产生，医者未加妥善治疗，故病灶拖延日久，以致局部发生肿胀。波动型病灶属于头皮静脉瘀血的血脉型病灶。

（十四）静脉屈曲型病灶

静脉屈曲型病灶好发于老年人的颞部。病灶形成静脉屈曲状的形态，触查时局部触到质地变硬的静脉网块，外观可见屈曲的静脉，迂回于耳前的颞区，患者多伴有头晕头痛、局部不适等。用放血疗法，局部病灶易于消散。患者多同时伴有颈肩部的筋结，应加以调理。

（十五）扳机型病灶

扳机指组成枪械的零件，射击时用手扳动它使枪弹射出。以扳机作为病灶的一种类型来表达病灶的特点，是指这类病灶具有一触即发的特性。扳机型病灶常见于人体颈前区的病灶，包括舌骨、甲状软骨、气管环等组织。如患上呼吸道感染之后，经用药疗法如抗生素治疗等，病症已经消退，但颈前区的扳机病灶并未消散，于是当患者再次患及上呼吸道感染时，陈旧的病灶首先发作，并引出一系列的病情与病灶同时发作。扳机型病灶的体征差异性较大，多呈微粒状的病灶体，可于舌骨外侧、甲状软骨外侧、气管环的组织结构上查到，好发于颈部、肩胛冈上、背部、腰部及下肢等处。扳机型病灶与经筋筋结病灶，在体征形态上无明显区别，但在机体的反应及病灶的触查反应上有明显差别。

（十六）瘀血样型病灶

瘀血样型病灶内藏有瘀血，瘀血积蓄较多者，局部呈肿块，触之有波动感。多见于女性头皮的皮下瘀血，形态小者，仅可触知，形态大者，状如坞丘，刺之血溢，血出之后患者主诉有舒适感觉；较常见的另一部位是老人的颞区，可见静脉丛的高度屈曲，致使局部呈现瘀血群的静脉曲张；多站、久站的劳作者，其下肢亦常见瘀血型病灶。依组织结构成分可分为静脉曲张型与微循环的毛细血管型，局部皮肤呈紫蓝色，严重病例可导致静脉管炎，甚至糜烂。

第五节　经筋病的治疗原则和治疗方法

一、经筋病的治疗原则

壮医经筋的治疗原则是在探查经筋筋结点以痛为腧的基础上，将经筋病灶点拟定为施治的主要部位，创立了以灶为腧的施术原则，并确立了以理筋法、刺筋法、经筋拔罐法及三联施治法等为基础的经筋消灶解结法，也称综合消灶法，用以治疗各种筋性疾病。对一些疑难、复杂的经筋疾病，由于多维性筋结点的分布特点，临床除了采用综合消灶法的施术方法外，还创立了系列解结、多维解锁、整体调机等更为复杂的壮医经筋施治术，从而能够使机体获得广泛的舒筋减压及以通得补、全面疏通、通道养路、三气同步的治疗效果。

壮医经筋手法的治疗效应，决不是单纯的力量大小问题，而是运用手法与经筋部位的有机结合，不同的手法作用于不同的部位，力量是不一样的，患者的反应也完全不一样，治疗效果会存在差异。所以，运用壮医经筋手法治疗时，必须做到刚柔相济、动力与静力相结合。

经筋病的治疗，应遵循以下治疗原则和手法原则。

（一）治疗原则

阳病解阴治阳，阴病解阳治阴，筋骨并重，调治结合。具体地说就是阳经有病时，先松解阴经再治疗阳经；反过来，阴经有病，则先松解阳经再治疗阴经。由于筋与骨在生理和病理上有密切关系，肝主筋，肾主骨，肝肾关系非常密切（有肝肾同源之说），筋伤与骨伤可单独发生，也可同时发生，并能相互影响，所以临床治疗需要遵循筋骨并重的原则。同时，对经筋疾病的治疗是针对不同的病因病机而采取不同的治疗手法，故治疗前后的理筋手法调理是必不可少的。调理方法都是针对病因进行的，有"釜底抽薪"之意，使机体恢复正常功能，天、地、人三气恢复同步。

（二）手法原则

壮医经筋治疗的手法原则是根据经筋分布区域与途径的病理改变和表现进行顺经治疗，以祛瘀、解痉、散结、复正为手段，使经筋疏通，使"三道两路"运行畅通，气血归于平衡，使天、地、人三气恢复同步运行而达到治病的目的。

手法治疗的顺序依据经筋病症的不同而不同。如果是四肢肌筋酸痛胀麻或疲劳不适等，如运动员或体力劳动者，一般手法是从头做起，按先头背部，然后到手足部的顺序；如果是脏腑疾病引起的经筋病症，则由下往上，即从足往头部方向治疗，先做足部手法，然后俯卧，治疗背部，之后再仰卧，治疗胸腹、上肢，最后做头部手法；如果是局部疼痛或筋骨疼痛，主要是局部施予手法后，再行针灸或拔罐，或用药酒、药油外搽患处。施术时，可以单手施术按压经筋的筋结点，也可以两手同时施术按压经筋的小阴阳、大阴阳。

人体的小阴阳是指医者用经筋理筋手法治疗患者单侧腿或单侧手的经筋；人体的大阴阳是指医者用经筋理筋手法治疗患者的两腿或两侧手的经筋。

二、经筋病的治疗机理

壮医经筋疗法是一种综合疗法、物理疗法，对患者而言，是一种被运动和机械刺激共同作用的治疗方法。肌筋属于机体的结构部分，其对于整体机能具有重要影响。例如肌筋受到刺激后产生的强烈收缩，可导致经脉气血的滞留与瘀积，其产生的疼痛，对机体是不良性刺激；反之，肌筋的正常形态及收缩，对机体是良性刺激，对整体机能具有调节作用。经筋手法的治疗作用正是如此。在机体肌筋出现病理的状态下，用手法对肌筋施以适宜的刺激力，使之产生良性的调节机体作用，达到治病效果。由于肌筋是机体庞大的器官，良性刺激产生的良性反馈调节作用非常强大。以下是经筋病的治疗机理。

（一）力的作用

从力学的角度来说，力的大小、方向和作用点是力的三要素。从经筋手法的角度来说，用力的大小程度，简称"力度"。壮医经筋手法的各种治疗手法，都需要一定的力度去触动、刺激、作用于经筋病灶，没有一定力度的手法对经筋疾病的治疗是不起作用的；相反，使用过度的力度作用于经筋病灶，也会引起肌筋损伤，加重病情。根据经筋手法用力的大小，临床可分为轻、中、重三级，即轻度用力、中等用力、重度用力。用力的大小不但与医者接触患者的面积大小有关，而且与持续时间有关。一般来说，力与接触面积成反比，与作用时间成正比。需要加大力度时，应选择与患者接触面积小的手法以及增加手法与作用部位接触的时间。

经筋手法所使用力度的强弱对经筋功能的影响是多方面的。从神经生理学的观点来看，缓和、轻微且连续刺激，有兴奋周围神经的作用，但对中枢神经有抑制的作用；急速、较重且时间短的刺激，可兴奋中枢神经，但会抑制周围神经。所以，在临床实施经筋手法的过程中，应根据这一生理特性，针对不同的经筋病症或筋结病灶的不同病理变化，采取相应的治疗手法。手法既要持续有力，又要刚柔相济，并贯穿于整个经筋治疗手法的各种技术操作过程。

（二）能量的转换

医者的手法作用于患者的体表、经筋或穴位时，患者的肌筋、穴位迅速做出反应，释放出一种能量，并通过火路的传导，反馈给"巧坞"（大脑），"巧坞"收到这一能量信息后，迅速通过火路传达指令，"三道两路"接收指令后迅速回应，快速进行能量的转变、转换，身体的自愈力得到迅速增强，活力增加，人体各部功能得到有效地调节，天、地、人三气恢复同步运行，疾病痊愈。

（三）通调火路

经筋手法作用于人体任何部位、肌筋、穴位所产生的刺激，均能刺激火路分布于体表的穴位，引起相应的冲动和反应。通过火路的传导，让"巧坞"进行调节，从而反射性地引起机体的各种反应。使"三道两路"运行相互调整、相互协调，达到相对平衡，促进火路的传导和快速反应功能，使天、地、人三气同步运行而起到治疗的作用。

（四）提高机体的代谢功能

经筋手法通过皮肤刺激肌肉、韧带、关节囊等软组织，促进其代谢功能旺盛，改善组织营养，促进肌肉和骨骼的正常代谢，以增强肌力，改善韧带、关节囊的弹性，解除软组织的粘连，促进软组织内水肿的吸收，达到治疗的作用。

（五）加速修复损伤的软组织

由于经筋手法松解了紧张的软组织，减轻了疼痛，改善了病变及相关部位的血液循环，促进病变部位水肿的吸收以及各种代谢产物的排泄，改善组织缺血、缺氧的状态，从而使受伤的软组织很快得到了修复。

（六）畅通龙路，促进循环

经筋手法通过对经筋、穴位施以手法，产生按压、拨动和摩擦等作用，能调节和畅通龙路，使龙路功能增强，在一定的范围内促使血管扩张，外周阻力降低，血流增快，血流量增加，使肌筋组织局部血液循环得到改善，从而治疗软组织慢性劳损以及种种原因引起的失用性软组织挛缩，使软组织改变缺血、缺氧的状态，改善微循环，恢复正常的功能。

三、壮医经筋基本手法

壮医经筋基本手法常用的有弓钳手法、掌功法、指功手法、肘臂法、肘尖法5种。

（一）弓钳手法

可分为单弓钳手法和双弓钳手法两种。

1. 单弓钳手法

单弓钳手法是壮医经筋理筋方法中常用的手法。其基本方法是以并拢的4个小指为一方，与大拇指联合构成弓形手势（如图19所示）。在临床应用中，以并拢的 4 个小指指端作为用力的支持力点，然后充分运用大拇指的指尖或指腹，作为查灶及消灶的工具使用。由于拇指指尖具有极高的灵敏度、极强的感知力及灵巧的操作能力，能够切入人体的溪谷深处穴位，其主要作用无物能及，因此弓钳手法在理筋治病方面，具有特殊的使用价值和超强的功效。

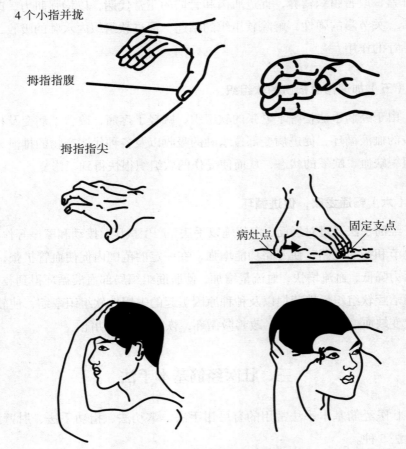

4 个小指并拢

拇指指腹

拇指指尖

病灶点   固定支点

图 19 单弓钳手法示意图

2. 双弓钳手法

双弓钳手法是壮医经筋理筋方法中常用的手法，是在单弓钳手法基础上发挥双手的密切配合作用而构成（如图 20 所示）。双弓钳手法不仅能查明和消除微细筋结病灶，而且对于病变范围广泛的肌筋紧张带、紧张线及紧张区，均能起到良好的解除肌筋紧张和缓解作用。因此，双弓钳手法是解除筋性疲劳、筋性紧张综合征、肌筋膜紧张综合征、骨骼肌疼痛综合征以及与紧张相关疾患等最为有效的治疗方法。

在临床运用双弓钳手法时，应以病灶作为诊治目标，根据病灶的特殊形状，采用双手的拇指指腹分别作用于病灶外围，先从外围向病灶揉拨探查，然后跨过病灶区域，继续双手交替揉拨病灶周围，待探查分清病灶的形态后，再施以其所需要的治疗力度。一般来说，这个时候所使用的力度需要稍微偏大一些，但也不能使用暴力，以免过度治疗损伤周围组织。其治疗量或所使用的力度的基本标准，应该是使病灶松解、症状消失、中病则止。

双弓钳手法及手势如图 20 所示。

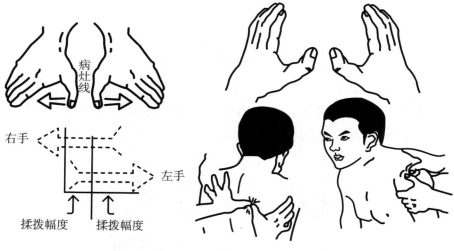

图 20　双弓钳手法示意图

（二）掌功法

掌功法可分为单手掌功法和双手掌功法两种。

1. 单手掌功法

单手掌功法是以手掌功力为主要手法的理筋治病方法（如图 21 所示）。它与单弓钳手势的区别主要是用力的部位不同。掌功手势用力部位在于掌，运用掌合力对病变的肌筋或病灶施行握捏、提捏、揉搓等手法加以施治。单手掌功法主要运用于病变部位较大的病灶区，如头颈、四肢、胸腹等部位的理筋治疗。

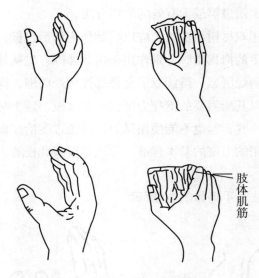

肢体肌筋

图 21　单手掌功法示意图

2. 双手掌功法

双手掌功法是在单手掌功法的基础上，充分发挥双手功能密切配合的一种理筋治病方法（如图 22 所示）。

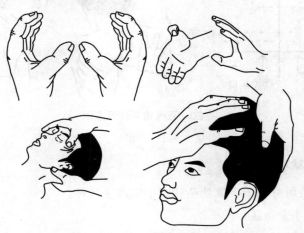

图 22　双手掌功法示意图

本治病方法除了运用双手掌功的握捏治病功效之外，很重要的一点是利用两手的对冲合力作用，同时对治疗部位加以前后或左右对向性的调节治疗，产生广泛而显著的舒筋活络功效。如头颈部的经筋病灶，运用双手掌功法进行施治，不仅可以缓解肌筋紧张，还可获得消除脑循环瘀滞的特殊疗效。

　　掌功法在具体运用中，具有方法灵活多变、施治范围和面积比较广泛、舒筋活络功效显著等特点。临床应用时，还可针对不同的施治部位，在充分运用掌功手法之时，加以运用大拇指的指尖或指腹功能，可以收到更好的临床疗效。

（三）指功手法

　　指功手法是运用手指尖的作用力作为治病工具的一种治疗方法。具体方法是将手指尖置于施治部位，然后运用腕掌的压力及手指的收缩力，并依据手指的灵敏功能，分别探测经筋病变部位的集结性病灶（如图 23 所示）。在查清病灶特点的基础上，充分运用上述的指合力作用，对病灶施以切按、切拨、搂按、搂拨等手法进行"以消解结"的治疗，使局部病灶消散，舒筋活络，达到治病目的。

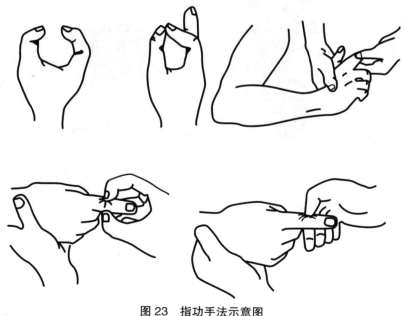

图 23　指功手法示意图

　　运用指功手法治疗四肢小关节时，可以在上述手法的基础上，将拇指的指尖与食指或中指构成指合力，并发挥指尖的点穴切治功能，对指掌微小关节或足关节的病变部位进行施治，施治的重点位置是关节背面四点微骨突及关节囊。此外，对于少数病例伴发有指间肌及指侧肌筋病变者，亦需用此方法加以疏理。

指功手法还可以运用于头部的颅顶区、颞筋区及枕筋区的治疗，施治后即可获得局部的高度舒适感（如图 24 所示）。

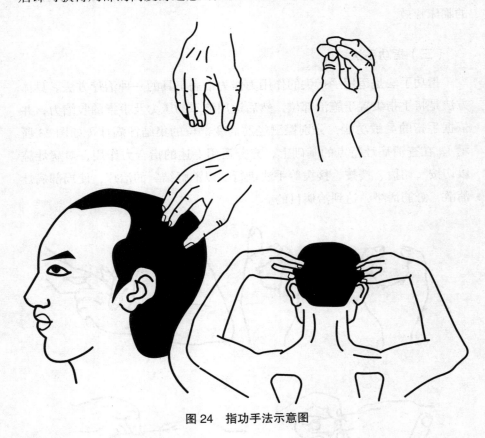

图 24　指功手法示意图

（四）肘臂法

肘臂法是运用人体上肢前臂尺骨近端作为理筋治病工具的一种治疗方法（如图 25 所示）。运用本手势于理筋治病时，是将尺骨近端底面置于施治部位，利用臂力及必要时施加身体的重力为一体，于施治部位施以推拨、揉拨、揉按等方法，对患者的肩、背、腰、腿及上肢施以理筋治疗。

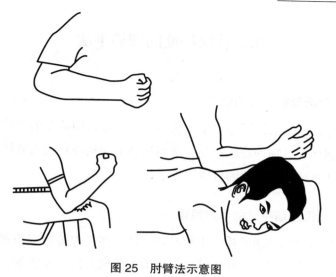

图 25　肘臂法示意图

（五）肘尖法

肘尖法是运用人体的肘部尺骨鹰嘴作为施治工具，对人体的腰背及臀部肌肉丰厚部位施行理筋治病的一种治疗方法（如图 26 所示）。运用本方法治病时，施治力量要十分讲究，一般以轻度、中度用力为宜，防止用力过大。

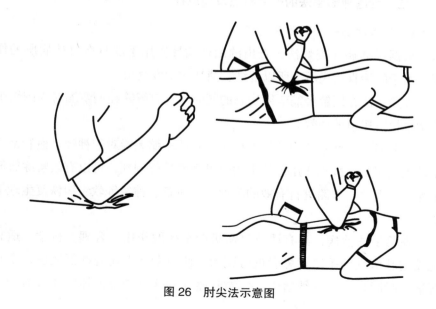

图 26　肘尖法示意图

四、壮医经筋的理筋手法

（一）壮医理筋手法的概念

壮医理筋手法系指运用徒手的施治方法，或运用简单的治疗工具，对躯体经筋病灶施行物理性的刺激，从而达到消除病灶目的的方法。壮医理筋手法是壮医经筋病治疗的具体实施手法。

（二）壮医理筋手法的作用机理

运用壮医理筋手法治病，主要是通过揉、按及捏等物理调理方式，以医者之气、力直接作用于躯体结构最庞大的筋肉系统，使肌筋、腠理受到外来气和力的压迫、牵拉等作用而产生反作用力，疏通"三道两路"，从而使病理性的肌肉紧张、经筋结节和气血阻塞等状态，逆转为生理性的状态并气血通畅；与此同时，通过手法施治，使肌筋挛缩对周围组织产生的牵拉、压迫获得解除，肌筋本身和周围组织恢复生理平衡，生理功能得以恢复，天、地、人三气恢复同步运行功能。这就是理筋手法的作用机理。

（三）壮医理筋手法的作用特点及适应症

1. 壮医理筋手法的作用特点

根据经筋病症查灶法，查出的阳性病灶实用手法具有直达病所的作用。由于施治直达病所，所以解结、消灶的功效突出。

理筋手法在缓解经筋挛缩病态的同时，具有解除经筋挛缩对周围组织产生牵拉、压迫的功效。

骨骼肌在经筋系统中的比重很大，它的挛缩无疑对于神经、血管都产生较大的影响，故临床用理筋手法通过理筋进行调理，可以有效解除肌筋挛缩，对龙路、火路进行有效的疏通，使血管、神经等软组织恢复生理平衡。

理筋手法治病，具有调节整体机能平衡的作用。合理、科学、适宜地使用壮医理筋手法对患者进行施治，使患者获得显著的舒适感，全身舒适、睡眠良好、食纳增进、代谢旺盛等，这是调整人体整体气血归于平衡的标志，也是"三道两路"运转归于正常的现象，从而达到三气同步运行的目的。在临床实践中，不少患者在施治时会熟睡于诊床上，使失眠的机体不平衡状态迅速获得纠正。通过对比其施治前后的舌脉象，均趋于明显好转。

2. 理筋手法治疗的适应症

（1）经筋性疾患，包括肌性疾病、筋性疾病、韧带疾病、隐筋症、结扎术后腹痛、进行性肌营养不良、进行性肌萎缩等。

（2）功能性疾患合并经筋病者，如神经官能症、疲劳综合征、睡眠紊乱症、胃神经官能症、心脏神经症等。

（3）器质病变合并伤筋患者，如浅表性胃窦炎、萎缩性十二指肠溃疡等。

（4）免疫性疾患，如支气管哮喘、过敏性白细胞降低等。

（5）外感性疾患，如外感痧病、外感性肝郁症、外感风热症等。

（6）症状性病症，如慢性腹泻、慢性腹痛、腹胀、慢性消耗性疾病等。

3. 理筋手法施治的要求

壮医对经筋手法的要求是心明手巧，心手合一，即要达到"机触于外，巧生于内，手随心转，法从手出"的境界。经筋手法只有勤学苦练，才能熟能生巧；只有用心体会，日积月累，才能炉火纯青。在实施理筋手法时既要持续有力，又要刚柔相济；既要沉稳到位，又要动静结合；既要手、肘相互运用，又要灵活、机动，并要贯穿于整个理筋手法的操作过程中，才能获得良好的临床疗效。壮医经筋理筋手法的作用效果及临床疗效，与手法运用正确与否以及手法的熟练程度密切相关。

壮医理筋手法在施治过程中，要求诊疗对象及适应症明确，采用因人、因病、因症施治；选择医术项目适当，运用手法适当，治疗程度切合实际，间隔时间均衡；医者要适当调动患者对康复的迫切性和积极性，并教予患者力所能及的辅助锻炼配合治疗，加强自我调理；医患相互配合互动，可以加快病情痊愈，使患者早日恢复健康。

（四）常用的壮医理筋手法及实施方法

壮医理筋手法的实施，可以使用单一手法，或多种手法联合使用。壮族民间传统的经筋治疗方法还常常配合简便的擦药疗法和外敷疗法。临床常用的壮医理筋手法有 10 种。

1. 按揉法

按揉法为最常用也是最实用的理筋联合手法，即按法与揉法的联合运用。按，是使用一定的按压力，对施治部位按压直至筋结病灶上；揉，是在按压的基础上揉动。这种按与揉相互结合施治的手法，称为按揉法。

（1）指尖按揉法：以拇指的指腹作为按揉工具，对施治部位进行按而揉动（做前后、左右或旋转方向的揉动）。适用于较局限的治疗。运用指尖按揉手法施治时，应双手指合力相互配合运用，以达到最佳的治疗效果。

（2）掌根按揉法：以手掌根部着于施治部位，进行按与揉的动作。可使用单手按揉或两掌重叠的双手按揉。适用于施治部位稍宽的治疗。

（3）臂部按揉法：以前臂近端的尺侧着于施治部位，进行按揉手法治疗。这是壮医经筋手法最为常用的手法之一，适用于线、面的治疗，即面积较宽、较长的筋结病灶部位治疗。

（4）肘尖按揉法：屈肘，取肘尖做治疗工具置于施治部位，进行按揉手法治疗。适用于肌肉丰厚部位，以及筋结较深部位的治疗。

按揉法的适用范围较为广泛，几乎所有的经筋病症均可使用此法进行治疗。临床运用按揉手法施治时，应因人、因病、因病灶部位而异，施以适宜的治疗手法力量，尽可能避免使用的力量强度过大，以防造成患者身体组织或器官的损伤。

2. 滚揉法

手半握成空拳，以掌侧的小鱼际和掌指关节部分作为治疗工具，置于施治的筋结病灶上，进行往返滚动揉压的施治手法，称为滚揉法。滚揉法主要是以腕部的滚旋，带动前臂及掌背呈滚动活动的一种手法。不应以手或臂的拖动进行操作，以免医者的手和施治部位被擦伤。

3. 切疗法

切疗法是以拇指指尖作为治疗工具，着于施治部位，运用指合力配合腕力作用，对病灶部位进行较为细致的切压、切拨、切弹、切揉等施治方法。适用于点和线的病灶部位施治，如用于头部、关节、骨粗隆等部位筋结病灶的治疗。

4. 揉捏法

揉捏法是运用指、掌作为治疗工具，对施治部位进行捏治时加以揉治的动作，常用旋揉动作，使施治部位更为舒适的治疗手法。适用于指、掌可以拿捏的病灶部位的治疗，如颈肩、上肢、下肢及腹侧等部位。一般可采用单手或双手相互配合进行揉捏。

临床应用揉捏法施治时，力度先由轻而中至重，分步进行操作，治疗力度和量度均应以患者能够承受为准。在揉捏颈部时，重点揉捏颈后侧三线，尽量避免重力压迫颈前侧动脉。

5. 揉搓法

揉搓法以整个掌心作为治疗工具，联合使用揉法和搓法为治疗手段的方法。揉搓较广泛的病变部位时，常以手掌掌面根部为治疗工具，对施治部位施行往返性及旋转式的揉搓。对肢体的揉搓，常需双手相互配合，左手着重于固定肢体，并协调右手施行揉搓手法。

揉搓手法在治疗经筋病灶时，只要求对病灶起到初步的松解作用，为进一步消灶打下基础。

6. 弹拨法

弹拨法包括指弹拨法和肘尖弹拨法。指弹拨法是运用双手的指合力，以拇指弹，首先施行平衡性的揉拨，继而施以垂直揉弹拨的手法。肘尖弹拨法是运用双手的合力，以一侧肘尖首先施行平衡性的揉拨，继而施以垂直揉弹拨的手法。

弹拨法主要用于筋结病灶的松解。针对结灶进行弹拨，由浅而深地逐层将结灶消解。

7. 拍打法

拍打法是徒手或用自制的简便医疗工具，对施治部位施行拍打，使治疗部位潮红充血、血脉疏通，从而达到治疗的目的，是一种简单而有效的医疗方法。

使用徒手拍打时，常用右手的掌指背作为拍打工具。治疗时，患者取坐位或卧位，医者采用站位，稍向左侧身，用右上肢指掌背对施治部位施行拍打。拍打的施术要求：一是4个小指合拢；二是善于运用掌力；三是腕部活动灵活，使指掌背真正成为拍打工具。

自制拍打用具，一般以幼细的柳枝条一把，用纱布捆绑而成。拍打工具的长短为60~70厘米，粗细以适合手握为度。施行拍打时，以右手执握工具的一端，工具的另一端对准施治部位。要善于运用腕力的灵活性，对治疗部位施予适宜力度进行拍打。

拍打疗法常用于颈肩、腰背及肢体等部位的治疗。

8. 擦疗法

擦疗法是传统医术中常用的方法，其方法是以手掌的大鱼际或小鱼际着力于施治部位，施行擦拭动作。

动作要领：患者取卧位或坐位，医者以鱼际部或掌心，着力均匀地缓慢移动、往返擦拭；用力持续，动作连贯，实而不滞，滑而不浮，直线擦拭，并施加暗力的内动力，重点施于紧弦的筋结部位。

擦疗法除施行徒手的擦拭之外，还可适当配合使用功效良好的外用药酒涂擦，再行擦疗。此外，还可用姜片、番木瓜片等作为擦疗工具，既可对面积较小的病灶施治，又可获得药物外用协同的功效。

9. 抓拿法

通过移动、活动手掌及掌指关节，将拇指与4个小指形成指合力，以动移痛，五指和掌相配合，通过压、推、抓、拿的手法变化，达到治疗效果。抓拿法主要运用于对头颈部、颈部、肩臂部、手臂和腿部的治疗，既可通经筋阻塞，又可散瘀消结止痛。

10. 综合手法

综合手法是指对中深层的理筋所运用的综合施治方法。综合运用，即医者根据患者经筋病症的需要，针对不同部位的病灶，选用多种不同的理筋手法进行综合施治的方法。

临床可以根据施治的部位，灵活运用与病灶相适宜的基本手法或综合手法。

五、壮医理筋手法的基本功练习

壮医经筋的穴位遍布全身，在临床中这些经筋及其穴位的着力点位置及作用，是需要医者不断通过临床实践、探求和研究才能熟练掌握和运用的。理筋手法的熟练运用程度，不仅可以直接决定临床疗效，而且还可以间接地影响到医者体能的应用及健康。临床中选择姿势正确、合理的手法，不仅施力轻巧，而且还能起到"四两拨千斤"的效果。所以如何让有限的体力发挥更大的作用，而且又能保持医者最佳的体能，以便施术时能获得更大的功效，这就要求医者具备基本的体力、良好的体能和掌握基本的技术技巧。基本体力的锻炼，可以通过体育锻炼、武术练习增强体质来获得。还要具有运用指力、腕力、臀力及技术技巧的基本功夫，这需要加强基本功练习。常用的壮医经筋理筋手法基本功练习功法如下。

（一）壮医乾坤掌功法

壮医乾坤掌功是壮族古代的手法基本功练功方法，不仅能提高身体的基本素质，而且对指掌功力的训练和功法均有良好的增强作用。具体的功法可按下列动作姿势进行练习。

（1）起势：身体自然直立，两腿叉开，与肩同宽；两脚平行，脚尖微向内收；两手自然下垂于大腿外侧；两眼正视远方，头正项直，下颌微向下收；挺胸收腹。姿态自然，精神集中。

（2）蹲裆握拳：承继起势姿态，双腿屈曲半蹲，呈骑马蹲裆势；将双手握拳，掌心向上，两肘置于两肋胁，紧靠侧身，自然保持挺胸姿势。

（3）穿掌捏空：承上势，先将右手手掌由拳势变为伸掌向前平伸，掌心向下；然后伸腕仰掌，指曲捏空，握拳屈腕，旋臀穿掌（向左侧），回手握拳。按以上方法做左手的相应练习动作，但向右侧旋臀伸掌。

（4）托天摘星：承上势，将双手同时从胁部的握拳势向肩顶耳侧方向尽伸，掌心仰天，呈托天状，再由伸势五指呈摘星势。

（5）海底金钩：承上势，将手由上伸位做钩形内旋，并向外侧打一弧圈，至身臀下。

（6）压地飞：承上势，将钩手变为散掌，双手掌心向地面，呈腾飞姿势。

（7）双峰贯耳：承上势，将双手分别向身体外侧做半弧形向上运动，旋至两耳侧边，做握拳姿势。

（8）收势：承上势，将两手由握拳变为散掌，从耳边顺前向下至立正位。

（二）壮医指掌功法

壮医经筋手法讲究的是手指功夫与手腕功夫的互相配合，即指掌相合，故有一定的技巧性。壮医在运用手法理筋治病时，不仅要有娴熟的手法，还要有较强的指掌功力。要达到一定的功力，就必须进行指掌功法的练习，而且要持之以恒。练习的方法是尽力张开五指，并向后伸，然后慢慢回收呈曲指握拳状态，继之是曲腕旋臂，以增臂掌力及指力（如图27所示）。每天有空时即可进行指掌功操作训练，随时随地均可练习，每天数次，功夫自然成。

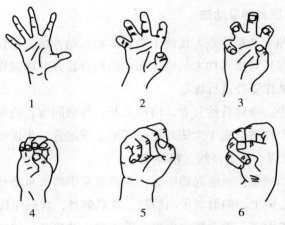

图27　壮医指掌功法示意图

六、壮医理筋手法图解

（一）眶膈筋区理筋手法及图解

（1）眶膈筋区是指眼眶外周的肌筋区域，包括眶上缘、眶下缘、眶外角、鼻眼间沟等。

（2）从经络循行而言，12条经络皆与眼睛发生联系，并由足太阳经脉等入络入脑。足太阳经筋与足阳明经筋分别循行至眼，形成眼的目上网及目下网。

（3）疏通眼眶周的肌筋，使之筋舒而络活，对于改善和调节眼睛及大脑的内外环境生态平衡具有显著的作用。

（4）眼眶周的理筋施治适宜治疗眼疾及脑病，尤其对假性近视、胬肉攀睛、鼻睫神经综合征、慢性泪腺炎、慢性副鼻窦炎、慢性结膜炎、视网膜炎、眼视神经萎缩、外展神经麻痹、早期白内障、阵发性朦视、不明原因性头晕头痛、睡眠紊乱症、神经衰弱等的治疗，临床疗效突出。

（5）眼眶理筋施治时，操作宜柔缓而细致，避免直接接触眼球，慎防伤害眼睛。

眶膈筋区理筋手法如图28所示。

（二）颞筋区理筋手法及图解

颞筋区位于头部前外侧，属少阳经所辖。肌筋特点是薄而紧弦、紧张性分布，气血易发生阻滞，形成突出筋结病灶点、病灶线及紧张带，易导致偏头痛、头脑气血郁滞。颞筋区理筋施治对于改善头部、眼部、面部及颈肩部等区域的生态平衡，具有实际的疗效。

颞筋区理筋施治，用于治疗慢性偏头痛、颞动脉炎、不明原因性头痛头晕、神经衰弱、视力下降、牙痛、颈肩部疼痛、智力降低、老年性痴呆症、儿童弱智、机体功能衰弱等，疗效显著。

对颞区施行理筋时，首先宜查明病灶，根据病灶特点进行综合性手法调理，并配合其他筋区同时调理。

颞筋区理筋手法如图29所示。

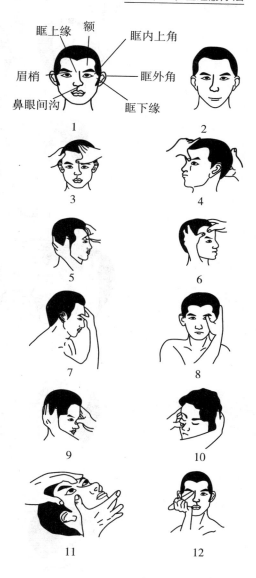

图28　眶膈筋区理筋手法示意图

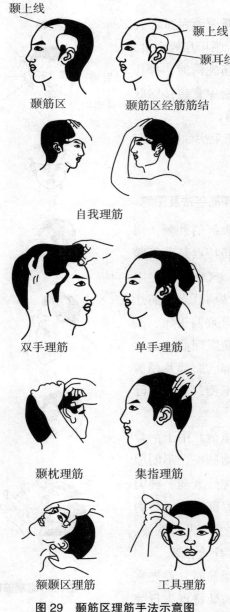

颞上线

颞上线
颞耳线

颞筋区　　　　　　颞筋区经筋筋结

自我理筋

双手理筋　　　　　单手理筋

颞枕理筋　　　　　集指理筋

额颞区理筋　　　　工具理筋

图 29　颞筋区理筋手法示意图

（三）颅顶筋区理筋手法及图解

　　颅顶筋区位于头颅的顶部，有督脉线自后向前经过，为人体阳气分布的重点区域。颅顶区的筋结病灶多分布于督脉线及其两侧旁，理筋前先查清病灶所处的部位，然后依据病灶的不同类型，采用不同的手法施治。

颅顶筋区理筋手法如图30所示。

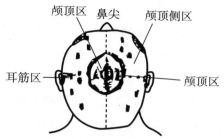

1. 颅顶区域经筋筋结病灶

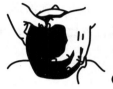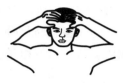

2. 双手理筋 3. 单手理筋 4. 自我理筋 5. 自我理筋

图30 颅顶筋区理筋手法示意图

（四）枕筋区理筋手法及图解

枕筋区位于颅脑的后侧，以枕外粗隆为中心基点，穴位呈"八"字形，向枕外两侧分布，呈枕上区及枕下区的筋结病灶分布态势。枕上区病灶多从枕后上部向颅侧呈放射状，沿骨嵴溪骨沉状。诊查病灶时宜运用指尖的微弱结构作为查灶工具，以切拨的方法，将深伏的微筋结灶查出，然后仍以指尖作为施治工具进行消灶。枕筋区病灶的敏感性较高，施用理筋手法消灶时要找到敏感点先施治，疗效突出。

枕筋区理筋手法如图31所示。

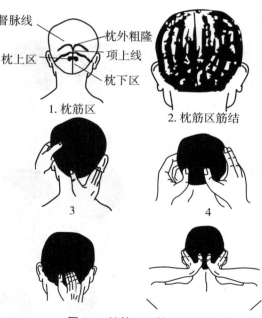

图31 枕筋区理筋手法示意图

（五）颈肩区理筋手法及图解

颈肩筋区是人体上连头部，下接胸背及上肢的重要区域。

颈侧区分为4个区域，以第三区作为理筋施治区，第二区及第四区列入禁治区。

颈区的施治常用弓钳手法及掌功手法，分颈侧及颈后筋区加以施治。要分清颈浅层及颈深层肌筋所处的不同层次，分别注意肌筋的起始点及产生病变的筋结病灶点，采用以灶为腧诊治法则的施治方法调治。

肩部的施治按颈及肩的肌筋走向顺序加以调理。肩部重点施治部位是肩上部的浅层肌筋及肩上的肩带，其肌筋结构特点是位置比较深伏，并与颈部肩关节及冈下相联系而加以调理。

颈肩筋区理筋手法如图32所示。

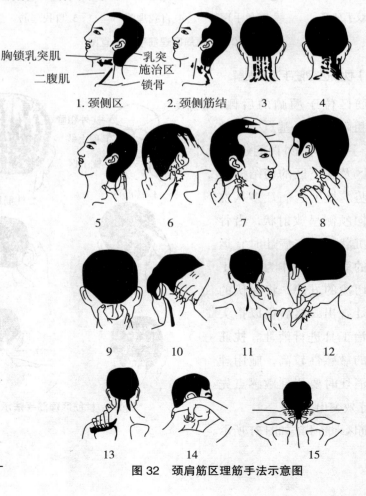

图32　颈肩筋区理筋手法示意图

（六）腰背筋区理筋手法及图解

背腰联为一体，肌筋丰富，行走错综复杂，宜以综合方法施治。图33中运用了多种手法及多种施治方法，针对肌筋的不同走向，采用适其所宜的手法，此为经筋理筋的特点之一。此外，经筋理筋的体位十分讲究，如图33中的3~6所示，乃以双手的弓钳手法，对背部纵行于背脊的竖脊肌筋做垂直方向的分筋离筋施治，不仅治皮，而且与治筋、治膜联系在一起。又如对腰部的施治采用侧卧体位，并用肘臂法，在理筋基础上加以固灶行针，施治直达病所，再加以拔火罐治疗，在发挥各单项疗效的基础上多项功效协同作用，比单一疗法效果明显。

腰背筋区理筋手法及施治方法如图33所示。

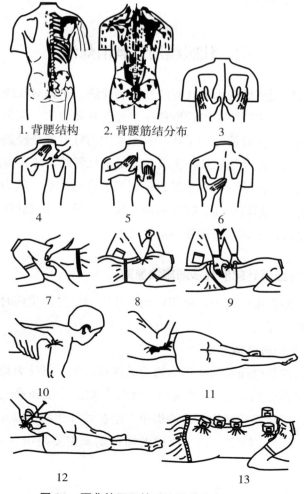

1. 背腰结构　　2. 背腰筋结分布　　3

4　　　　　5　　　　　6

7　　　　　8　　　　　9

10　　　　　　　　　11

12　　　　　　　　　13

图33　腰背筋区理筋手法及施治方法示意图

（七）胸膜筋区理筋手法及图解

胸膜部位于人体前侧，上下相连，以肋骨为界，内为胸腔及腹腔。理筋施治的对象是胸壁及胸壁的浅层肌筋，不做腔内脏器调理。但应熟悉腔内脏器的位置，并于诊疗过程分清腔内外的病情，明辨病症来源，以提高诊疗质量。

胸膜部理筋常用单弓钳手法及双弓钳手法。针对常见的筋结病灶所处部位，首先查明病灶的特点，然后采用拇指指尖或指腹，以切拨、揉拨的方法疏通结灶，舒筋活络，气血流通，阴阳调和，痼疾乃除。

胸膜部的理筋施治除了注重胸膜肌筋的关联之外，还应根据胸与背及腰、与腹的筋脉相互关系，采用胸背并治及腰腹同治的方法加以调治，方可获得标本并治的疗效。

七、壮医经筋针刺消灶法

壮医经筋针刺消灶法也称壮医经筋针刺疗法，是针对壮医经筋结灶形成的生理病理特点进行解结治疗所使用的经筋针刺方法。依据筋与脉并为系的治疗原则，实施经筋针刺手法。其主要的治疗对象是经筋病症，直接施治的部位或穴位是经筋病灶，主要功能是消灶解结，故称为消灶法。

壮医经筋针刺消灶法具有施治目标明确、直达病所、效力集中、消灶力强、善于解锁、起效快速、疗效巩固等优点，基本体现壮医经筋特效穴群体的临床疗效，达到灶去病除的治疗目的。

（一）壮医经筋针刺消灶法的施治原则

在壮医经筋临床应用中，使用针刺消灶法治疗经筋疾病时必须依照以下的施治原则进行。

1. 以灶为腧的施治原则

以灶为腧即是以经筋病灶作为施治的针刺穴位。以灶为腧的施治原则主要来源于《黄帝内经》，在《灵枢·经筋》叙述十二经筋循行途径、病症表现之后，对经筋病症均明确地提出"治在燔针劫刺，以知为数，以痛为输（腧）"的治疗原则。这里所说的燔针劫刺主要是指使用火针施治，以驱寒散邪；以知为数则是说明要依据患者感到疼痛的具体情况作为施治的量度；以痛为腧即以痛点作为治疗的穴位、部位。

痛即患者的自身感觉，属经筋病变的一种临床表现症状，以痛为腧明确指出了以疼痛点作为施治穴位的原则。而以灶为腧的施治原则则是壮医经筋学在以痛为腧的基础上创造性地提出的一个新的治疗原则，创新和发展了经筋理论。壮医经筋学所说的病灶是经筋病症的阳性体征表现，是壮医经筋治疗学作为使用针刺施治穴位或部位的治疗原则。

壮医经筋学以灶为腧的施治原则具有施治直达病所、效力集中、疗效显著等优点。

（1）具有施治目标明确、定位准确、施治直达病所、得气显著、起效快速的特点。

（2）具有医者与患者统一认定的客观指征。当医者以针刺达治疗病灶时，医者的针感与患者的感觉同步出现。与以痛为腧的针刺治法相比较，以痛为腧主要是依赖患者的主观感觉，而以灶为腧则凸显医者、患者的感觉同时存在和同步显现，具有明显的区别和优势。

（3）由于患者的痛感差异，以痛为腧原则的痛点可能是病症之标，也可能为本，缺乏固定的治疗穴位，常规疗法难以确立。而以灶为腧原则具有病灶定位的规律性，便于常规施治。

2. 根源病灶与连锁反应病灶相结合的施治原则

根源病灶是指由于经筋病症本身所形成的主要病灶。连锁反应病灶则是指由根源病灶所引起的继发性病灶。对经筋病灶根源病灶的治疗，采取的施治原则是消灶根治；而对经筋病灶连锁反应病灶的治疗，则采取消灶解锁的施治原则。在临床应用根源病灶与连锁反应病灶相结合的施治原则时，可两者同时结合使用，以达到标本兼治，也可以采取各有侧重，标急者则解锁于先，然后再予治本的施治原则。

临床应用根源病灶与连锁反应病灶相结合的施治原则，实际是将局部治疗与机能调节相结合，即将局部病症所导致的全身机能变化进行同时治疗和调节。此外，某些经筋病症是由全身机能失衡所引起的，在诊查和施治时要进行全面的诊查，做到既要看到局部的症状，又要明了全身机能的变化，这样才能有机地将局部治疗与整体机能调节相结合，进行全面的治疗和调理，以达到标本同治的效果。

3. 分段消灶的施治原则

经筋病灶分段消灶的施治原则，是根据经筋具有延续性筋的特点而设立的治疗原则。临床可根据病灶的长短及病灶部位的特点进行分段消灶解结，而各段结灶的消灶方法可依据不同的针刺方法施行。

经筋病灶分段消灶的施治原则适合于连锁反应、多经并病时使用。临床上常应用于颈臂、背腰及大腿后侧线形经筋病灶的治疗。

（二）壮医经筋消灶法的针刺方法

1. "固灶行针"的针刺方法

固灶行针针刺方法的提出是依据以灶为腧的原则而来的，即为了实现针刺直达病所的需要，必须采用固定病灶而行针刺治疗的方法。

壮医经筋学常用的固灶行针方法有 5 种。

（1）掐持固灶法：以左手指合力将病灶掐持，右手持针行刺。

（2）握捉固灶法：以左手指合力将病灶紧握，并稍提起，右手提针沿着被提起的肌筋位置刺入。握捉固灶法行刺方便，可有效避开脏腑或要害部位，施针安全而有效。

（3）指切固灶法：运用左手指合力，以拇指指尖切压病灶，起固定病灶的作用，右手提针沿着左手拇指指甲尖位置快速刺入。指切固灶法适宜肌筋较薄部位的病灶施治。

（4）按压固灶法：运用左手指合力，以拇指指腹按压固定病灶，右手提针沿着左手拇指指甲尖位置快速刺入。按压固灶法适宜肌筋较丰厚部位的病灶施治。

（5）推按固灶法：运用左手指合力，以拇指指腹推按病灶离开血管或其他要害部位，并固定于方便及安全的刺治部位上，然后右手提针沿着左手拇指指甲尖位置快速刺入的方法。这一方法可以有效地避开血管、器官或一些要害部位。

2. "局部多针"的针刺方法

局部多针是指对经筋病的病灶部位施以多针多刺（3~5 针），每针刺及不同的部位，运用多种不同手法施治的针刺疗法。局部多针的针刺方法主要是针对经筋病灶范围较广、面积较大的部位实施的治疗方法。临床实践证明，此法对于大面积的经筋病灶的治疗是一种非常有效的方法。

局部多针施治的量度应当因人、因病、因症、因部位而定，采取灵活的方法，一般在同一个经筋病灶的一个局部点施以 3~5 针为宜。

3. "一针多向"的针刺方法

一针多向的针刺方法是在经筋病灶最痛点或腧穴部位直刺得气后，再将针退至浅层，分别向上、下、左、右等 2 个以上方向斜刺或平刺的针刺疗法。

临床可根据不同的经筋病症，并结合患者体质及针刺部位筋肉的厚薄不同，决定针刺的刺激强度及针刺方向。

一般体质强壮和以疼痛、挛急、强直、关节活动障碍等为主症的患者，可向 3 个以上方向针刺，且以各方向针刺得气后，均可行较大幅度的捻转提插手法；而体质虚弱和以肌筋弛纵不收、肢体痿废不用等为主症的患者，只可向 2~3 个方向针刺，得气后只宜行小幅度捻转提插手法或不用手法。患处筋肉丰厚者宜斜刺，筋肉浅薄者则宜平刺。在向一个方向针刺后，可稍留针 1 分钟左右，再向另一方向针刺，也可不留针。

4. "移行点刺"的针刺方法

点刺是对施治区采用针尖轻轻接触并浅刺入经筋病灶的肌筋上，刺入后即拔出，然后又刺入即拔出，依据经筋病症的需要，重复操作多次，以达到治疗经筋疾病的一种针刺方法。移行点刺的针刺方法具有使用灵活的优点。

按照不同施治部位的要求及运用的方法不同，壮医经筋移行点刺的针刺方法常用的有 3 种。

（1）皮外移行点刺法：常应用于额筋区、股外侧筋等部位的施治。施针方法是手持短针，在经筋病灶的施治部位进行皮外移行点刺治疗。均不留针，轻点而过。皮外移行点刺法主要用于治疗病变较广泛而浅表的经筋病症。

（2）单针一孔持续点刺法：常应用于眶膈筋区、耳筋区等的点刺治疗。施针方法是用左手固定病灶点，以右手持短针，施以单针刺入，并在刺入后的固定位置将针刺入深点，再提出至浅点，如此又深又浅地来回点刺。

（3）单针移行点刺法：常应用于皮肤疏松可移的部位施治。施治方法是于施治部位刺入施治病灶一针后，将针尖移至皮下，左手转动新的病灶，对准针尖，再向新的病灶刺治。在使用单针移行点刺法时要注意，持针宜平稳、垂直，不宜在皮下移动针尖，以免伤及其他组织。单针移行点刺法在壮医经筋疾病的治疗中，起到单针一孔多点刺治的作用，是壮医经筋消灶法常用的针刺方法。

5. "尽筋直刺"的针刺方法

尽筋直刺的针刺方法，是在关节附近的肌筋（肌腱）上直刺，即直接针刺至经筋两头的尽筋头上，以治疗经筋疾病的一种针刺方法。

所谓尽筋头，即是肌筋（肌腱）的两头（两侧）。"筋会于节"，四肢筋肉的尽端都联结在关节附近，是经筋病症的好发部位和易损伤点。尽筋直刺的针刺方法，具有直达病所的优点，镇痛作用显著，消炎作用强，比针刺肌腹作用更大，根治效果更理想，治愈更彻底，极少出现后遗症。故实施尽筋直刺针刺方法的关键是要熟悉肌筋的起始点和附着终点，才能灵活运用。

尽筋直刺的针刺方法临床常用于治疗寒痹、痛痹、骨痹。

6. "天人地刺"的针刺方法

壮医经筋天人地刺的针刺方法也称经筋三刺法，是经筋消灶针刺法中常用的方法之一，即是将皮下、肌筋膜、筋结病灶作为天、地、人三层进行针刺治疗经筋疾病的针刺消灶法。特点是首刺为天刺，透过皮肤，稍作停留；第二刺为人刺，向深处刺达肌筋膜，又稍作停留；第三刺为地刺，直刺至肌筋肌束的结索点或经筋病灶处。壮医经筋天人地刺的针刺方法常用于治疗经筋病灶面积较宽的部位。

（三）壮医经筋针刺消灶法的注意事项

壮医经筋学的针刺消灶法与传统的针刺方法稍有不同，要特别注意以下几点。

（1）多使用固灶行针的针刺方法，而且进针快速，一般不留针。

（2）对病灶局部施行多针疗法，但要行针有序，轻重有别，深浅得当，操作细致，安全施术。

（3）针刺达灶，得气显著。

（4）两手配合，动作协调。

（5）随着施针术的需要，变动医者与患者的体位，做好针刺到达病灶的协调。

八、壮医经筋拔罐疗法

拔罐疗法又称负压疗法，是用玻璃罐、牛角罐、竹筒罐或塑料罐等作为器具，造成内腔负压，开口吸于所需治疗的部位上，以达到治疗疾病作用的传统疗法。

在壮族民间，老壮医们常将拔罐法称为角吸疗法，用牛角、羊角作为罐子，以纸烧形成负压，然后进行拔罐。随着社会的进步和时代的发展，使用的罐子有竹筒、陶制品、玻璃制品等。近年来更有抽空气方法、药液减压法等新方法，所以泛称拔罐疗法。

（一）拔罐疗法的治疗机理

拔罐疗法属于壮医经筋疗法的辅助治疗范畴。主要是以拔罐器腔的负压作用，吸附在人体的穴位或治疗部位，通过对局部皮肤肌腠的负压吸拔这一良性刺激，一方面使肌肤产生瘀血现象，局部血管扩张，血液循环加快，改变充血状态，从而促进血脉的疏通，使神经得到有效的调节，促进代谢，改善营养，增强机体抗病能力；另一方面通过吸拔，疏通龙路、火路的气机，开闭行滞，疏表调里，揭闭除郁，具有对机体功能调节的良性刺激作用，达到祛风除湿、散寒止痛、舒筋活络、拔毒消肿的目的。

（二）拔罐疗法的适应范围与禁忌症

1. 适应范围

拔罐疗法的适应范围甚为广泛，其适应于治疗外感痧病、外感风热、外感闭郁、外感风寒、外感咳嗽、外感疲劳、外感腹泻腹痛等外感疾病；适应于治疗功能紊乱性疾病，如神经衰弱、疲劳综合征、睡眠紊乱症等；适应于治疗多种肌筋劳损及身体虚弱病症，如慢性腰肌劳损、慢性消化不良、慢性营养不良及慢性消耗疾病等；适应于治疗痹类病症，如慢性膝关节炎、慢性肩周炎等；适应于治疗某些免疫性疾病，如支气管哮喘等。

2. 禁忌症

孕妇、经期妇女、6岁以下儿童、虚弱老人，精神病、水肿、皮肤病、心力衰竭、恶性肿瘤、急性传染病、活动性肺结核等患者，以及有出血倾向、重要器官、大血管部位等，均不适宜使用拔罐治疗。

（三）拔罐疗法的工具选择及工具改进

1. 工具选择

选择的罐器大小适宜，负压量适度，罐口光滑平整，不漏空气，重量适当，大小、品种多样化，适应不同的治疗部位。

2. 工具改进

取火法工具改进。笔者以木质为火灶取火源，在木火灶上钉上铁钉，铁钉顶部缠上棉絮。使用时，棉絮蘸高浓度（95%）酒精并点燃，然后将罐器盖于施治部位。本火灶使用方便、安全。

3. 罐器改进

医用玻璃罐器虽具有吸引力强、吸附部位稳定、大小规格多样化等优点，但罐器的高度不足，易引发患者皮肤起水泡。因此现在常使用塑料拔罐套装，更为方便。

（四）操作方法及注意事项

1. 操作方法

首先选择好施治部位，暴露治疗部位。患者采取便于罐器上立的体位，木火灶垫置于皮肤上面，盖上罐器，罐内燃火熄灭，自然吸附于治疗穴位。依次行拔，重点把治疗位置放在穴位上。拔罐数目依病情而定。拔罐时间一般为每次5分钟左右，间隔的治疗时间一般为3~5天。

2. 注意事项

（1）使用玻璃罐，点火时蘸酒精即可，不宜过多，以免外滴燃烧伤及患者。

（2）罐器行盖时宜从慢、从轻处理，以免火焰烧伤皮肤。

（3）罐器宜垂直行拔，侧口行拔应尽量避免。连续使用的罐器宜吹去罐内的残余酒精，以免闪火烧伤皮肤。

（4）去除罐器时应先按压皮肤，让空气流入，然后除罐。

（5）使用前应检查罐器，将破漏、边缘锐利者做废品弃之不用。

（6）拔罐部位的皮肤如发生破损、起水泡时，应作适当处置。

（7）拔罐器件每次使用后要进行清洁和消毒。

九、壮医经筋三联疗法

壮医经筋三联疗法是指同时将理筋手法、针刺疗法和拔罐疗法三者联合应用于经筋疾病治疗的施治方法。

壮医经筋三联疗法的具体步骤：第一步手法休整，先对患者运用基本的理筋手法施治，即运用单式手法或复合手法对躯体进行全面"扫荡"性治疗，让患者首先获得明显的舒适感，再以手法对局部的病灶进行手法消灶、解结，即给予患者适当地休整；第二步针刺消灶，即施行针刺疗法，对重点病灶及连锁反应的结灶进行分次针刺治疗；第三步拔罐祛瘀，即在针刺治疗的穴位或部位上，再施以拔罐祛瘀疗法。

在完成全套治疗过程中，因治疗部位及治疗量的不同，应对体位、治疗部位作灵活调整，以适应全程治疗的需要。休整与调整措施可根据患者的接受能力及治疗的需要，灵活掌握。

十、壮医经筋综合疗法

（一）经筋结灶探查

在体格检查的基础上，以经筋手触查灶法对全身经筋结灶进行探查。探查的顺序从头部开始，向颈、肩、胸、腹及四肢全面探查。探查的重点部位，头部为眶膈筋区、颞筋区、耳筋区及枕筋区，颈部为颈后侧项及颈后筋区，肩部为冈上肌及小菱形肌筋区，胸部为锁骨下肌筋区、左五肋胸大肌及肋弓筋区，腹部为腹直肌、腹外斜肌筋区及腹后缓筋，背部为冈下肌筋区及竖脊肌筋区，腰部为腰三角筋区，臀部为梨状肌筋区及臀大腹后缓筋，上肢为肩筋区、肘筋区，下肢为大腿股内侧、股外侧及膝筋区，小腿为腘筋区、腓肠肌及比目鱼肌筋区。

（二）初步疏解结灶

在探查结灶的基础上，对查出的阳性结灶运用不同的实用理筋手法进行疏解，达到躯体经筋的结灶全面初步松解的目的。

（三）运用针刺疗法进行消灶解结

在手法疏解结灶的基础上，对经筋病灶及连锁反应形成的经筋结灶，应用针刺疗法手段进行消灶解结；要因人、因灶、因病分别施行，刺疗方法多样化。

（四）投拔火罐，增强功效

在针刺腧穴、病灶、筋结部位后投拔火罐施治，以增强疗效。

（五）疏头与补遗

疏头即对头部的经筋结灶给予适当的手法或针刺治疗，以消除头部的病症，增强整体治疗功效。

补遗是指对施治遗漏或患者感到治疗未达满足要求的病变部位做必要的补充治疗，以补足病症治疗的需要，达到满意的治疗效果。

十一、常见经筋区的壮医经筋施治法

（一）头部眶膈筋区的施治方法

眶膈筋区是指鼻骨与眼眶内缘之间的部位及眶上缘区域。该区域以理筋手法及针刺疗法施治。施治时运用指合力，以拇指指尖切按鼻泪骨间沟肌筋 2~3 分钟，继而向下切按，延达迎香穴，再将拇指指尖移向眶上缘及内上角，切按大皱眉肌及肌筋。切按时，把拇指指尖指向内上角，忌触压眼球。接着切按眶上缘中部及尾部，最后揉按或切按眉间印堂穴，再将手法移至眉梢上部施以适宜的治疗（参见图 28）。需要时配合单穴皮肤点刺法针治。

（二）颞筋区的施治方法

颞筋区是指头部颞上线以下、耳根前与眼眶外之间的区域。该区域主要有颞前肌、颞后肌、小皱眉肌及筋膜，结构较薄而坚紧，血管神经丰富，常应用理筋手法与针刺疗法联合施治。手法施治重点对上述三肌及筋膜运用拇指指腹借助指合力，先行揉抹手法松解局部的肌筋，继而以切按手法对结灶施以切拨。切拨用力宜轻，以患者感到可耐受而舒适为标准。切拨的次序一般按三线（即颞上区线、颞筋区二线及眉梢耳枕线）、三区（即颞一区、颞二区及颞三区，参见图29）自前向后，逐一消灶。手法消灶每次3~4个灶点，以达到初步松解为度。对病灶广泛的病例应加颌骨冠突及耳前筋灶点施治。

颞筋区的针刺疗法，一般是对三肌的结灶各施治1针；必要时对颞肌腱（即上关穴）加施1针，均以结灶为腧，直入直出，不予留针（参见图29）。

（三）枕筋区的施治方法

枕筋区是指枕骨外粗隆、上项线以下至风池穴、风府穴之间的筋区。该筋区附着颈部的部分肌筋，易发生筋性劳伤。但该筋区有一半长毛发，头皮薄紧，病灶隐蔽，紧接颈项，查灶及施治均需花费时间和精力。主要的施治方法是运用手法及针刺治疗。病灶常见于脑户、玉枕、脑空、风池及风府等穴。手法乃以切按为主，适当加用掐捏、揉捏。针刺以结灶与腧穴相结合为主要施治部位，采用切固灶的单针点刺法施治（参见图31）。

（四）颈项筋区的施治方法

颈项筋区是指后颈及后颈侧自头至肩之间的筋区。该筋区的肌肉筋膜层次较多，走向变动较大，同时有哑门穴及重要神经血管，施治时要特别谨慎，一般施用掐捏揉手法。施治后，按经筋图线或结灶以两线三点针刺。用掐提穴固定法或按压固定针刺腧穴，直入直出，不予留针。针刺后施以拔火罐治疗（参见图32）。

（五）肩部筋区的施治方法

肩部筋区是指颈至肩之间的筋区。该筋区较丰厚，属肌筋病症的好发部位。但该筋区的深部有肺尖及重要血管，施治时要注意。常用捏揉手法及臀按压手法。以掐提方法固定针刺灶穴，用自外向内的一线3~4个灶位刺治手法。针刺后施以拔火罐治疗。

（六）肩臀肘筋区的施治方法

肩臀肘筋区是指肩臀至肘腕部的筋区。该筋区的范围较广，是经筋病症的好发部位之一。常用按压、捏揉、捏搓、掐搓、弹拨等手法施治。针刺以肩顶、肩前、喙突、肘窝等筋区为主要的施治灶位，以单针直刺手法向结灶刺治，不留针。针刺后施以拔火罐治疗。

（七）背部筋区的施治方法

背部筋区的面积较宽，其重点筋灶是夹脊、肩胛内上角、冈下肌及部分肋结节筋带。施用的手法常先以滚动法推滚全背部及腰部，继而以按压手法对筋结显著部位做沉压放松与施治；对冈下肌、肋结节以指合力的拇指指腹按压法或切按施治；对浅层的斜肌以适当的体位做掐捏手法施治；对大小菱形肌筋以按压及提捏施治，以获得全面肌筋松解、全背部舒适为度。针对主要结灶，以紧压的固灶方法施以点刺达筋膜表层，对肩胛内上角及肋结节的结灶则紧压病灶于骨面上加以点刺；对夹脊肌筋则推向脊椎方向压紧刺疗，疏密度适宜。该筋区的肋间隙内不可深刺，以免刺入胸腔造成严重的后果。针刺后，在针刺孔皮表加施拔火罐治疗。

（八）胸前筋区施治的方法

胸前筋区以锁骨下肌筋、胸锁关节及胸肋关节、胸骨表面、肋弓及剑突为常见的经筋结灶好发部位；部分病例有胸肋部肌筋及肋部肌筋的损伤病灶，亦可查及左五肋胸肋关节及第十一游离肋端、第十二游离肋端的结灶；肋弓缘的结灶亦可查及。

对胸筋区的施治常用揉抹手法、点切法、切拨法、掐揉法等，以轻手法为主，力戒粗暴。胸部针刺则紧按将结灶固定于骨质表面，继而行点刺治疗。对可提掐的肌筋（如胸肌肌筋）则以提掐方法，将针刺的肌筋提离胸壁后针刺，针尖不可向胸腔方向行刺。肋部一般刺治的灶位为3~5个。针刺后，以吸力较轻的拔罐器行拔火罐施治。

（九）腰部筋区的施治方法

腰部筋区以腰椎两侧肌筋及腰椎第三横棘突的病变损伤为常见部位，

其上连胸脊，以推滚、臂压、掐捏、拇指腹揉抹等手法施治。患者体位，以俯卧及侧位分次行施。针刺以紧压固定结灶后行刺，常用俯卧位直刺与侧卧位侧刺的方法，针刺向腰椎体方向刺入，忌向后腹腔方向行刺。为避免刺伤肾脏、右腰椎第二与第三椎体横突间以上的部位（距正中线外向5~7.2厘米）及左腰椎体下缘以上的部位，切忌深针。第十二肋骨以上的区域属胸腔范畴，忌误刺入。腰部筋区针刺一般施治 3 个灶位，但注意分清浅层、深层肌筋的结灶位置。针刺后用吸力较轻的拔罐器行拔火罐施治。

（十）腹部筋区的施治方法

腹部筋区按九区划分法分上腹、中腹、下腹三个区域。医者需熟悉每一筋区的解剖情况。腹部常见的筋结多见于腹直肌肌筋、腹外斜肌肌筋、腹白线及脐下五皱襞。对腹部的手法施治常用轻柔的抚揉法、轻切揉法；腹侧有时采用掐揉法；对深部缓筋常以拇指指腹行切拨及切揉法施治。腹部的针刺治疗是对上述常见肌筋的结灶做间隔的点刺，全腹点刺 5~7 针，运用按压固灶或提握固灶的方法。所刺深度限于腹壁，切忌刺进腹腔。针刺后行拔火罐治疗。

（十一）臀骶筋区的施治方法

臀骶筋区是指腰骶区间、骶部筋区及臀部筋区的联合筋区。该区域是经筋病症的高发区，结构复杂，肌肉丰厚，上下并联，牵涉面广泛。对该筋区的手法施治一般使用较重的手法，如指腹弹拨法、臂部按揉法、肘尖按揉法及指尖切拨法等。重点施治部位为髂脊、腰眼、骶骨八髎、臀中及臀侧与臀后坐骨结节等的筋结病灶。

臀筋区的针刺主要用按压固灶及压拨固灶的方法。行刺的重点是针刺肌膜结索及其尽筋头、受损的韧带。针刺后行拔火罐治疗。

（十二）下肢筋区的施治方法

根据"四维相代"原理，下肢伤筋具有拮抗面、立体性、广泛性的联合损伤特点。大腿前侧结灶好发于伏兔穴、股内和股外侧肌筋的中部及其下端的尽筋头；大腿后侧结灶好发于中线及左右侧线的肌筋，以中线为高发筋线，可触及明显的索状结灶物；大腿内上侧肌筋的结灶在腹股沟上下股动脉外侧；股后侧肌筋损伤者步行艰难，其筋结主要来自于坐骨结节。膝髌筋区的结灶好发于膝眼及股、胫肌筋的附着点；腘筋区的结灶呈"▽"形状，上两角深伏于腘窝上两侧、腓肠肌内外侧，下角于腘下中部，另一筋结偏于中部外侧（跖肌肌筋）。小腿后侧的筋结呈"Y"形，依经筋标本线图形状分布，上两支筋汇合伸向承山穴、足跟穴；小腿前外侧的筋结好发于胫前及腓骨沿线区，后者以其中下部位的筋结最为突出。

　　腿部的手法施治以联合手法为主，对筋结各部位逐个分筋。针刺多以针对结灶使用各之所宜的刺治手法。针刺后行拔火罐治疗。

第五章　壮医外敷疗法

第一节　概　述

　　壮医外敷疗法又名壮医贴敷疗法，是将壮药外敷在体表的特定部位来治疗疾病的一种壮医疗法。

　　壮医外敷疗法是以壮医基础理论为指导，将壮药提取物或生药细末，与各种不同的辅料一起制成膏糊状制剂，敷贴于所需的皮肤、孔窍等来治疗疾病的方法。壮医外敷疗法可使药物有效成分直达皮肤病灶处发挥作用，还可通过穴位使药性通过皮毛腠理而由表及里，循火路传到龙路再达脏腑，以调节脏腑气血阴阳，补虚祛毒，从而发挥治疗疾病的疗效。

第二节　作用机理

　　壮医外敷疗法的作用机理比较复杂，目前认为其可能的机理有三个方面：一是药物对相应穴位的刺激与调节作用，二是药物吸收后的局部或全身药效作用，三是两者的综合叠加作用。

（一）对穴位的刺激与调节作用

　　火路外连于体表肢节，龙路内达于脏腑器官，可"沟通表里，贯穿上下"，是人体气血运行出入的通道，而穴位则是脏腑气血在运行中的汇聚之处。穴位通过火路龙路与脏腑密切相关，可反映相应脏腑生理、病理情况，也是临床上治疗脏腑疾病的刺激点。邪于内致病，当于在外的穴位有所反应，故用穴位敷贴疗法，刺激和作用于体表穴位相应的皮部，通过火路的感传，调整脏腑的平衡，改善气血的运行，恢复脏腑的生理功能，产生治疗作用。研究表明，经穴对药物具有外敏性和放大效应，火路是低电阻的运行通路，药物敷贴于特殊经穴，迅速在相应脏腑产生较强的药理效应，起到调节作用。

当药物敷贴于皮肤及相应穴位之后，通过渗透作用透过皮肤，进入血液循环到达患处或脏腑精气失调的病所，发挥药物效应。敷贴药物直接作用于体表穴位或病灶，使局部血管扩张，血液循环加速，有助于药物的吸收和局部代谢产物的排泄，可改善周围组织营养，还可使药物透过皮毛腠理由表入里，通过火路的贯通运行，联络脏腑，沟通表里，发挥较强的药效作用。

对具有不同特性的药物，在皮肤、穴位用药后，通过病体的皮肤及穴位进行吸收，并对局部产生一定的刺激，某些成分易于透入皮肤而进入体液，通过火路输布脏腑，进而发挥其药理作用。

（二）局部或全身药效作用

药物的敷贴吸收除与药物的理化性质和药理性质有关外，还与皮肤有关。药物渗透通过皮肤吸收进入体循环的途径有两条，即表皮途径和附属器途径。表皮途径是指药物透过表皮角质层进入活性表皮，扩散至真皮被毛细血管吸收进入体循环的途径，它是药物经皮肤吸收的主要途径。另一条是皮肤附属器吸收途径，即通过毛囊、皮脂腺和汗腺吸收。药物通过皮肤附属器的穿透速度要比表皮途径快，但因附属器数量少，故其不是主要途径。

药物敷贴后在敷贴局部形成一种汗水难以蒸发扩散的密闭状态，使角质层含水量从 5%~15% 增至 50%，皮肤水化，引起角质层细胞膨胀成多孔状态而使其紧密的结构变得疏松，易于药物穿透。研究证明药物的透皮速率可因此增加 4~5 倍，同时还可使表皮温度从 32℃升高至 37℃，加速局部血液循环。敷贴制剂中的基质多含有机溶剂，这有助于药物的跨膜转运。一些芳香药物（壮药多芳香药物）及敷贴药物的透皮促进剂可促进药物吸收。

第三节　常用剂型

敷贴疗法使用的剂型很多，有散剂、糊剂、膏剂、丸剂、饼剂、锭剂、鲜药剂、水浸剂等，其中以散剂、糊剂、膏剂最为常用。

（一）散剂

根据病情用药，确定外敷散剂配方后，将配方中的特殊药物按要求进行炮制，然后混合加工粉碎成细末。也可将配方中的单味药材单独进行加工研细过筛，根据处方混合。用时可将散剂直接外撒于患部，或者和水、白酒、醋、油等调拌均匀，应根据患者症状及皮肤干湿燥润等实际情况，分别将待敷药料调拌成稀湿状、黏稠状。分装后，消毒备用。

1.　外敷方法

患部或穴位先用乙醇擦拭，再敷贴药物；也可先进行推拿、刺血、拔罐施术后再敷药，把敷贴的药物用纱布包扎好。对于胸、腹或关节处可选用胶布贴于药上，但胶布上要剪几个孔，以便通气，隔1天或3天更换药物1次。根据病情需要，可在药物外面进行熨烫或者喷洒白酒或药液，以增强药效。

2.　散剂特点

散剂的特点是制作方法较简便，敷贴时药量增减可灵活掌握。凡敷贴穴位，由于药散集中于穴位，故用量不宜过多。凡敷贴患部，药散应散布四周，用量可多些。散剂研成细末后，瓶装密封可长期存放，需要时随调随用。散剂稳定性高，储存方便，疗效迅速，且药物粉碎后，接触面积较大，刺激性增强，易于发挥作用。

3.　疗效反应

一般用水调拌的散剂，其药性渗透力较弱，开始敷贴无明显反应，仅肿毒红紫患部有冷凉之感。如用的是消肿散热解毒药，敷贴1天即有疗效反应。

凡用白酒调拌的散剂，其药性渗透力较强，对陈旧性损伤、瘀血包块、内伤疼痛等在敷贴1天以后，皮肤出现瘙痒者为正常反应，敷贴3天后可换药1次。

凡配合壮医经筋疗法、壮医针挑刺血术、药罐拔罐等施术的，若散剂敷贴的患部或穴位出现水疱或流水样液，均为正常反应，可停敷1~2天后再敷贴。

4.　注意事项

（1）散剂一定要研成细末，不可有粗粒存在。

（2）散剂一般应加入具有芳香开窍、渗透皮肤功能的药物。

（3）凡患者皮肤有外伤出血、溃烂等，不可直接用散剂敷贴，可采用专治外伤出血、溃烂的药物。

（4）散剂敷料在存放中注意防潮、防霉、防虫蛀等。凡调拌后的敷料在临床上只使用1次，如药性较强的敷料，可连续使用2次。

（二）糊剂

含有25%以上固体药物的外用半固体制剂称为糊剂，制法与散剂、软膏基本相同，稠度大于软膏。可将鲜药直接捣烂成泥糊状，或将处方应用的药物经过加工粉碎研为细末，过筛混合后，加以调和剂（黏合剂）如水、唾液、酒、鸡蛋清、醋、芝麻油及某些生鲜药物的鲜汁等调和而成。用时涂于穴位。外用纱布固定。此法可延缓药效，缓和药性，或取鲜药的强烈气味，加强疗效。

1. 外敷方法

在敷贴的患部或穴位，先用姜汁或白酒擦洗，消除皮肤上的不洁之物，如遇皮肤溃烂或疮毒红肿，应先进行清洗或拔毒处理，然后敷贴糊剂药物。凡在四肢部位及关节部位包扎不宜过紧。

2. 糊剂特点

糊剂药物取材方便，制作简单；在临床上对中毒、损伤等疗效显验；糊剂敷贴后，患者皮肤顿感冷凉退热；有健肤活络，消肿泻热的功效；糊剂可以缓慢释放药效，延长药物的作用时间，增强药物的治疗效果，临床应用最为广泛。另外，糊剂对外伤性皮肤溃烂、疮疡肿毒等有润肤祛毒、生肌收口的作用。

3. 疗效反应

用糊剂敷贴治疗高热、红肿疼痛、中暑昏迷、实热急症等，其疗效反应快，在3小时内即有疗效反应；而跌打损伤、内科疾患，疗效要在3天以后才可以见到；而疑难杂症要连续敷贴数次，才略见疗效反应。

4. 注意事项

（1）糊剂药物一定要加工研细，捣烂。

（2）凡对皮肤有刺激性的药物或患部皮肤对药物过敏者，均不宜过久敷贴。如出现不良反应，要及时停药就诊。

（3）糊剂敷贴后，为加强药性渗透性，可以根据病情变化，在包扎纱布外面适当地淋洒白酒、醋或其他药液等。

（三）饼剂

制备方法与散剂基本相同，将应用的药物经过加工粉碎、研细过筛，将细粉与适量的辅料（水、面粉等）混合均匀后制成饼状；或取药物的浓煎液加入适量面粉，制成小饼状，放笼上蒸熟。也可将新鲜药物捣烂与适宜液体及面粉混合后捏饼外敷，成形的饼可放在日光下晒干或文火烘干，以不散为度。在临床上根据患者病情需要，可在饼中间与皮肤接触处做一凹陷，其内可加一些散剂或者药糊，以增强饼剂的药性。药饼也可做成长条，围成圆圈，中间置药糊，挤压而成饼剂，其大小根据敷贴的部位及病情确定。可在饼剂上同时施加灸法，以利药物吸收和激发经穴效应，饼剂主要用于脐疗及温灸。

1. 外敷方法

外敷时，可以将饼剂加热后外敷，然后用纱布或胶布包扎固定。隔1天或2天更换1次，如将饼剂放置在腰带或绷带中包扎在一定部位，可半月更换1次。

2. 饼剂特点

饼剂药性较缓，药物多选用草药或蔬菜、水果等。特别适宜于老年人和婴儿，或有皮肤过敏者使用。饼剂外敷对皮肤刺激性不强，外敷时间为1~2天。治疗时可根据病情随时换药。另外，饼剂外敷后可适当配合艾条温灸，以使药性较快传导入里。温灸可1天数次，每次时间不宜过长。

3. 疗效反应

饼剂多采用新鲜药物配制，在临床上对部分急性症状外敷后，在5分钟至1小时内就有疗效反应。其他慢性疾病，一般在2~3天后才有所反应。饼剂外敷初期，皮肤有冷凉感，中期皮肤瘙痒，后期皮肤有水疱或隐疹。个别患者不适应对皮肤刺激性较强的新鲜药物，不宜过久外敷，应在一次敷贴后间隔2天再外敷。

4. 注意事项

（1）因饼剂药物多选用新鲜药物配制，有些应蒸熟外敷，但不能久蒸，以蒸熟为度，以免药性流失。

（2）凡外伤出血或皮肤溃烂等，不宜用饼剂外敷。如用饼剂作拔毒或急证止血，在药物配伍上应慎重考虑。

（3）外敷饼剂后，患者应少走动，避免饼剂散落。

（四）丸剂

丸剂俗称丸药，将处方药物粉碎成细粉后，将细粉或药材提取物加适宜的赋形剂，如蜂蜜、蜡、凡士林等制成的球形或类球形剂型，丸药的大小可根据患者及临床需要，灵活掌握。定型后的丸剂直接外敷于一定部位或穴位上，然后用胶布固定。在一些孔窍使用丸剂外敷时要注意丸剂的大小应适合相应孔窍，不能过大或过小。

（五）膏剂

1. 类型

（1）硬膏：又称膏药。制法是将应用的药物放入麻油或其他油类内浸泡，煎熬至一定程度，去渣后加入铅丹、白蜡等收膏呈暗黑色膏药，再将膏药涂抹于布或纸等裱褙材料上以供敷贴于皮肤的外用剂型。其在常温下呈固体状态，36~37℃时则熔化，可治疗局部或全身性疾病，并有机械性保护作用，用法简单，携带、贮存方便。

（2）软膏：又称药膏，是用适当的基质（醋、酒、凡士林、猪油、茶油、蓖麻油或蜂蜜等）与药物粉末均匀混合制成的一种易于涂抹在皮肤、黏膜的半固体外用制剂。软膏基质在常温下是半固体，具有一定的黏稠性，但涂抹于皮肤或黏膜能渐渐软化或融化，有效成分被缓慢吸收，持久发挥药效。

（3）浸膏：是一种半固体制剂，制作方法是将应用药物粉碎后，加入适量水中，用锅煎熬浓缩制成的一种稠膏状物，用时敷贴于皮肤或穴位上。

2. 外敷方法

临床上使用时，首先应将膏药烤软，然后进行搓揉，将四周药料调揉厚薄匀称。根据患者病情，在外敷膏药内还可以添加丹药。丹药一般是在搓揉膏药时加入少许，待膏药微凉后敷贴于患部。

3. 膏剂特点

膏剂可保持较长的药性，制作良好的膏剂可存放数十年。在外敷一定部位或穴位时，可以根据临床需要延长外敷时间，或用 1 张膏剂反复多次敷贴。另外，根据临床病症，将膏药烤化后再加入一些丹药，可进一步提高膏剂药效。如患者疼痛，可加入止痛性药物。除加丹药外也可加入散末药物，然后烤化揉搓拌匀。敷贴时应掌握膏药的温度，切忌过热烫伤皮肤。

4. 疗效反应

膏药的疗效分两种，一种是见效快，凡是跌打损伤、红肿胀痛的患者，敷贴后，1~3 天内就见疗效。开始是患处疼痛减轻，然后红肿渐消；另一种是见效慢，凡是内科疾病、风湿痹病，敷贴后 1 周或 2 周内才有所反应。开始皮肤痒痛，然后皮肤发疱，药性渗透入里（即入筋或骨）一般要在 3 天以后；还有一种方法是，膏药配合其他手法治疗，如壮医经筋疗法、壮医针挑刺血术、药罐拔罐、壮医针刺、壮药熨烫等，外敷药性反应十分迅速，敷贴 1 天后皮肤瘙痒，2~3 天皮肤奇痒难忍，3 天后可取下膏药，如皮肤呈白水疱点状为正常反应。

5. 注意事项

（1）膏药的熬炼一定要掌握火候，用火不可过猛或过弱，不然膏药会粘不牢，药性发挥效果差。

（2）在外敷膏药中掺入丹药时，丹药不可太多。根据病情，适当地增加少量镇痛或祛风、散寒或芳香类丹药即可。

（3）外敷药物后皮肤呈水疱状，可用消过毒的针点破水疱，隔 2 天后再敷贴膏药。

（4）出现过敏等其他不良反应，要及时停药就诊。

（六）鲜药剂

将应用的生鲜药物捣烂或切成片，直接外敷于相应的穴位上。

（七）水渍剂

将应用药物，加水煎熬，一般水位高于药物 1.5 厘米。熬至原水减至 1/2 时，以纱布两块，浸透药液，轮换渍渍穴位，每次 2~3 小时，一天 1 次或 3 次，此法可使药气由外入内，无处不到，既可振奋气机，疏通火路，又可滋生津液，濡润器官，如关节痛渍等。

第四节　外敷疗法注意事项

（1）外敷药物时，必须视具体情况掌握好患者的姿势。根据患病部位或穴位所在部位，分别采取平卧（侧卧、俯卧、仰卧）、正坐、俯首、平肩等姿势，使药物能敷贴稳当，以防药物流失或便于灸熨烧灼。

（2）敷药部位要按常规消毒。因皮肤受药物刺激会产生水疱和破损，容易发生感染。通常用 75% 乙醇棉球作局部消毒。

（3）敷药后要外加固定，以防药物脱落。通常选用医用胶布或不含药物的清膏进行固定。若敷贴在头面部的药物，外加固定特别重要。这样可防止药物掉入眼内，避免发生意外。

（4）每个或每组穴位，不宜连续敷贴过久，要交替使用，以免药物刺激过久造成皮肤溃疡，影响继续治疗。

（5）头面部、关节、心脏及大血管附近，不宜用刺激性太强烈的药物进行发疱，以免发疱遗留瘢痕，影响容貌或活动功能。

（6）孕妇的腹部、腰骶部及某些敏感穴位等处不宜采用贴药发疱治疗。孕妇禁用的药物，切忌使用，以免引起流产。

（7）小儿的皮肤嫩薄，不宜用刺激性过强的药物，敷药时间也不宜过长，一般只能敷贴 1~2 小时或 1 小时以内，以免引起不良反应。同时要注意做好护理，勿让小儿抓破和拭擦。

（8）穴位敷饼剂或贴药后加灸加熨时，应注意温度要适当，以防烫伤患者。灸后的艾炷要及时熄灭，以防复燃，引起火灾事故。

（9）对久病体弱消瘦以及有严重心脏病、肝脏病等的患者，使用药量不宜过久，以免患者发生呕吐、眩晕等。

（10）使用膏剂敷贴时，应注意膏的软硬度，并须及时更换，以防药膏干燥导致皮肤损伤，引起疼痛或溃烂。

（11）在秋冬季节用药敷贴穴位时，要注意保暖，防止受寒。在夏季用药敷贴穴位并用胶布固定后，要防止因汗液浸润而致其滑脱，宜用绷带固定。

（12）有皮肤过敏或皮肤破损者，不宜用此法。

（13）由于某些壮药成分有毒，炮制或使用不当，可能会引起不良反应。如出现不良反应，应立即停药，并及时就诊。

第六章　壮医佩药疗法

第一节　香囊佩药疗法

（一）概念

香囊佩药疗法是选用壮药加工成药粉，置香囊内佩挂于颈胸部，通过气道吸收药物挥发成分调节龙路及火路的气血运行，达到治病目的的一种外治方法。

（二）治疗机理

香囊佩药疗法是壮医佩药疗法中的一种，通过药物散发的芳香气味，经鼻黏膜吸入，可以鼓舞正气，驱邪外出，畅通"三道两路"，平衡气血，从而达到抗病祛邪的目的。

（三）主要功效

调节龙路及火路，畅通气道，芳香醒脑，避秽祛毒，预防疾病。

（四）适应范围及禁忌症

用于感冒的治疗及流感流行期间的预防，体弱多病者的强壮保健治疗等。

孕妇不宜使用佩药疗法。因佩药疗法所用的药物多有芳香流窜之性，用之不当易造成流产或早产等不良后果。

（五）操作方法

1. 器械准备

（1）药物准备。将选好的壮药研为细末，密封备用。

（2）药袋制作。选择透气良好的布料制成香囊。根据不同的病症及保健的需要，选用上述已研为细末的不同壮药过 40~60 目筛。一般每个香囊内装药粉 6 克，其余药末用塑料袋包装密封备用。药袋内装药物量的多少也可视其形状及大小而定。

2. 治疗部位与药物配方

（1）治疗部位：视病情选择佩药部位。如强身袋佩挂于颈项，防治流感袋挂于胸前等。

（2）药物配方。

强身袋方：取苍术、石菖蒲、山漆、白芷、细辛、藿香、佩兰、丁香、甘松、薄荷各适量，共研细末，装袋，以丝线佩挂于颈项。对慢性病和小儿体弱多病者，有保健防病作用。

防治流感袋方：取贯众、皂角、薄荷、防风、朱砂、艾叶、石菖蒲各适量。将除朱砂外的各药研成极细末，然后加朱砂混匀，装入小布袋内，佩挂于颈胸部前方，能避瘟防病，可用于流感流行期间的治疗及作为综合预防措施之一。

（3）体位选择：使用壮医佩药疗法后，无须特殊体位，佩挂者可正常工作、学习与生活。

（4）操作步骤：根据治疗不同疾病的需要，佩挂于相应的部位。如强身袋佩挂于颈项或戴于手腕；防治流感袋挂于颈胸部前方等。如果用于保健预防，可佩挂于颈前或置于上衣口袋内，也可挂于室内等；夜间可挂于床头或蚊帐内。

（5）治疗时间及疗程：药袋内的药物一般 5~7 天换药 1 次。壮医佩药疗法一般没有疗程限制，可佩戴至疾病明显好转直至痊愈；用于强壮保健的药袋可长期佩戴；用于辟瘟防病，以度过传染病流行期为原则。

（六）注意事项

（1）给小儿施用壮医佩药疗法时，注意教育患儿不要随便将药物内服。因某些外用药有一定的毒性或刺激性，内服过量可引起恶心、呕吐或慢性累积性中毒等。

（2）注意保持药袋的干燥，剧烈运动或洗澡时宜从身上取下。

（3）应根据不同的治疗需要选择适宜的药物。

（4）壮医佩药疗法主要作用是防病、调病。对于病情较重者，非本疗法所宜，应及时就诊，以免延误治疗时机。

（七）可能出现的意外情况及处理

在佩药过程中可能出现过敏。

（1）现象：局部皮肤发红、瘙痒、皮疹。

（2）原因：某些药物刺激性较大，或患者对某些药物过敏。

（3）处理：停止佩药治疗，适当使用抗过敏药物。

第二节　肚兜佩药疗法

（一）概念

肚兜佩药疗法是选用壮药加工成药粉，置肚兜内围在肚脐上，药物通过脐部的吸收，达到调节谷道、防病治病的一种外治方法。

（二）治疗机理

肚兜佩药疗法是壮医佩药疗法中的一种，药物通过脐部的吸收，可以鼓舞正气，驱邪外出，畅通"三道两路"，平衡气血，从而达到抗病祛邪的目的。

（三）主要功效

调谷道，祛邪毒。

（四）适应范围及禁忌症

用于治疗小儿消化不良、积滞症、脾胃虚弱之屙细（泄泻）、腊胴尹（腹痛）。

孕妇不宜使用佩药疗法。因佩药疗法所用的药物多有芳香流窜之性，用之不当易造成流产或早产等不良后果。

（五）操作方法

1. 器械准备

（1）药物准备：将选好的药物共研为细末，密封备用。

（2）药袋制作：选择透气良好的布料，制成能容纳药物的肚兜。根据不同的病症，选用上述已研为细末的不同壮药过 40~60 目筛，置于肚兜内。肚兜内装药物量的多少可视其形状及大小而定。

2. 治疗部位与药物配方

（1）治疗部位：脐部。

（2）药物配方。

温脾兜方：取丁香、苍术、陈皮、厚朴、白芷、木香、破故纸、吴茱萸各适量，共研细末，纳于肚兜内，佩戴于脐部。适用于小儿谷道虚弱之屙细（泄泻）、腊胴尹（腹痛）等症。

消食兜方：取炒山楂、炒谷芽、炒神曲、藿香、苍术、陈皮、木香各适量，共研粗末，放入肚兜内，佩戴于脐部。用于小儿消化不良、积滞症。

（3）体位选择：使用壮医佩药疗法后，无须特殊体位，佩戴者可正常工作、学习与生活。

（4）操作步骤：使用时将肚兜围于肚脐处即可。

（5）治疗时间及疗程：肚兜内的药物一般 5~7 天换药 1 次。可佩戴至疾病明显好转直至痊愈。

（六）注意事项

（1）给小儿施用壮医佩药疗法时，注意教育患儿不要随便将药物内服。因某些外用药有一定的毒性或刺激性，内服过量可引起恶心、呕吐或慢性累积性中毒等。

（2）注意保持肚兜的干燥，剧烈运动或洗澡时宜从身上取下。

（3）应根据不同的治疗需要选择适宜的药物。

（4）壮医佩药疗法，其功效主要是防病、调病。对于病情较重者，非本疗法所宜，应及时就诊，以免延误治疗时机。

（七）可能出现的意外情况及处理

在佩药过程中可能出现过敏。

（1）现象：局部皮肤发红、瘙痒、皮疹。

（2）原因：某些药物刺激性较大，或患者对某些药物过敏。

（3）处理：停止佩药治疗，适当使用抗过敏药物。

第三节　围脖佩药疗法

（一）概念

围脖佩药疗法是采用壮药置于特制围脖内，围于颈部，通过药物吸收及对颈部穴位的刺激达到治疗疾病目的的一种外治法。

（二）治疗机理

围脖佩药疗法是壮医佩药疗法中的一种，通过药物吸收及对颈部穴位的刺激，可以鼓舞正气，祛邪外出，畅通"三道两路"，平衡气血，从而达到抗病祛邪的目的。

（三）主要功效

通龙路、火路，消肿止痛。

（四）禁忌症

局部皮肤溃疡者禁用。

（五）操作方法

1. 器械准备

（1）药物准备：将选好的药物共研为细末，密封备用。

（2）围脖制作：选择透气良好的布料，制成扁平长条药袋，纳药粉入内，密封，缝制于围巾内侧。

2. 治疗部位

颈部为治疗部位。

3. 体位选择

无特殊体位要求，日常生活、工作时均可佩戴。

4. 操作步骤

将围脖围于颈部即可。

5. 治疗时间及疗程

每天佩戴围脖，围脖药袋内的药物可 5~7 天换 1 次，7 次为 1 个疗程。

（六）注意事项

（1）一般可依法制作 2~3 个药袋以备换。

（2）应根据不同的治疗需要选择适宜的药物以制作药袋。

（七）可能出现的意外情况及处理

在佩药过程中可能出现过敏。

（1）现象：局部皮肤发红、瘙痒、皮疹。

（2）原因：某些药物刺激性较大，或患者对某些药物过敏。

（3）处理：停止佩药治疗，适当使用抗过敏药物。

第四节　药衣佩药疗法

（一）概念

药衣佩药疗法是将内衣浸泡于壮药煎煮液内，晾干后贴身穿于身上用于治疗疾病的一种外治法。

（二）治疗机理

药衣佩药疗法是壮医佩药疗法中的一种，通过药物吸收及对穴位的刺激，可以鼓舞正气，驱邪外出，畅通"三道两路"，平衡气血，从而达到抗病祛邪的目的。

（三）主要功效

畅通"三道两路"，平衡气血。

（四）适应范围及禁忌症

用于治疗皮肤瘙痒、手足身寒、腰背酸痛等。

孕妇及过敏体质者慎用本疗法。

（五）操作方法

1. 器械准备

根据不同疾病选用具有相应治疗功能的药物，加工成药液，将纯棉内衣浸泡于药液内 1 小时，取出晾干备用。

2. 治疗部位

药衣穿着于身上。

3. 体位选择

无特殊体位要求。工作、睡眠时均可穿着。

4. 操作步骤

洗澡后将药衣贴身穿着于身上即可。

5. 治疗时间及疗程

药衣每天一换，7 天为 1 个疗程。

（六）注意事项

（1）一般可依法制作 3~5 件药衣以备换。

（2）应根据不同的治疗需要选择适宜的药物以制作药衣。

（七）可能出现的意外情况及处理

在佩药过程中可能出现过敏。

（1）现象：局部皮肤发红、瘙痒、皮疹。

（2）原因：某些药物刺激性较大，或患者对某些药物过敏。

（3）处理：停止佩药治疗，适当使用抗过敏药物。

第七章　其他疗法

第一节　壮药熏蒸疗法

（一）概念

壮药熏蒸疗法是在壮医药理论指导下，通过燃烧壮药产生的烟火或煎煮壮药产生的蒸气熏蒸患处，从而达到防治疾病的一种外治方法。

（二）治疗机理

通过药物燃烧或煎煮产生的热辐射作用，直达患处，使患者身体局部保持较高的温度，药物的药效直接挥发经皮肤吸收，或经由人体的龙路和火路到达患处，可以扩张患部血管，改善人体血液循环，并能长时间发挥作用，更利于增加血管的通透性，加快体内代谢产物排泄，促进病灶的吸收，提高机体御邪能力和修复能力，从而达到祛邪外出的目的。

（三）主要功效

壮药熏蒸疗法具有疏通"三道两路"、祛风散寒、温通经络、活血化瘀、除湿止痛、调和气血、保健防病等功效。

（四）适应范围及禁忌症

1. 适应范围

此法多用于治疗风寒感冒、鼻炎、咽炎、结膜炎、湿疹、荨麻疹、皮肤瘙痒，以及风湿毒引起的关节疼痛如类风湿病、风湿病、强直性脊柱炎、腰椎间盘突出症、骨性关节炎、肩周炎等。

2. 禁忌症

重症高血压、心脏病、急慢性心功能不全者，重度贫血、动脉硬化症、心绞痛、精神病、青光眼等；饭前饭后半小时内、饥饿、过度疲劳；孕妇及月经期；急性传染病；有开放性创口、感染性病灶、年龄过大或体质特别虚弱的人群，忌用本疗法。

（五）操作方法

蒸熏所用的药物可根据病情选用。如风寒感冒，取肉桂、桂枝、荆芥、生姜、葱白等，煎汤熏蒸头面或全身；烟火熏法常用青蒿、五月艾、五指枫等晒干、混合后，置于容器或在空地燃烧，以其浓烟及热气熏蒸患处。

（六）注意事项

在接受熏蒸治疗的过程中如出现头晕或恶心等不适时，应马上停止治疗，静卧休息；冬季应注意保暖；每次接受治疗的时间不宜超过半小时；老人和小孩接受熏蒸治疗应有专人陪护。

第二节　壮医熏洗疗法

（一）概念

壮医熏洗疗法是在壮医药理论指导下，采用壮药煎煮至沸腾后，取药液熏蒸皮肤患处，等药液温度适宜后，再用药液淋洗、浸泡局部患处或全身，从而产生治疗作用的一种防治疾病方法。

（二）治疗机理

药物熏洗时产生的湿润的热气，能使皮肤受热后局部温度升高可导致微小血管扩张，增加血液和淋巴液的循环，从而增加皮肤的通透性，加速皮肤对药物的吸收，有利于血肿和水肿的消散；温热的刺激能活跃网状内皮系统的吞噬功能，加速新陈代谢，加速人体微循环，疏通"三道两路"，或者可以直接抑制与杀灭病菌；新陈代谢加速后人体加大汗液的排出，可以帮助人体加快代谢一些病理产物，从而使疾病尽快痊愈。

（三）主要功效

壮医熏洗疗法具有疏通"三道两路"、祛风散寒、活血化瘀、解毒消肿、除湿止痛、扶正祛邪等功效。

（四）适应范围及禁忌症

1. 适应范围

药物熏洗疗法的适应症非常广泛，外感、内伤及阴证、阳证等均可辨病后加以运用，尤其适用于治疗跌打损伤、腰腿痛、风湿性关节炎、皮肤病、痧病等。

2. 禁忌症

孕妇或经期女性，高血压、急性传染病、重症心脑血管疾病、严重贫血、活动性肺结核患者，以及内痔出血量大，缝合伤口术后禁用。眼部的新鲜出血性疾患，或脓已成局限的病灶，及恶性肿瘤者亦忌用本疗法。

（五）操作方法

针对不同的病症，选取适当的壮药，加适量水煎至沸腾，趁水温较高有蒸气时熏蒸局部或全身，待水温下降到患者能耐受的温度后，再用药液淋洗、浸泡局部患处或全身。

（六）常用药物

（1）治疗感冒、痧病时的常用药物有防风、荆芥、贯众叶、大青叶、肉桂、古羊藤、岗梅根、菊花等。

（2）治疗急性湿疹的常用药物有桑叶、荆芥、防风、生石膏、苦参、苍术、牛蒡子、生地、蝉衣、生甘草等。

（3）治疗风湿性关节痛、腰腿痛、陈旧性外伤等常用药物有：透骨散、海桐皮、龙脷叶、香樟草、两面针、柚子叶、柑果叶、大罗伞、小罗伞、宽筋藤等。

（4）治疗关节扭伤的常用药物有透骨草、丹参、红花、天南星、牛膝、苏木、威灵仙、川芎、黄酒等。

（七）注意事项

（1）熏洗时，为避免药液蒸气走散，有效成分散失过快，或温度降低过快，应加盖纱布。

（2）保持熏洗药液的适当温度，掌握好患处与盛药液器皿的距离，过热会烫伤或灼伤患处，过冷则药液无法上蒸患处。

（3）熏洗时，冬季应保暖，夏季宜避免过冷或过热，以免感受邪风或汗出当风而加重病情。

第三节　点穴疗法

（一）概念

壮医点穴疗法是医者用手指在患者体表的一定穴位和刺激线上施行点、压、掐、按等手法以治疗疾病的一种方法。施法时可配合药酒，边搓边点穴，点压的穴位依病情而定，点压的强度以穴位出现酸、麻、胀、重感为宜。

点穴疗法的优点是穴位单一，指法简便，无论何人、何时、何地均可治疗，不必担心有什么副作用。指压按摩法可以治疗多种疾病，而且疗效好，但是急性病、原因未查明的病症，须请专科诊治。对于慢性病、现有药物不具明显疗效的病痛，还有寻求保健、消除疲劳，均可以运用点穴疗法。

（二）治疗机理

该法具有调整阴阳，疏通龙路、火路，调和"嘘"（气）、"勒"（血），松解粘连，缓解肌肉痉挛，扶正祛毒等作用。主要用于陈旧性内伤、风湿性关节炎、肩周炎、落枕等病症。

（三）主要功效

（1）促进血液循环：壮医认为，血液（壮语称为"勒"）是营养全身骨肉脏腑、四肢百骸极为重要的物质，得天地之气而化生，赖天地之气以运行。血液的变化可以反映出人体的许多生理和病理变化。通过按压一定的穴位来促进血液循环，可以更好地调整骨肉脏腑功能。

（2）疏通龙路、火路：龙路在人体内即是血液的通道（故有些壮医又称之为血脉、龙脉），其功能主要是为内脏骨肉输送营养。火路同龙路一样，有干线及网络，遍布全身，使正常人体能在极短的时间内，感受外界的各种信息和刺激，并经中枢"巧坞"（大脑）的处理，迅速做出反应，以此来适应外界的各种变化。点穴疗法能使龙路和火路的循环、传导更加顺畅，从而实现天、地、人三气同步的生理平衡。

（四）适应范围和禁忌症

1. 适应范围

（1）瘫痪症：脊髓灰质炎、脑炎后遗症、儿童脑性瘫痪、多发性神经炎、偏瘫、外伤性截瘫、面神经麻痹、股及坐骨神经损伤、肌皮神经损伤、桡神经损伤、正中神经损伤，尺神经损伤、脑挫伤等。

（2）颈肩胛腰腿疼痛综合征：腰肌损伤、软组织小关节综合征、第二至第四胸椎旋转性损伤、腰椎间盘突出症、坐骨神经痛、臀部软组织损伤、骶髂关节损伤、颈椎病、落枕、肩关节周围组织炎、腕关节扭挫伤、骨肱外上髁炎、踝关节扭挫伤、膝关节痛、腓肠肌痉挛、足跟痛、掌指关节和指关节韧带损伤、股骨头骨骺骨软骨炎、桡骨茎突部腱鞘炎、股内收肌损伤、膝关节内侧副韧带损伤、胸胁进伤等。

（3）其他：头痛、牙痛、腹痛、神经衰弱、神经性呕吐、呃逆、脑积水、先天性马蹄内翻足、急性扁桃体炎、急性喉炎、舞蹈症、痉挛性斜颈、癔病、小儿消化不良、小儿外感发烧、小儿遗尿、阳痿、遗精、近视眼、眼睑下垂、麻痹性斜视、痛经、急性胃肠炎、中暑、昏厥、颞下颌关节功能紊乱症等。

2. 禁忌症

（1）急性病：化脓性关节炎、急腹症、传染病等。

（2）严重的心脏病、肺结核、糖尿病、恶性肿瘤等。

（3）出血性疾病：血小板减少性紫癜、血友病、白血病等。

（4）严重的皮肤病和性病。

（五）操作方法

1. 手法

点法：以指端、肘尖或屈指骨突部，着力于施治部位即穴位上按而压之、戳而点之，称为点法。它是点穴疗法中的主要手法之一。

压法：压法是利用两手或一手的拇指、食指和中指同时压于2个或2个以上穴位。头部多用此法。此法可调节营卫气血功能。主治恶心呕吐、自汗、胃脘痛、头痛等。

拇指压法：用拇指来按压穴位，只有在指压面部和腹部时，才会用其他手指。拇指的压法为先将手臂轻松地伸直，再将拇指充分弯曲，然后将拇指的第二关节压在穴位上，渐渐把全身的力量加入。初学者多不能将拇指充分弯曲，可改为利用第二关节指腹部进行按压，也能取得较好的疗效。

掐法：掐法是医者用拇指甲（或食指甲）进行抓切的方法。本法只用于手足部的指、趾甲根和指、趾关节以及急救时掐人中、涌泉穴。此法能开窍醒神，回阳救逆，祛风散寒，温通经络。用于头晕、气厥、热厥、癔病等疾病。

按法：以单手或双手的手指或手掌着力于施治部位按而压之，称为按法。患者仰卧位或俯卧位，医者以单手或双手的手指或手掌、单独或重叠于施治穴位，间断而缓慢地着力，深按而抑之，缓慢移动，间断按压，压而不动，提则轻缓，一起一伏，指力用腕劲，掌力用臂劲，力宜深沉。此法适用于胸背、腰臀及四肢穴位。

2. 体位

患者体位是否合适，对于正确定位和顺利进行点穴有一定的影响。为了便于医者点穴操作，患者应采取较为舒适妥当的体位。

仰卧位：适用于前身部的穴位操作。

俯卧位：适用于后身部的穴位操作。

侧卧位：适用于侧身部的穴位操作。

仰靠坐位：适用于头面、前颈、上胸和肩臂、腿膝、足踝等部的穴位操作。

俯伏坐位：适用于顶枕、后项和肩背等部穴位的操作。

侧伏坐位：适用于顶颞、耳颊等部穴位的操作。

屈肘仰掌位：适用于肩臂、前臂屈侧面和手掌部穴位的操作。

屈肘俯掌位：适用于肩臂、前臂、手背部穴位的操作。

屈肘侧掌位：适用于肩臂、前臂外侧面、腕掌部腧穴。

3. 常用穴位

（1）对于颈腰椎退行性变、肌肉劳损型痛症疾病，可局部选用阿是穴，综合运用各种手法进行治疗。

（2）其他内科疾病可按照经络循行方向取穴。

①头面颈部常用穴位：百会（督脉）、率谷（足少阳胆经）、完骨（足少阳胆经）、听会（足少阳胆经）、听宫（手太阳小肠经）、翳风（手少阳三焦经）、丝竹空（手少阳三焦经）、承泣（足阳明胃经）、四白（足阳明胃经）、迎香（手阳明大肠经）等。

②胸腹部常用穴位：天突（任脉）、缺盆（足阳明胃经）、鸠尾（任脉）、巨阙（任脉）、神阙（任脉）、天枢（足阳明胃经）、气海（任脉）、关元（任脉）等。

③肩背腰部常用穴位：肩井（足少阳胆经）、秉风（手太阳小肠经）、天宗（手太阳小肠经）、臑俞（手太阳小肠经）、肩贞（手太阳小肠经）、附分（足太阳膀胱经）、风门（足太阳膀胱经）、膈俞（足太阳膀胱经）、肾俞（足太阳膀胱经）、腰眼（经外奇穴）、关元俞（足太阳膀胱经）、膀胱俞（足太阳膀胱经）、肩中俞（手太阳小肠经）、大杼（足太阳膀胱经）、心俞（足太阳膀胱经）、胃俞（足太阳膀胱经）、大肠俞（足太阳膀胱经）、定喘（经外奇穴）、肝俞（足太阳膀胱经）等。

④上肢部常用穴位：肩髃（手阳明大肠经）、臂臑（手阳明大肠经）、臑会（手少阳三焦经）、肩髎（手少阳三焦经）等。

⑤下肢部常用穴位：环跳（足少阳胆经）、承扶（足太阳膀胱经）、髀关（足阳明胃经）、伏兔（足阳明胃经）、阳陵泉（足少阳胆经）、阴陵泉（足太阴脾经）、足三里（足阳明胃经）、承山（足太阳膀胱经）、太冲（足厥阴肝经）、三阴交（足太阴脾经）、血海（足太阴脾经）、太白（足太阴脾经）、公孙（足太阴脾经）。

（六）注意事项

（1）在运用点穴疗法治疗疾病时，对患者要做好思想工作，消除其顾虑，树立战胜疾病的信心。

（2）医者应先将指甲剪短，以防划破患者皮肤，其次在运用手法时要由轻（治疗前的准备手法）到重，由缓到急，循序渐进，最后再以轻手法予以缓解，特别是对久病体虚或过饥、过饱、初诊时以及妇女经期、妊娠期等尤应如此。如患者极度疲劳或醉酒者均不可予以点穴治疗。

（3）点按后，少数患者可出现疼痛加剧现象，此时应该改用较轻的手法治疗，但不必中止疗程；患者往往感到施术部位有麻、热、胀、抽动以及皮肤红润，重则皮下瘀血或全身出汗、发热等反应，对此不需处理，可很快自行恢复，皮下瘀血于1周内也会慢慢消失。若治疗中反应较重者，可出现头晕、恶心、面色苍白或出现晕厥现象，对此应及时处理。一般按压鼻隔穴，快手法掐手、足指（趾）甲根，即可迅速恢复。

施术时须根据着力部位、体质、性别、年龄等差别，采用轻重不同的手法。

①头部、肩胛部的穴位，手法要轻。

②小儿、年老、体弱的患者及病变的区域，手法要轻。

③对身体强健、肥胖的患者和位于肌肉丰满的穴位，手法可重些。

④壮医基础理论指导下临床运用点穴疗法可明确诊断，然后确定治则，拟定治疗方案，充分发挥点穴治疗疾病的作用，收到预期的效果。

⑤疗程与疗期：一般病症可隔天治疗1次，病情严重者可以每天治疗1次。发病时间较久的慢性病，以1~2个月为1个疗程。

第四节　浴足疗法

（一）概念

浴足是壮医治疗疾病的常用方法之一，具有悠久的历史。浴足是把壮药、草药加水煮30分钟，过滤，待温度降至40~50℃时，用来洗足或泡足，并配合适当的按摩手法于足部，达到治疗疾病的目的。

（二）治疗机理

浴足具有通龙路和火路气机、清热解毒、消炎止痛、消肿祛瘀、杀虫止痒等功效，使皮肤受热均匀，腠理疏通，血管扩张，气血流畅，从而达到治病的目的。

（1）作用于皮肤。皮肤表面积大，除有屏障作用外，还有排泄和吸收作用。浴足时，湿润的药物能增加水合作用和皮肤的通透性，使药物通过皮肤黏膜、汗腺、细胞及其间隙等转运而吸收，发挥治疗作用。同时通过热刺激可使全身血液循环加快，皮肤毛细血管扩张，增加汗腺、皮脂腺的排泄功能，通过汗液把体内的有害物质排出体外。

（2）浴足依据生物全息理论。即足部反射区是机体各组织器官在一个全息元中的对应部位。反射区直接反映病灶特征，反射区直接关联相对应的脏器，直接反映病灶情况。浴足通过作用于足部反射区，起到治疗作用。

（三）主要功效及运用

（1）治疗内伤发热，用桃叶、青蒿煮水洗身、洗足，能使血管扩张散热，达到清热解毒的目的。

（2）治疗高血压、头目眩晕、耳鸣、肢体麻木，用桑叶、草决明各60克加水1 000克煎至750克浴足，每天治疗1次，血压下降后，隔2天治疗1次。

（3）用十大功劳、九里明、王不留行煮水浴足，每天治疗1次，促进脚部血液循环，对预防糖尿病患者代谢障碍，糖和蛋白沉积在血管内，引起动脉硬化和动脉管壁狭窄而容易感染的各种皮肤病，如带状疱疹、脚癣等有一定的作用。

（4）治疗风湿性关节炎，用大风艾、香风散、血藤、黑心姜，煮水浴足，每天治疗1次。

（5）治疗跌打损伤，特别是踝关节扭伤，用土三七、接骨丹、透骨消、泽兰、土牛膝煮水浴足，每天治疗1次，每次5分钟。

（6）治疗下肢皮炎，用虎杖、九里明煮水浴足。

对于其他疾病，可根据具体病情选用不同的药物煮水浴足，往往有较好疗效。

（四）适应范围和禁忌症

1. 适应范围

（1）感冒、支气管炎、支气管哮喘、慢性胃炎、呃逆、消化性溃疡、慢性腹泻、糖尿病、单纯性肥胖、慢性肾小球性肾炎、尿潴留、尿路感染、尿失禁、中风后遗症、神经衰弱、面神经麻痹、三叉神经痛、慢性头痛、失眠、眩晕、高血压病、不孕不育症、中暑、厥症、癔病等内科疾病。

（2）颈椎病、落枕、肩周炎、坐骨神经痛、腰椎间盘突出、风湿性关节炎、慢性胆囊炎、慢性胰腺炎、直肠脱垂、痔疮、疝气、足跟痛等外科疾病。

（3）月经不调、痛经、闭经、更年期综合征、急性乳腺炎、子宫脱垂、乳腺增生病、产后缺乳等妇科疾病。

（4）阳痿、早泄、遗精、不射精症、前列腺肥大等男科疾病。

（5）过敏性鼻炎、扁桃体炎、复发性口疮、近视、痤疮、老花眼、慢性咽炎等五官科疾病。

（6）夜啼、疳积、小儿多动症、小儿厌食症等儿科疾病。

（7）流行性感冒、细菌性痢疾、流行性乙型脑炎等传染性疾病。

2. 禁忌症

（1）足部皮肤有外伤、脓疮时，以及足部局部红肿、瘀血时。

（2）患有各种严重出血性疾病，如尿血、呕血、咯血等，以及有出血倾向的造血系统疾病，如血小板减少、过敏性紫癜等。

（3）结核病及其他传染性疾病的活动期。

（4）长期服用激素和极度疲劳者。

（5）急性心肌梗死、脑梗死病情不稳定者。

（6）严重细菌感染及各种急性中毒抢救期。

（7）精神极度紧张、大怒、大悲时。

（8）妇女月经期和妊娠期。

（五）操作方法

1. 药物准备

根据疾病特点准备各种壮药，加水煮 30~60 分钟，过滤，待水温降至 40~50℃时，用来洗足或泡足。

2. 按摩手法

（1）按、揉：常用手指的指腹进行刺激，根据力度分为轻（感觉非常舒适）、快（稍感疼痛）和强（相当痛，需忍耐）三种情况。

拇指关节在患者足部皮肤上弯曲成直角，着力点在偏离指甲尖端中央 2~3 毫米处，垂直用力按压，接着去掉按压之力，手指放松，手指伸直与患者皮肤平行。拇指按压足底时，其余 4 个手指支在足背上；拇指按压足背时，其余 4 个手指支在足底上。每做完一个动作，拇指就稍前进几毫米，不要后退，也不要左右移动，动作要不间断、有节律、轻柔地进行。

揉法又分指揉法和掌揉法。指揉法是以手指螺纹面按于穴位或反射区上，腕部放松，以肘部为支点，前臂做主动摆动，带动腕部和手指做轻柔缓和的摆动或旋转，将力通过手指而达到所揉部位。掌揉法是以手掌大小鱼际肌或掌根按于穴位或反射区上，操作方法同指揉法。着力由小渐大，再由大逐渐减小，均匀，持续而轻柔地旋转回环，动作轻缓，避免触打或跳跃为操作要点。此法适用于按摩区域较大的部位。

（2）点、掐：按摩中对于穴位的刺激也是非常重要的，对于一些应急穴位，用拇指甲尖端用力点掐是非常有效的。

（3）推、摩：用拇指指腹在脚上沿经络走向向一个方向直线推动，同时配合中指、食指、无名指指腹的联合推、摩（在某一部位合指指腹摩擦使其发热）。也可用多指及掌根、大小鱼际肌等，着力于足的一定部位行单向直线移动。一般多采用拇指推法。操作时指掌紧贴体表，用力稳健，速度缓慢均匀，应沿骨骼走向施行。足部反射区肾脏、输尿管、膀胱、结肠均需按摩时，可采用本法。

（4）拿、捏：拇指与食指配合，或拇指与其他4个手指配合将按摩部位的肌筋提起，能缓解肌肉酸痛，消除疲劳。拿捏时要用指腹来接触按摩部位，力度适中。

3. 足部按摩示意图

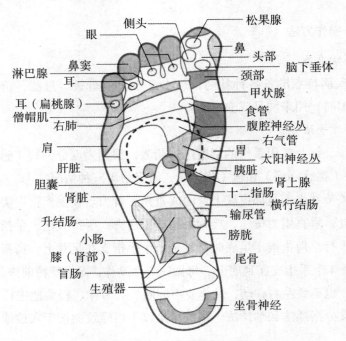

图34　右足底反射区图

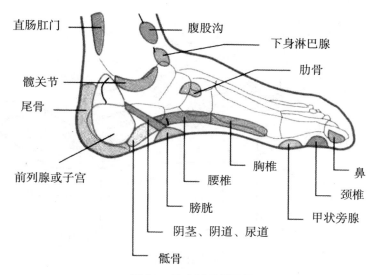

图 35　足内侧反射区图

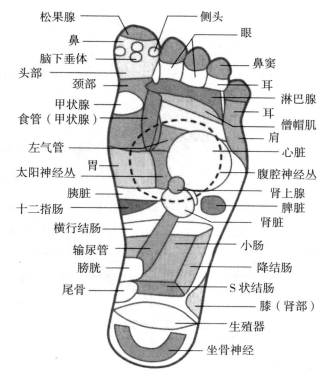

图 36　左足底反射区图

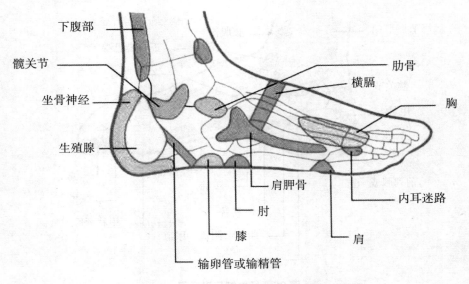

下腹部

髋关节

坐骨神经

生殖腺

肋骨

横膈

胸

肩胛骨

肘

膝

输卵管或输精管

内耳迷路

肩

图 37　足外侧反射区图

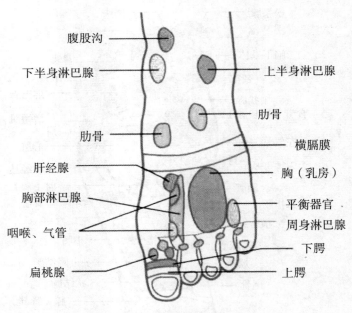

腹股沟

下半身淋巴腺

上半身淋巴腺

肋骨

肋骨

横膈膜

肝经腺

胸（乳房）

胸部淋巴腺

平衡器官

咽喉、气管

周身淋巴腺

扁桃腺

下腭

上腭

图 38　足背面反射区图

（六）注意事项

（1）医者在操作前应洗净双手，把指甲剪短，勿戴戒指，以免损伤浴足者的皮肤。

（2）饭后及空腹时，均不宜进行浴足按摩。在足浴过程中身体消耗很多热量，低血糖患者空腹时浴足可能会发生低血糖性休克；饭后立即浴足会因热量的刺激，使皮肤血管膨胀，消化器官中的血液相对减少，从而妨碍食物的消化和吸收。

（3）酒后不宜浴足，因为足底按摩会加速酒精进入血液，浴足者可能发生呕吐。

（4）按摩后 30 分钟内须饮温水一杯；严重肾脏病患者，喝水不能超过 150 毫升。

（5）按摩后由于毛细血管处于扩张状态，体温稍有升高，严禁冷水洗或用冷毛巾擦按摩部位。

（6）浴足时忌当风，有些老年人喜欢用热水烫脚，全身出透汗觉得舒服，但必须注意避风，不要对着风扇或空调的出风方向。否则易引起感冒、腰腿痛或长年不愈的慢性病。

第五节　壮医热熨疗法

（一）概念

壮医热熨疗法是借助热力，或热力配合药力，熨烫人体的一定部位，以疏通龙路、火路气血，调节天、地、人三气的同步平衡，从而达到治疗目的的一种外治法。

壮医热熨疗法源远流长，远在石器时代壮族先民学会用火之时即有萌芽，千百年来是壮族人民赖以防病治病的有效手段和方法之一。壮医热熨疗法分非药物熨法和药物熨法两大类，广泛用于临床各科的治疗，尤其是对属寒湿凝滞、气滞血瘀，或虚寒性疾病疗效显著。

（二）治疗机理

1. 壮医认识

壮医认为，疾病产生的原因是由于痧、瘴、蛊、毒、风、湿侵犯人体，导致人体"三道两路"受阻，使天、地、人三气不能同步而致人体气血平衡关系失调。壮医热熨疗法,通过热熨患者体表一定部位将药力和热力导入肌腠,以温通龙路、火路,散寒逐邪,理气活血,促进"三道两路"畅通,调节天、地、人三气的同步平衡,使人体脏腑功能恢复。

2. 现代医学研究

(1)通过影响神经和血管的功能进行调整。热熨疗法作为一种温热刺激作用于体表,从现代医学角度来讲,就是刺激了体表的感觉神经。同时,在对体温的调整方面,植物神经起着更为直接的作用,并引起神经对血管的调整。热熨疗法刺激皮肤上的各种神经感受装置,通过神经传导兴奋到脊髓及大脑,引起神经、体液的改变和调整。总之,热熨疗法对神经的的作用表现在全身脏腑组织功能的调整方面,对血管的作用表现在扩张血管,改善微循环和促进组织的代谢。

(2)药物治疗作用。现代医学认为,一般药物如能通过体表,都容易从真皮吸收,因为真皮有丰富的结缔组织,非常有利于药物的运转吸收。使用药物热熨疗法,能使局部皮肤温度升高,血管扩张,微循环加快,有利于药物的吸收和进入微循环。

(3)物理治疗作用。从现代医学物理治疗学来讲,热熨疗法具有治疗意义的生理作用主要有四个方面。

①引起血管扩张和血液循环加强。其极可能是通过轴索反射,通过支配血管的植物神经在血管周围间质神经网以及组织蛋白的微量变性,形成组织胺、血管活性肽等血管扩张物质。

②组织代谢加强。热加强了分子运动,因而细胞内外的物质交换增加,组织内温度升高,使酶的活性增强,由于加强了血液循环,使氧的营养物质向局部的输入和局部代谢废物的排出加速。

③增强人体免疫功能,可使体内的抗体和补体增加,巨噬细胞系统功能加强,吞噬细胞的功能增加。

④局部的热刺激可通过神经传递给大脑,从中枢机制来调整全身的血液循环、物质代谢及免疫系统等功能。

(三)主要功效

1. 散寒解表,疏风解肌

壮医认为,疾病产生的原因是由于痧、瘴、蛊、毒、风、湿侵犯人体,导致人体"三道两路"受阻，使天、地、人三气不能同步而致人体气血平衡关系失调。热熨疗法借其温热之性和药力作用，畅通"三道两路"，疏风解肌，散寒解表。常用于感冒、头痛、咳嗽等疾病。

2. 祛风散寒，蠲痹除湿

风湿侵犯人体，"三道两路"受阻，阻闭经脉，气血凝滞，以致关节疼痛，活动不利发为痹病。热熨疗法兼具药力与热力，活血利气、散寒逐痹，以致气血畅达，痹痛能除。常用于各种风湿、寒湿痹病。

3. 温经通脉，舒筋活络

经脉内连脏腑，外络肢节，外邪或跌打损伤经脉，气血不利，导致肢体筋脉痿废不用，或关节僵硬失用。热熨疗法温则能行，通则祛病，其热力直达经脉，使气血得热则行、筋脉得热则舒，气血畅达，关节肌肉皆有所养。用于治疗跌打损伤、肢体关节筋肉的疼痛、肿胀、麻木、瘫痪、僵硬等病变。

4. 行气活血，化瘀止痛

人体气血畅达则营养全身，一旦外邪阻遏气血运行不畅，脉络瘀阻，"三道两路"不通，天、地、人三气不能同步，则各种痛证相应而生。应用热熨疗法能使经脉气血得热则行，则达到行气解郁、行气止痛、活血化瘀的目的。故热熨疗法常用于各种痛证，如头痛、胁痛、腰痛、腹痛等。

（四）适应范围

本疗法适用于临床各科多种病症，尤其是对于风湿痹病、寒性疼痛、跌打损伤等局部病症，具有相当好的疗效，对某些因脏腑机能失调而引起的全身性疾病也有一定的治疗作用。壮医热熨疗法一般无药物内服的毒副反应，患者（尤其是小儿）乐于接受，可以作为一般家庭保健疗法而加以推广应用。

（五）分类及操作方法

1. 非药物热熨疗法

本疗法是将某些非药物性的东西炒热、煮热、烧热或用其他方法加热，待温度适宜后趁热熨烫患者一定部位，从而起到治疗的作用。一般每天熨2~3次，每次20~30分钟。壮医常用的非药物热熨疗法有如下几种。

（1）沙熨疗法：取细沙适量，放在锅内炒热后加适量酸醋，装袋，或将沙炒热后加入姜汁30~50毫升，再炒1分钟，装袋，趁热熨患处。主要用于腹痛、腰腿痛、陈旧性损伤疼痛等症。

（2）生盐熨法：取生盐500克，放在铁锅内单炒或加醋炒，炒热后装在布袋内，热熨患处。本法可以治疗多种疾病，如胃痛可以熨上腹部压痛点，腰痛可以熨腰部，关节炎可以熨关节部位，肠炎及痢疾可以熨肚脐两侧及小腹部，感受风寒者熨背部两侧肩胛间至大椎穴处，熨此部位还可以治疗老慢支咳嗽、咳痰，熨膻中可以治疗心脏病、心绞痛，小便不畅者可以熨小腹正中。此外，熨小腹及腰部还可以治疗阳痿、早泄、遗精及痛经等病症。因生盐来源广，本疗法使用十分方便。

（3）米熨疗法：将大米炒热，装袋，热熨患处。本疗法用于小腹痛、腰痛等症。

（4）犁头熨法：取报废的铁犁头一块，硫黄适量，将铁犁头放入火灶内烧热，取出，再撒上一些硫黄粉，待其温度降到40℃时，即把铁犁头熨在要治疗的部位上，适用于胃痛、腰痛、闭合性跌打损伤等。

（5）酒熨疗法：取30℃的米酒250~500毫升，烫热，用药棉浸蘸，揉搓胸口，自下而上，可以治疗心胸胀闷痛、气滞不舒等症。

（6）葱熨：取连根须的大葱500克，切碎，干锅炒熟，再用30~50毫升米醋烹，随即用布包好，熨小腹及脐周。主要用于治疗尿闭、小腹胀痛等症。

（7）姜葱熨：取老姜头、老葱头各500克，鲜大风艾或橘子叶30~50克，切碎，拌米酒适量炒热，装入布袋，扎住袋口，熨疼痛的关节，可治疗风湿和类风湿性关节炎。若熨脐周，可治小儿伤食、腹泻及寒性腹痛等症。

（8）木炭姜熨：取杉木炭100~200克，研末，老姜头150克，加米酒炒热，装入布袋，熨患处。可治疗跌打损伤失治或愈后复发引起的刺痛。

（9）椒杞熨：取白胡椒30~50克，枸杞子100克，混匀拌酒炒热，用棉布包缝，先熨后敷腰部，用于肾虚腰痛及寒性腰痛等症。

（10）糠熨：取大米糠500克，炒热后装入布袋，扎紧袋口，热熨腹部，可用于治疗急慢性胃肠炎、寒性腹痛、过食生冷或刺激性食物引起的腹痛、肠鸣、腹泻等症。

（11）蛋熨：蛋熨是将新鲜鸡蛋煮熟，或将鸡蛋和某些药物混合煮熟使之成为药蛋，然后趁热在患者的头、颈、胸背及四肢、手足心等部位，依次反复滚动热熨。可用2个蛋交替使用，熨至患者微微汗出为止，并令其盖被静卧。本疗法主要用于伤风感冒、小儿高热、消化不良、腹痛、风湿痹痛等症。若治小儿高热惊风者，可将银器1个、雄黄、葱等适量包入蛋内，再用布包好，滚熨小儿头、额或全身，效果更好。

2. 药物热熨疗法

药物热熨疗法是将某些药物加热后，置于患者体表特定部位，进行热熨或往复移动，借助药力和热力以治疗疾病。壮族民间多采用气味芳香浓烈的药物作为熨疗药物。药熨疗法多种多样，或将这些药物炒热，以布包裹趁热直接熨患处，或将药物蒸煮后热熨治疗部位，或将药物制成药膏，用时略加烘烤，趁热将药膏敷于治疗部位，或将药袋、药饼、药膏等熨剂置于患处或治疗部位，盖以厚布，再取熨斗、热水袋、水壶等热烫器具加以烫熨，以患者能忍受而不灼伤或烫伤皮肤为度。以下是常用热熨药物举例。

（1）柑果叶、大罗伞、小罗伞、两面针、泽兰、香茅、大风艾、五色花、土荆芥、土藿香、七叶莲、柚子叶各适量，米酒适量。取上述草药1~5种或全部，切碎，捣烂，加酒炒热用布包好，熨患处。主要用于治疗腰腿痛、风湿、陈旧性伤口痛、痛经等。

（2）取苏木、香附、桃仁各适量，黄酒少许，炒热后热熨脐下疼痛处。主要用于治疗腹痛。

（3）取干姜、桂枝、川乌、生附子、乳香、没药、姜黄、川芎、赤芍、海桐皮、忍冬藤各适量，共捣碎炒热，装袋，取出降温至40~50℃，热熨患处。用于治疗风湿性关节炎、类风湿性关节炎、坐骨神经痛等属于风寒湿痹者。

（4）取野菊花、蒲公英、紫花地丁、金银花各等分，加白酒适量，炒热后装入药袋，热熨患处，每天2~3次，每次20~30分钟。主治痈肿疮疡初起，局部肿胀，红热而未成脓者。

（5）取麻黄12克，甘草60克，蝉衣、全蝎、僵蚕各21枚，胆星30克，白附子、防风、川乌、川芎、天麻、白芷、木香各15克，干姜12克，牛黄、冰片、轻粉各6克，麝香3克，朱砂、雄黄各24克，上药研为细末，前14味煎取浓汁，加蜂蜜做成药膏，再入后6味药，和捏成药锭子，临用时以淡姜汤摩药锭，温熨患儿前胸、后背。本方对治疗小儿急惊风、风痫诸症均有良效。

（6）取蓖麻子100克，五倍子20克，共捣烂炒热，旋熨头顶（百会穴处），并从尾骶骨处向上熨。主治小儿脱肛。

（六）注意事项

热熨疗法操作简单，非药物熨法就地取材，所用熨剂唾手可得，药物熨法也因药源广泛，使用十分安全方便。但需要注意几个方面。

（1）操作时要确认熨包的温度适宜，避免烫伤患者的皮肤，但是也不要让温度过低，可备2个或数个药包轮流热熨。对某些感觉麻木、昏迷者以及老人、小孩患者尤其要注意。

（2）熨法一般需要裸露患处体表，操作时要注意室温得当，热熨时皮肤毛孔舒张，容易感受风寒，所以应当在室温合适及避风处施用。

（3）操作时应使患者采取舒适体位。如熨头面、胸腹可取仰卧位；熨腰背颈项可取俯卧位；熨肩胁部可取侧卧位；熨四肢部可取坐位。以患者感觉舒适并能持久为原则。

（4）热熨操作过程中要注意观察患者的情况。对于一些高血压、严重心脏病患者要注意经常询问有无不适感，如有头晕、心慌等不适时应立即停止治疗。

（5）热熨治疗后的患者要注意保暖避风，不能过度疲劳，饮食宜清淡。

（6）热熨疗法应禁用于皮肤破损处、孕妇的腹部和腰骶部以及一些急性炎症的部位。对于某些热性病症应慎用。

第六节　壮医滚蛋疗法

（一）概念

壮医滚蛋疗法是在壮族医学理论的指导下，用生蛋或经过加工的熟蛋在身体相关部位来回滚动，以预防和治疗疾病的一种方法，是壮族临床预防疾病和治疗疾病的重要手段和方法之一。由于该疗法应用简便，疗效显著，故在壮族民间广泛使用。

在远古时期，由于生产力落后，科学文化极不发达，壮族先民有信鬼神、重祭祀的习俗。在壮族边远地区，曾流传着"滚蛋"的宗教仪式，即用煮熟的鸡蛋在婴儿身上来回滚动，以达驱邪疗病的目的。在长期的生产生活实践中，该仪式经过世世代代的壮族先民不断地探索、实践、总结、改进，逐渐演变为壮医滚蛋疗法。

（二）治疗机理

壮医认为，疾病产生的原因是由于痧、瘴、蛊、毒、风、湿侵犯人体，导致人体"三道两路"受阻，使天、地、人三气不能同步而导致人体气血平衡关系失调所致。壮医滚蛋疗法通过刺激龙路、火路的体表经络，疏经隧之滞，鼓舞正气，逐毒外出，调节气血，恢复平衡，使天、地、人三气复归同步，促使疾病痊愈和人体正气恢复。

（三）主要功效

实践证明，壮医滚蛋疗法具有解表退热、祛风除湿、温肺止咳、活血散瘀、通经止痛、健脾消食等功效。

（1）解表退热：如伤风感冒、恶寒发热的病人，用滚蛋疗法可发表驱邪，使之退热。对于其他原因如无名肿毒引起的局部红肿发热，用滚蛋疗法也有很好的消炎退热的功效。

（2）温肺止咳：滚蛋疗法对风寒咳嗽有显著的疗法。

（3）祛风除湿：添加祛风湿药物与蛋同煮，可治疗风寒湿邪引起的痹证以及肢体关节疼痛麻木等症。

（4）活血散瘀：添加活血化瘀药物与蛋同煮，可治疗跌打损伤、瘀血疼痛等症。

（5）通经止痛：滚蛋疗法对各种痛症，如头痛、月经痛、胃痛、腹痛、颈肩腰腿痛、坐骨神经痛、肌肉扭伤痛、周身疼痛等均有明显的疗效。

（6）健脾消食：滚蛋疗法对腹痛泄泻、小儿消化不良等均有良好的疗效。

（四）适应范围

滚蛋疗法对伤风感冒、凉寒咳嗽、风寒湿痹、跌打损伤、肌肉关节疼痛等内科、外科、妇科、儿科等疾病均有显著疗效。

（五）操作方法

1. 蛋的选择

目前多选用鸡蛋，也可选用鸭蛋或鸟蛋，以新鲜的蛋为最佳，不能用变质的蛋。

2. 操作方法

滚蛋疗法分为热滚法和冷滚法。热滚法就是利用煮熟而热烫的鸡蛋，在患者的额头、四肢等患处反复滚转来治疗。每天 2 次。冷滚法是利用新鲜的生鸡蛋滚治疾病。每天数次，每次 10~20 分钟，每只鸡蛋可连续使用 3 天。热滚法多用于治疗伤风感冒、风寒咳嗽、关节疼痛，如小儿高热，取鸡蛋 2 只煮熟去壳，用路路通、艾叶各 20 克，一起加水煎煮，煮沸 15 分钟，取出鸡蛋 1 只，在患儿额部、两侧太阳穴、后颈、背部两侧、前胸、脐部、肘窝、腘窝等处各滚动 10 多次，蛋凉后再换，两蛋轮流滚；对小儿消化不良，用热滚法，主要在胸腹部来回滚动。冷滚法多用于治疗各种无名肿痛，如眼睛忽然红肿、皮肤肿胀、红硬发热等。对于一些疾病，热滚法和冷滚法常常互相交替使用，效果特别显著。

（1）热滚法。

①材料准备：备蛋 2 只，加水 750~1 000 毫升，煎沸煮熟。根据病情需要，可添加适当药物与蛋同煮，如感冒加生姜、艾叶、葱白等，风湿病加杜仲、羌活、桑枝等，跌打损伤加桃仁、红花、金腰带、三百棒等，消化不良加山楂、鸡内金、神曲等。共煎煮约 1 小时，并随时补充损失的水分，使蛋久煮壳硬，蛋壳变成褐色。煮好后将蛋浸于药液中保温备用。

②操作方法：取煮好的温热蛋 1 只，趁热先在患者头部、额部反复滚动，次及颈部、胸部、背部、四肢和手足心，依次反复滚动热熨，直至微微汗出为止。蛋凉后，可再放至药液中加热。一般备蛋 2 只，轮流滚动。若蛋壳破裂，可将蛋白取出，不要蛋黄，将蛋白与罐内的药物，附银戒指或其他银器 1 个，共包裹于纱布内，放在原罐内煮热后取出，挤去部分汁液，继续在患者头、额、胸、背、四肢等处热擦。操作完毕，患者已微微出汗，再令患者盖被静卧即可。

（2）冷滚法。

①材料准备：取新鲜鸡蛋 1 只，备用。

②操作方法：将生蛋在患处反复滚动，一天数次，连续 3 天。3 天后将蛋煮熟，剥壳检查，可见蛋黄、蛋白已经缩成各种硬块，根据蛋黄、蛋白的收缩程度，可以判断病情的轻重程度，从而决定滚蛋次数。在治疗多次后，若煮熟的蛋黄、蛋白层次分明，则为病势减轻，疾病将愈之兆。

（六）注意事项

（1）应用热滚法，最好结合推拿疗法，效果更好。

（2）滚蛋要有侧重点，如头痛则头部滚的时间长些，腹痛则腹部滚的时间长些，腰痛则腰部滚的时间长些，突出重点。

（3）注意蛋的温度，以患者能忍受为度，避免烫伤。

（4）应用冷滚法，应将蛋用冷水冲洗干净。

（5）如皮肤溃疡或疮疡已溃烂化脓者，不宜应用本疗法。

（6）注意治疗与诊断相结合。滚蛋疗法不仅是一种治疗方法，还是一种诊断方法。因此应把治疗与诊断结合起来，通过滚蛋诊断疾病的转归。

在热滚治疗中，人们常以热滚后的蛋黄的形状和颜色来诊断病情。如蛋黄外表隆起许多小点，可推定患者发高烧或者受凉；小点多，则说明病情严重，小点少，则说明病情较轻。从蛋黄颜色辨别，如果蛋黄呈青色，则诊断为寒证；如果蛋黄呈金黄色，则诊断为热证；如果患者几乎不能感觉到鸡蛋的热烫，那么就认为是受病极深，需要每天继续滚蛋，多在麻木处或受寒处滚熨，直至患者对热烫感觉灵敏，蛋黄表面隆起的小点减少或消失为止。

在冷滚治疗过程中，根据蛋黄、蛋白收缩的程度，也可判断病症的轻重缓急。具体方法是，将用于治疗疾病 3 天后的生蛋煮熟，剥去蛋壳检查，可发现蛋黄和蛋白已经缩成各种硬块。硬块收缩得小，就表示病情严重，需要继续滚蛋治疗；倘若蛋黄、蛋白的层次分明，则表示治疗见效，病情已经减轻或者即将痊愈。

第七节　壮医药锤疗法

（一）概念

壮医药锤疗法是壮族特色疗法之一，是用杉树或苦楝树枝做成的药锤来捶打局部经络或穴位以达到治疗疾病的方法。

（二）治疗机理

壮医认为，壮医药锤疗法具有舒筋活络、止痛消炎等功效。壮医药锤疗法的治疗机理主要是通过用药锤捶打局部经络穴位，给机体经络穴位一种良性刺激，刺激经络气血的传输而起到舒筋活络、止痛消炎的作用。所用药物均为芳香化湿、舒筋活血之品，可通过皮肤表层毛孔进行吸收，以达疗效。壮药与对经络穴位的刺激作用相结合，能不断提高疗效。

（三）主要功效

壮医药锤疗法具有舒筋活络、止痛消炎等功效。

（四）适应范围及禁忌症

1. 适应范围

主治风湿性腰腿痛、肩周炎等症，对中老年人常见的肩周炎、腰腿痛等慢性顽疾有显著疗效。

2. 禁忌症

皮肤有溃烂化脓或有开放性创口者禁用本疗法。

（五）操作方法

1. 药锤的制作

壮医药锤用直径 3~4 厘米的杉树枝或苦楝树枝制作，锯成长 8~9 厘米的一截，并在中间打 1 个直径为 12 毫米的小孔，孔内装 1 条长 42~45 厘米的竹柄，然后用适量棉花放入药锤粉 5~10 克，用布包在锤子的一端扎紧即成一个药锤。

2. 常用药物

药锤粉常用水泽兰、九里香、大风艾、七叶莲、九龙川、两面针研成粉末后，和少量冰片、樟脑配制而成。

3. 操作方法

使用时用药锤直接捶打在病变部位或穴位上，其强度以患者能忍受为度。

（六）注意事项

（1）使用药锤时，手要握住锤柄，药锤头应准确对患处或穴位进行施术。

（2）施术宜巧、准，并且施力得当，注意强度不要过大或过小，以患者能忍受为度。

（3）应使患者采取舒适体位。

第八节　壮医药物竹罐疗法

（一）概念

壮医药物竹罐疗法是用煮沸的壮药水加热特制的竹罐，再将竹罐趁热吸拔于治疗部位上以治疗疾病的一种方法。

（二）治疗机理

通过煮沸的壮药液加热特制的竹罐，然后将竹罐吸拔在治疗部位的皮肤上，疏通龙路、火路的气机，达到祛风除湿、活血舒筋、散寒止痛、拔毒消肿等治疗效果。从现代医学的观点来看，在拔罐时，除了负压吸拔的良性刺激外，拔罐部位药液被吸收，加上热敷作用，使局部血管扩张，血液循环加快，改变充血状态，神经得到调节，促进代谢，改善营养，增强机体抗病能力，从而达到治疗目的。

（三）主要功效

壮医药物竹罐疗法的主要功效有祛风除湿、活血舒筋、散寒止痛、拔毒消肿、通龙路及火路气机。

（四）适应范围及禁忌症

1. 适应范围

壮医药物竹罐疗法的适用范围很广，许多疾病均可以治疗，对风湿性腰腿痛疗效显著。常见的适应症有风湿痹痛、各种原因引起的腰腿痛、肩背酸痛、肢体麻木、半身不遂、跌打损伤、头痛、骨折愈后瘀积等，尤其对各种痧病、风湿性腰腿痛、颈肩酸痛、半身不遂、四肢麻木等疗效显著。痧病可取太阳穴、合谷穴和胸背部肌肉较丰富处的穴位；颈肩酸痛可取局部 3~4 个阿是穴；风湿痹痛可在痹痛局部选穴，如腰痛取肾俞、腰俞、腰阳关、次髎等穴，腿痛取环跳、阴市、伏兔、委中、阳陵泉、绝骨等穴，上肢痛可选肩髎、合谷、外关、髎腧等穴。

2. 禁忌症

有下列情况之一者不用或少用：

（1）心脏病、心力衰竭者。

（2）全身性皮肤病患者。

（3）狂躁不安的精神病人。

（4）极度消瘦，皮肤没有弹性者。

（5）妊娠 4 个月以上者。

（五）操作方法

（1）仔细检查患者，明确诊断，确定是否为药罐疗法的适应症，有无禁忌症，选定拔罐部位。

（2）准备药液、药罐、针及消毒药品等用具。

（3）选定拔罐所用体位。

（4）做好解释工作，消除患者的恐惧心理。

①术前准备：竹罐 10~20 个，每个内径 1.5~2 厘米，高 8 厘米，边厚 0.2 厘米，周边及罐口打磨光滑。备铁锅或瓦锅 1 个，镊子、毛巾、消毒三棱针、消毒棉球等。药物可根据病情需要或选用民间秘验方，如风湿性腰腿痛选用祛风除湿，通经活络，活血化瘀的药物。

②药罐的制作：药罐选取壮族地区特有的金竹制作，以生长 1~2 年以

上、近根部正直者为佳。口径一般为 1.5~4.0 厘米，去掉外皮，罐壁厚度适中，口边磨光，平滑，长度为 10 厘米左右。

常用浸泡药罐的药物有杜仲藤、三钱三、五爪风、三角风、八角枫、抽筋草、臭牡丹、五加皮、鸡矢藤、石菖蒲等。上药各适量加水煎熬成药液，热浸竹罐备用。

③拔罐操作手法：把药物、竹罐、毛巾、适量水放入锅内，加盖煎煮约 1 小时备用。患者选好体位，在选取好拔罐位置后，将拔罐处皮肤暴露，用镊子将浸透药物的竹罐从药液中取出，快速甩净水珠，并在灌口处快速擦拭水渍后，趁热迅速将罐口扣于拔吸部位的皮肤上，轻轻按压。待罐内的空气下降导致罐内空气负压，罐体吸附于皮肤上时，可将手拿开。根据病情，每次拔罐 5~10 分钟，第一次拔罐时间可短些，起罐后即用锋利的三棱针在罐印部重刺 3~4 针，每针深约 1.5 毫米，又迅速取热罐在针刺部位再次拔罐。如此反复 2~3 次。竹罐上出现白泡多的可多拔几次，直至无白泡为止。每次均须用消毒棉球将拔吸出来的血擦拭干净后再吸再拔。最后用蘸有药液的消毒毛巾轻敷于所拔吸的部位，凉了再换热药巾（药巾即为干净的毛巾浸于上述药液，捞出拧半干即成）。亦反复 2~3 次。第一天只敷不洗，第二、第三天再用药液熏洗患处。

（六）注意事项

（1）应选好拔罐部位，以肌肉丰厚、皮下组织松弛及毛发少的部位为宜。

（2）患者应取舒适体位，冬天拔罐要注意保暖，防止受凉。

（3）拔罐时应尽量甩净水珠，以免烫伤患者皮肤。

（4）一般应在患者饭后 2 小时进行，避免过饥过劳时拔罐。

（5）取罐时按压罐边使空气进入，即能取下，不能硬拉药罐。

（6）拔罐后如皮肤起水泡，小水泡可用万花油涂擦，几天后即能自愈。大水泡用消毒针挑破，挤干水后涂上万花油或龙胆紫即可。

（7）拔罐时患者不能移动体位，以免竹罐脱落。

（8）两下肢膝眼不能拔罐。拔罐部位当天不能洗冷水，以防感染。

（9）孕妇、婴幼儿，严重心脏病、体质过于虚弱、浮肿、出血性疾病、广泛皮肤溃疡等患者以及大血管周围慎用或忌用本疗法。

下篇　临床应用

第一章 内科病症

一、感 冒

感冒俗称伤风，是因风邪侵袭人体而引起的疾病。临床以鼻塞、流涕、喷嚏、头痛、恶寒、发热、脉浮等为主症。该病全年均发，病程一般3~7天，以冬春季为多，尤在气候突变，寒暖失常，正气虚弱的情况下易发。如果病情较重，并在一个时期内广泛流行，证候多相类似者，称作时行感冒。

1. 针挑疗法

（1）方法一

①部位选择：百会穴，印堂穴，太阳线，脊背正中线1、2、3挑点。

②操作方法：轻挑各点至微出血，一般针挑1次即可。

（2）方法二

①部位选择：合谷、曲池、风池、太阳、头维、大椎、列缺、少商、肺俞、足三里、三阴交等，颈部皮肤反应点、颈部皮下反应点。

②操作方法：虚证、风寒感冒用慢挑法，实证、风热感冒用快挑法。一般针挑1次即可。

2. 针刺疗法

（1）取穴：太阳穴（TTy，双侧）、山前门穴（TSQm）、手背二环1穴（TSBh2-1，双侧）、手背二环2穴（TSBh2-2，双侧）、手背二环11穴（TSBh2-11，双侧）、手背二环12穴（TSBh2-12，双侧）。

（2）操作方法：取1寸毫针，用"8"字环针法针刺。先针左侧山前门穴（TSQm），直刺入0.3寸；接着针右侧太阳穴（TTy），针尖往发际方向斜刺，刺入0.5~0.8寸，针左侧太阳穴（TTy），针尖往发际方向斜刺，刺入0.5~0.8寸，针右侧山前门穴（TSQm），直刺入0.3寸；再针左侧手背二环1穴（TSBh2-1）、手背二环2穴（TSBh2-2）、手背二环11穴（TSBh2-11）、手背二环12穴（TSBh2-12），右侧手背二环1穴（TSBh2-1）、手背二环2穴（TSBh2-2）、手背二环11穴（TSBh2-11）、手背二环12穴（TSBh2-12），直刺入 0.3~1 寸。留针 30 分钟。每天治疗 1 次，一般连续治疗 2~3 天。

3. 壮医陶针疗法

（1）取穴：太阳穴（TTy）、眉心穴（TMx）；在解毒区选取 1~2 组穴位。

（2）操作方法：解毒区行刺，太阳穴（TTy）、眉心穴（TMx）点刺。每 2 天治疗 1 次，中病即止。

4. 壮医药线点灸疗法

（1）取穴：头维、攒竹、风池、太阳、曲池、大椎、合谷。

（2）随症配穴：发热（体温升高）者，加背八穴；头痛项强较重者，加外关、外劳宫；喉痒咳嗽者，加肺俞、天突、风门、劳宫；泄泻呕吐者，加内关、神门、四缝、足三里、脐周四穴。

（3）操作方法：第一天点灸 2 次，间隔 10~15 分钟。以后每天点灸 1 次，连续治疗 3~5 天。

5. 竹罐疗法

（1）材料准备：生姜 50 克、葱白 50 克、艾叶 50 克，共捣烂，加水适量，按药物竹罐疗法中煮罐的步骤完成准备工作。

（2）取穴

督脉：可由后发际线下拔至命门穴处。

足太阳膀胱经：可沿脊柱两侧向下，由大杼穴处拔至肾俞穴处。

如有恶心呕吐等胃肠道症状者，可加拔中脘穴。

（3）操作方法：按药物竹罐常规拔罐方法操作，采用多罐法，如伴有发热者，大椎穴可采用刺络放血拔罐法。每天 1 次，一般 1~2 次即可。

6. 滚蛋疗法（热滚法）

（1）材料准备

方法一：生姜 30 克、葱白 16 克、艾叶 16 克，共捣烂，按滚蛋疗法中准备材料的步骤完成准备工作。

方法二：生姜片、白蒿叶各适量，按滚蛋疗法中准备材料的步骤完成准备工作。

（2）操作方法：取煮好的温热蛋 1 只，趁热在头部、额部、颈部、胸部、背部、四肢和手足心依次反复滚动热熨，直至微微汗出为止。滚蛋后，擦干汗液，令患者盖被静卧休息。

（3）疗程：根据患者病情，至热退身凉，症状缓解，以及蛋表面隆起的小点减少或消失为止。一般 1~2 次即可治愈。

7. 刮疗法

刮疗法对感冒的治疗和预防均有显著效果。治疗时可从头部、背部、胸腹部、四肢选穴实行刮疗。

（1）部位选择

头部：头部需全头刮拭，并重点加刮风池、百会、风府等穴。头痛者加刮头维、印堂、太阳等穴，鼻塞者加刮迎香穴。

背部：刮督脉，从大椎穴处刮至长强穴处；刮膀胱经，从大杼穴处刮至肾俞穴处，重点刮大杼穴至肺俞穴。

胸腹部：从正中线由内向外刮，先左后右，沿肋弓走向刮拭，主要刮第二、第三、第四肋间隙，重点刮云门穴和中府穴。若有食欲不振、腹痛腹泻等消化系统症状者，加刮腹部中脘、天枢等穴。

四肢：上肢沿肺经刮拭，重点刮曲池、合谷、列缺等穴；下肢重点刮足三里穴。

（2）刮拭顺序：先以百会穴为中心全头刮拭，然后刮风池穴、风府穴、大椎穴和背部俞穴，再刮胸腹部俞穴，最后刮四肢。

（3）操作方法：头面、颈项、胸腹部手法较轻，背部用重手法，大椎重刮。隔天治疗 1 次，一般 1~2 次即可治愈。

8. 佩药疗法

（1）材料准备：苍术、藿香、佩兰、薄荷、白芷、肉桂、高良姜、冰片、防风各 10 克。

（2）操作方法：将上述各味药做洁净处理，除去杂质，于烘箱 60℃下干燥后，在洁净区内将药材混合粉碎至 1 000 目（采用微粉粉碎法），将粉碎的药粉包装成 15 克 / 袋，外加透气性强的布袋包装后制成香囊。

（3）疗程：每天佩戴香囊 1 个（白天把香囊挂在胸前，距鼻腔 15 厘米左右，晚间置于枕边），连续佩戴 5 天。

9. 足浴疗法

（1）材料准备

风寒感冒：生姜、紫苏、荆芥、防风、独活、羌活各 30 克，葱白少许。

风热感冒：薄荷、岗梅根、连翘、桑叶、菊花、桑白皮各 50 克。

（2）操作方法：上药加水 1 500 毫升，煎煮 20 分钟，把药水倒入盆中。

先用药水的蒸气熏脚，待温度合适后再泡脚。每次浸泡时间一般为 20~30 分钟，最好用深一点的盆，小腿也一起浸泡效果更好。药水在重复使用时，只需在泡脚前加热到药水沸腾即可。每天 2~3 次，中病即止。

10. 敷贴疗法

（1）材料与方法

风寒感冒：生姜、葱白适量，捣烂，加少许盐，烘热敷在肚脐眼上，用胶布固定即可。

风热感冒：薄荷、岗梅根、连翘、桑叶、菊花、桑白皮各 5 克，共研成细末，加适量醋调成糊状，敷在肚脐眼上，用胶布固定即可。

（2）疗程：每次贴 6 小时，每次间隔 7~10 小时，中病即止。

11. 壮医熏洗疗法

（1）材料准备：防风、荆芥、贯众叶、大青叶、肉桂、古羊藤、岗梅根、菊花各适量。

（2）操作方法：加适量水后煎煮上述药物，水煎至沸腾，趁水温较高有蒸气时熏蒸头部，待水温下降到患者能耐受的温度后，再用药液淋洗或浸泡全身。每天治疗 1 次，中病即止。

12. 壮医火功疗法

（1）材料准备：追骨风、牛耳风、过山香、大钻、五味藤、八角枫、当归藤、四方藤、吹风散，切成 15~20 厘米长的枝段，晒干，和生姜、大葱、两面针、黄柏、防己一同放入白酒中浸泡（酒要浸过药面），7 天后取出晒干备用。

（2）取穴：风池、大椎、合谷、曲池、太阳、风门、肺俞。

（3）操作方法：取一盏酒精灯和 15~20 厘米长的上药药枝，把药枝的一端放在酒精灯上燃烧，明火熄灭后，把燃着暗火的药枝包裹于两层牛皮纸内，在患者上述穴位施灸，至患者所灸部位有温热感即可。每天治疗 1 次，中病即止。

13. 壮医药刮疗法

（1）部位选择：大椎、脊椎两侧、肘窝、腘窝、前额、太阳，如有呕恶者加刮胸部。

（2）材料准备：生姜、葱白各 10 克。

（3）操作方法：取生姜、葱白各 10 克，切碎和匀布包，蘸热酒先刮擦前额、太阳穴，然后刮背部脊椎两侧，也可配刮肘窝、腘窝。如有呕恶者加刮胸部。每天治疗 1 次，5 次为 1 个疗程。

二、咳　嗽

咳嗽是肺系疾病的一个常见证候。临床以咳嗽、咳痰为主要表现。外感或内伤等多种病因，导致"咪钵"（肺）生理功能失常，失于宣发、肃降，气逆上冲音户而致咳嗽。有声无痰为咳，有痰无声为嗽。临床上多为痰声并见，故以咳嗽并称。根据不同病因，咳嗽可分为外感咳嗽和内伤咳嗽两大类。该病属壮医气道病范畴。

1. 针挑疗法

（1）取穴：取喉环 3 穴（THh-3）、喉环 6 穴（THh-6）、喉环 9 穴（THh-9）、喉环 12 穴（THh-12）；在解毒区按"天圆地方"的取穴原则，选取 1~2 组穴位作为挑点进行挑刺。

（2）操作方法：轻挑各点至微出血。每 2~3 天治疗 1 次，中病即止。

2. 壮医陶针疗法

（1）取穴：在解毒区选取 1~2 组穴位，如喉环 1 穴、（THh-1）、喉环 4 穴（THh-4）、喉环 7 穴（THh-7）、喉环 10 穴（THh-10）、手心二环 1 穴（TSXh2-1）、手心二环 2 穴（TSXh2-2）、手心二环 11 穴（TSXh2-11）、手心二环 12 穴（TSXh2-12）。

（2）操作方法：解毒区环刺，手心二环穴点刺。每天治疗 1 次。

3. 针刺疗法

（1）取穴：天部取喉环 1 穴（THh-1）、喉环 4 穴（THh-4）、喉环 7 穴（THh-7）、喉环 10 穴（THh-10）、手心二环 2 穴（TSXh2-2）、手心二环 5 穴（TSXh2-5）、手心二环 8 穴（TSXh2-8）、手心二环 11 穴（TSXh2-11）；人部取腹六环 12 穴（RFh6-12）；地部取足背中穴（DZBz）。

（2）操作方法：取 1 寸毫针，用"8"字环针法针刺。先针喉环 1 穴（THh-1）、喉环 4 穴（THh-4）、喉环 7 穴（THh-7）、喉环 10 穴（THh-10），直刺入 0.5 寸；接着针腹六环 12 穴（RFh6-12），直刺入 0.5~0.8 寸；再针手心二环 2 穴（TSXh2-2）、手心二环 5 穴（TSXh2-5）、手心二环 8 穴（TSXh2-8）、手心二环 11 穴（TSXh2-11），斜刺入 0.5 寸；最后针足背中穴（DZBz），直刺 0.5~0.8 寸。留针 30 分钟。

4. 壮医药线点灸疗法

（1）取穴：天突、水突、膻中、风门、肺俞、内关、劳宫。

（2）随症配穴：风寒袭肺咳嗽，加太阳、大椎、风池、合谷；风热犯肺咳嗽，加背八穴；风燥咳嗽，加手三里、曲池；痰湿蕴肺咳嗽，加中脘、足三里、四缝；痰热郁肺咳嗽，加里内庭、丰隆；肺阴亏耗咳嗽，加手三里、曲池、关元；肺火犯肺咳嗽，加肝俞、期门、里内庭。

（3）操作方法：每天点灸 1~2 次，连续治疗 5 天。

5. 竹罐疗法

（1）材料准备：麻黄 50 克，桔梗 30 克，荆芥 30 克，紫菀 30 克，百部 30 克，陈皮 30 克，生姜 5 片，葱白 7 根，加水适量，按药物竹罐疗法中煮罐的步骤完成准备工作。

（2）取穴

督脉：大椎、身柱。

足太阳膀胱经：大杼、风门、肺俞、膏肓。

手太阴肺经：尺泽。

任脉：膻中。

足少阳胆经：肩井。

（3）操作方法：按药物竹罐常规拔罐方法操作，采用多罐法，咳嗽甚者大椎穴、尺泽穴可采用刺络拔罐法。隔 2 天治疗 1 次，3 次为 1 个疗程。

6. 滚蛋疗法（热滚法）

（1）材料准备：生姜 30 克、葱白 16 克、艾叶 16 克，共捣烂，按滚蛋疗法中准备材料的步骤完成准备工作。

（2）操作方法：取煮好的温热蛋 1 只，趁热在患者头部、额部、颈部、胸部、背部、四肢和手足心依次反复滚动热熨，以颈部、胸部、背部为重点，直至微汗出为止。滚蛋后，擦干汗液，令患者盖被静卧即可。

（3）疗程：根据患者病情，至症状缓解以及蛋黄表面隆起的小点减少或消失为止。一般 3~5 次即可治愈。

7. 刮疗法

（1）部位选择

背部：刮督脉，由大椎穴处沿脊柱正中向下，经身柱刮至至阳穴处；

刮足太阳膀胱经，由风门穴处沿脊柱两侧向下刮至肾俞穴处。

前胸部：刮任脉，由天突穴处沿前正中线向下刮至中脘穴处；从正中线由内向外刮，先左后右，沿肋弓走向刮拭，主要刮第二、第三、第四肋间隙。重点刮云门穴和中府穴。

上肢：刮手太阴肺经，沿上肢前外侧，经尺泽、孔最、列缺、太渊等穴刮至鱼际穴处。

（2）刮拭顺序：先刮背部督脉，然后刮膀胱经，再刮前胸部任脉、前胸部两侧，最后刮四肢。

（3）操作方法：背部用重手法，前胸部及上肢手法较轻柔。隔天治疗1次，2~3次为1个疗程。

8. 足浴疗法

（1）材料准备：生姜、紫苏、荆芥、防风、苍耳子、肉桂各30克，连须葱白少许。

（2）操作方法：上药加水1 500毫升煎煮20分钟，把药水倒入盆中。先用药水的蒸气熏脚，待温度合适后再泡脚。每次浸泡时间一般为20~30分钟，泡脚时点揉涌泉、太冲、三阴交及足三里等穴位，以酸胀为度。每天治疗1次，7天为1个疗程。

9. 敷贴疗法

（1）材料与方法：五味子、白芥子、杏仁、生姜、葱白各适量，共捣烂，加少许盐，烘热分别敷在肚脐眼及双侧涌泉穴上，用胶布固定即可。

（2）疗程：每次贴6个小时，隔7~10小时贴1次，5次为1个疗程。

10. 壮医熏洗疗法

（1）材料准备：麻黄、杏仁、紫苏、百部、肉桂、前胡、生姜各适量。

（2）操作方法：上述药物加适量水煎煮至沸腾，趁水温较高有蒸气时熏蒸头部，待水温下降到患者能耐受的温度后，再用药液淋洗或浸泡全身。每天治疗1次，5次为1个疗程。

11. 壮医火功疗法

（1）材料准备：追骨风、牛耳风、过山香、大钻、五味藤、八角枫、当归藤、四方藤、吹风散等，切成15~20厘米长的枝段，晒干，和生姜、大葱、两面针、黄柏、防己一同放入白酒中浸泡（酒要浸过药面），7天后取出晒干备用。

（2）取穴：天突、风门、肺俞、肝俞、脾俞、肾俞、关元、足三里、丰隆。

（3）操作方法：取一盏酒精灯和15~20厘米长的上药药枝，把药枝的一端放在酒精灯上燃烧，明火熄灭后，把燃着暗火的药枝包裹于两层牛皮纸内，在患者上述穴位施灸，至患者所灸部位有温热感即可。隔天治疗1次，7次为1个疗程。

12. 壮医药刮疗法

（1）部位选择：颈部向下至第四腰椎处，肘部，曲池穴。如咳嗽明显，再刮治胸部。

（2）材料准备：蛋黄1个、葱数根、银器1枚。

（3）操作方法：先把鸡蛋煮熟取蛋黄，加葱数根捣烂，银器用薄布包好，取颈部向下至第四腰椎处顺刮，同时刮治肘部、曲池穴。如咳嗽明显，再刮治胸部。

三、哮 喘

哮喘是临床上常见的呼吸系统疾病之一，以反复发作伴有哮鸣音的呼吸困难为主要特征。哮与喘在病状表现方面有所区别，喘是指呼吸困难，哮是指喉中有哮鸣音，故《医学正传》指出"喘以气息言，哮以声响言"。喘病是一个临床症状，可见于多种急、慢性疾病过程中；哮病是一个独立的疾病，哮必兼喘，故称哮喘。本篇所讨论的哮喘就是这一范围。哮喘发作以夜间较多见，常骤然起病，亦可有先兆症状，如鼻喉作痒、喷嚏、咳嗽、胸中不适等。继而咽梗胸闷，逐渐呼吸困难，呼气延长，喉中痰鸣，痰黏量少，难以咳出，甚至张口抬肩，目胀睛突，不能平卧，烦躁不安，面色苍白，唇甲青紫，额出冷汗等，并可持续数分钟、数小时或更长。根据宿痰的不同性质，哮喘在临床可分为寒哮和热哮。

1. 针挑疗法

（1）取穴：大椎、尺泽、肺俞、定喘、膻中。

（2）操作手法：尺泽穴用三棱针挑刺后，使出血量达15~30毫升，其余穴位点用三棱针将挑治部位的表皮纵行挑破0.2~0.3厘米，然后深入表皮下挑，将皮层白色纤维样物全部挑断。此时患者稍感疼痛。一般不出血或略有出血。每5天治疗1次，5次为1个疗程。

2. 壮医药线点灸疗法

（1）取穴：肺俞、膏肓、天突、水突、膻中、足三里、定喘、气户、内关、心俞、肝俞、脾俞、肾俞、关元。

（2）随症配穴：寒哮加百会、四神聪、三阴交；热哮加合谷、大椎、里内庭。

（3）操作方法：每天点灸 1~2 次，连续治疗 20 天。

3. 竹罐疗法

（1）材料准备：麻黄 50 克，桔梗 30 克，荆芥 30 克，鱼腥草 30 克，紫菀 30 克，百部 30 克，陈皮 30 克，生姜 5 片，葱白 7 根，加水适量，按药物竹罐疗法中煮罐的步骤完成准备工作。

（2）取穴

督脉：大椎。

足太阳膀胱经：大杼、风门、肺俞、膏肓、脾俞、肾俞。

手太阴肺经：尺泽。

任脉：膻中。

足少阳胆经：肩井。

足阳明胃经：丰隆。

经外奇穴：定喘。

（3）操作方法：按药物竹罐常规拔罐方法操作，采用多罐法，肺俞、定喘、丰隆可采用刺络拔罐法。隔天治疗 1 次。

4. 刮疗法

（1）部位选择

背部：刮足太阳膀胱经，由风门穴处沿脊柱两侧向下刮至肾俞穴处；刮背部的定喘穴处。

前胸部：刮任脉，由天突穴处沿前正中线向下刮至中脘穴处；从正中线由内向外刮，先左后右，沿肋弓走向刮拭，主要刮第二、第三、第四肋间隙。重点刮云门穴和中府穴。

上肢：刮手太阴肺经，由中府穴沿上肢前外侧向下，经尺泽、孔最、列缺等穴刮至太渊穴处。

下肢：刮足阳明胃经，由足三里穴处沿小腿外侧向下刮至丰隆穴处。

（2）刮拭顺序：先刮背部，然后刮前胸部任脉，再刮前胸部两侧，最后刮四肢。

（3）操作方法：背部用重手法，前胸部及上肢手法较轻柔。隔天治疗1次，7次为1个疗程。

5. 敷贴疗法

（1）材料与方法：白芥子、细辛各20克，元胡、干姜各15克，肉桂、丁香各6克，川椒3克，冰片2克，共研成细末，加适量醋调成糊状，敷在天突、风门、肺俞、膏肓、脾俞、肾俞等穴上，用胶布固定即可。

（2）疗程：每次贴6个小时，隔7~10小时贴1次，3次为1个疗程。

6. 梅花针疗法

（1）取穴：肺俞、膏肓、天突、水突、膻中、足三里、定喘、气户、内关、心俞、肝俞、脾俞、肾俞、关元。

（2）操作方法：将上述部位按常规方法消毒好，采用事先消毒好的梅花针使用中等力度叩击，以叩击部位泛红即可。隔2~3天治疗1次，3次为1个疗程。

7. 壮医鲜花叶透穴疗法

（1）取穴：大椎、风门、肺俞、定喘、气户、肝俞、脾俞、肾俞。

（2）材料准备：新鲜荷叶、线香。

（3）操作方法：将新鲜荷叶剪成大小适合的小片，把叶片放在选定的穴位上，点燃线香隔叶片灸灼。灸灼致叶片干即可换叶片，每个穴位灸灼2~3片叶片。隔天治疗1次，5次为1个疗程。

8. 壮医火功疗法

（1）材料准备：追骨风、牛耳风、过山香、大钻、五味藤、八角枫、当归藤、四方藤、吹风散等，切成15~20厘米长的枝段，晒干，和生姜、大葱、两面针、黄柏、防己一同放入白酒中浸泡（酒要浸过药面），7天后取出晒干备用。

（2）取穴：肺俞、膏肓、天突、水突、膻中、足三里、定喘、气户、肝俞、脾俞、肾俞。

（3）操作方法：取一盏酒精灯和15~20厘米长的上药药枝，把药枝的一端放在酒精灯上燃烧，明火熄灭后，把燃着暗火的药枝包裹于两层牛皮纸内，在患者上述穴位施灸，至患者所灸部位有温热感即可。每天治疗1次，中病即止。

9. 壮医药刮疗法

（1）部位选择：颈部向下至第四腰椎处，定喘、气户、肝俞、脾俞、肾俞等穴，胸部。

（2）材料准备：观音莲或野芋头。

（3）操作方法：将鲜观音莲或野芋头煨热，切去一小片，以切面趁热刮治，从颈部向下至第四腰椎处顺刮，同时刮治定喘、气户、肝俞、脾俞、肾俞等穴及胸部。

四、郁　症

凡因情志不舒，气机郁滞所引起的一类病症，都称为郁症。临床主要表现为心情抑郁、情绪不宁、胸部满闷、两胁胀痛、易怒善哭、咽中如有异物梗阻或失眠等各种复杂症状。壮医认为，该病多因情志所伤致肝气郁结、气滞痰郁而发为该病。主要是由于"咪叠"（肝）气郁结、气滞痰凝、气郁化火、忧思太过、心神失养、劳心过度、心脾两虚，肝肾阴虚、虚火扰神等导致龙路、火路不通，或忧思伤神、心脾两虚等导致"两路"不通，"巧坞"（大脑）失养，发为该病。根据病因和发病特点，该病相当于西医的神经官能症或更年期综合征。

1. 壮医药线点灸疗法

（1）取穴：百会、头维、太阳、脑户、脑空、身柱、膻中、四神聪、内关、神门、足三里、三阴交、下关元。

（2）随症配穴：肝气郁结，加肝俞、期门；气郁化火，加大椎、里内庭、背八穴；气滞痰郁，加气海、曲池、丰隆；忧郁伤神，加劳宫、心俞；心脾两虚，加脾俞、心俞、四缝、膏肓；阴虚火旺，加涌泉、肾俞。

（3）操作方法：每天点灸 1 次，7 天为 1 个疗程。

2. 竹罐疗法

（1）材料准备：木香、艾叶、丁香、佩兰、石菖蒲各 50 克，加水适量，按药物竹罐疗法中煮罐的步骤完成准备工作。

（2）取穴

足太阳膀胱经：心俞、肝俞、胆俞、脾俞。

任脉：膻中。

手少阳三焦经：支沟。

手厥阴心包经：内关。

足阳明胃经：足三里、丰隆。

足少阳胆经：阳陵泉。

（3）操作方法：采用直接拔罐法或针刺得气后出针拔罐法，留罐10~15分钟。可左右穴位交替使用，每天施术1次。

3. 佩药疗法

（1）材料准备：艾叶、丁香、藿香、佩兰、甘松、石菖蒲各50克。

（2）操作方法：将上述各味药做洁净处理，除去杂质，于烘箱60 ℃下干燥后，在洁净区内将药材混合粉碎至1 000目（采用微粉粉碎法），将粉碎的药粉包装成15克/袋，外加透气性强的布袋包装后制成香囊。

（3）疗程：每天佩戴香囊1个（白天把香囊挂在胸前，距鼻腔15厘米左右，晚间置于枕边），连续佩戴7天。

4. 足浴疗法

（1）材料准备：艾叶200克，食用醋1千克。

（2）操作方法：将艾叶和醋放在锅里煮温，把药水倒入盆中泡脚，每次浸泡时间一般为20~30分钟。每天治疗2次，7天为1个疗程。

5. 梅花针疗法

（1）部位选择：百会、四神聪、太冲、行间等穴，任脉、督脉、脊椎两侧。

（2）操作方法：将上述部位按常规方法消毒好，采用事先消毒好的梅花针使用中等力度叩击，以叩击部位泛红即可，隔2~3天治疗1次，3次为1个疗程。

6. 壮医鲜花叶透穴疗法

（1）取穴：百会、四神聪、风池、内关、神阙、气海、关元、太冲、行间。

（2）材料准备：新鲜荷叶、线香。

（3）操作方法：将新鲜荷叶剪成大小适合的小片，把叶片放在选定的穴位上，点燃线香隔叶片灸灼。灸灼致叶片干即可换叶片，每个穴位灸灼2~3片叶片。隔天1次，5次为1个疗程。

7. 壮医火功疗法

（1）材料准备：追骨风、牛耳风、过山香、大钻、五味藤、八角枫、

当归藤、四方藤、吹风散等，切成 15~20 厘米长的枝段，晒干，和生姜、大葱、两面针、黄柏、防己一同放入白酒中浸泡（酒要浸过药面），7 天后取出晒干备用。

（2）取穴：百会、四神聪、风池、内关、神阙、气海、关元、太冲、行间。

（3）操作方法：取一盏酒精灯和 15~20 厘米长的上药药枝，把药枝的一端放在酒精灯上燃烧，明火熄灭后，把燃着暗火的药枝包裹于两层牛皮纸内，在患者上述穴位施灸，至患者所灸部位有温热感即可。每天治疗 1 次，中病即止。

五、不寐症

不寐是指经常不能获得正常的睡眠，轻者难以入睡，或睡眠不稳，时寐时醒，醒后不能再寐，严重者可彻夜不眠的一类病症。常伴有神疲乏力、头晕头痛、健忘或心神不宁等症。该病多见于神经衰弱、更年期综合征等病症。不能获得正常睡眠的原因很多，有因思虑劳倦、七情内伤、心肝火旺、胃失和降，使心神被扰或气血两虚，伤及心和"咪隆"（脾），生血之源不足，巧坞失养所致；或因惊恐、房劳伤及"咪腰"（肾），以致心火独炽、心肾不交、阴阳不调、神志不宁；又因体质素弱，心胆虚怯；或情志抑郁、肝阳扰动，以及饮食不节、脾胃不和亦能导致阴阳失调，天、地、人三气不能同步而不寐。

1. 针刺疗法

（1）取穴：天一环 3 穴（TTh1-3）、天一环 6 穴（TTh1-6）、天一环 9 穴（TTh1-9）、天一环 12 穴（TTh1-12）、天宫穴（TTg）、面环 12 穴（TMh-12）、眉心穴（TMx）、耳环 5 穴（TEh-5，双侧）、内下桩（DNxz，双侧）、足背一环 7 穴（DZBh1-7，双侧）、足背一环 8 穴（DZBh1-8，双侧）。

（2）操作方法：取 1 寸、1.5 寸毫针，用"8"字环针法针刺。先针天一环 3 穴（TTh1-3）、天一环 6 穴（TTh1-6）、天一环 9 穴（TTh1-9）、天一环 12 穴（TTh1-12），直刺入 0.3~0.5 寸；然后针天宫穴（TTg），直刺入 0.2~0.5 寸，针左侧耳环 5 穴（TEh-5）、右侧耳环 5 穴（TEh-5），直刺入 0.5~0.8 寸，针眉心穴（TMx），斜刺入 0.5~0.8 寸；再针左侧内下桩（DNxz）、右侧足背一环 7 穴（DZBh1-7）、足背一环 8 穴（DZBh1-8），左侧足背一环 7 穴（DZBh1-7）、足背一环 8 穴（DZBh1-8）、右侧内下桩（DNxz），直刺入 0.8~1 寸。留针 30~45 分钟。每周治疗 2~3 次，4 周为 1 个疗程，可治疗 3 个疗程。

2. 针挑疗法

（1）取穴：依据"天圆地方"的配穴原则，在减压区选取 1~2 组穴位。

（2）操作方法：轻挑、点挑，使微出血。每 5 天治疗 1 次，中病即止。

3. 壮医刺血疗法

（1）取穴：猫爪尖穴（TMZj，双侧）、外上桩（DWsz，双侧）。

（2）操作方法：消毒皮肤后用三棱针点刺，放血 2~3 滴。每天治疗 1 次，中病即止。

4. 壮医药线点灸疗法

（1）取穴：攒竹、神门、三阴交、四神聪、百会。

（2）随症配穴：心脾亏损者，加心俞、厥阴俞、脾俞；心肾不交者，加心俞、肾俞、太溪；心胆虚怯者，加心俞、胆俞、大陵、丘墟；肝阳上扰者，加肝俞、间使、太冲；脾胃不和者，加胃俞、足三里；伴头晕头痛者，加百会；伴心悸怔忡者，加中冲、劳宫、内关（或间使、郄门）、百会、膻中。

（3）操作方法：每天点灸 1 次，10 天为 1 个疗程。

5. 竹罐疗法

（1）材料准备：远志 30 克，酸枣仁 30 克，茯苓 30 克，山药 30 克，合欢皮 20 克，夜交藤 20 克，加水适量，按药物竹罐疗法中煮罐的步骤完成准备工作。

（2）取穴

督脉：大椎、身柱、神道、灵台。

足太阳膀胱经：心俞、肝俞、脾俞、肾俞。

任脉：中脘、气海、关元。

手厥阴心包经：内关。

足太阴脾经：血海、三阴交。

（3）操作方法：每次取 3~4 穴，用三棱针点刺拔罐法，留罐 10~15 分钟。隔天施术 1 次，待病情好转后，可减至每周治疗 1~2 次。

6. 刮疗法

（1）部位选择

头面部：可全头刮拭，以百会穴为中心，呈放射状向全头发际处刮拭。

颈肩部：刮足少阳胆经，由风池穴处沿颈部经完骨刮至肩部的肩井穴处；刮安眠穴。

背部：刮督脉，由风府穴处刮至身柱穴处；刮足太阳膀胱经，由天柱穴处沿脊柱两侧向下刮至背部肾俞穴处。

上肢：刮手厥阴心包经，由肘部前侧曲泽穴处沿前臂前侧正中向下刮至手心劳宫穴处。

下肢：刮足少阴肾经，由三阴交穴处沿小腿内侧刮至太溪穴处。

（2）刮拭顺序：先刮头部，然后刮颈肩部，再刮背部，最后刮四肢。

（3）操作方法：手法较轻柔，以出现痧斑为佳。隔天治疗1次，5次为1个疗程。

7. 经筋疗法

采用民间传统医疗理筋手法、多种针刺疗法（含局部多针法）、投拔火罐等综合理筋疗法。在手触查清"病灶"的基础上，根据病症、病情，运用手法进行全身性调理及局部分筋离筋、点穴、转板等，要求达到遍身舒适感明显、局部病灶刺治直达灶位。令其拘急松解，再于针孔皮表，投拔火罐，使局部充分潮红充血，促进气行血活，利于病灶的吸收消散和组织修复。隔天或3天施治1次，5~7次为1个疗程，疗程间隔3~5天，断绝一切针药治疗，指导患者用简易方法进行自我调理，如局部穴位按摩、擦疗、练习"静功"等。本疗法一般首次施治立即起效，3~5次病情显著缓解并逐而趋向痊愈。

8. 足浴疗法

（1）材料准备：黄连15克，磁石30克，菊花15克，夜交藤12克，龙齿30克。

（2）操作方法：上药加水1 500毫升煎煮20分钟，把药水倒入盆中。先用药水的蒸气熏脚，待温度合适后再泡脚。每天治疗1次，30次为1个疗程。

9. 敷贴疗法

（1）材料准备：王不留行籽，小块胶布。

（2）取穴：双侧耳朵穴位，取神门、心、肾、内分泌、胃、神衰点、失眠。

（3）操作方法：将王不留行籽贴于0.6厘米×0.6厘米的小块胶布中央，然后对准耳穴贴紧并稍加压力，使患者耳朵感到酸麻胀或发热。贴后嘱患者每天自行按压数次，每次1~2分钟。每次贴压后保持3~7天。

10. 耳针疗法

（1）取穴：双侧耳朵穴位，取神门、心、肾、内分泌、胃、神衰点、失眠、皮质下。

（2）操作方法：留针30分钟。每天治疗1次，5天1个疗程。

11. 壮医熏洗疗法

（1）材料准备：酸枣仁30克，夜交藤20克，合欢皮20克，丹参30克，生甘草20克。

（2）操作方法：上药加适量水后煎煮至沸腾，趁水温较高有蒸气时熏蒸头部，待水温下降到患者能耐受的温度后，再用药液淋洗或浸泡全身。每天治疗1次，5次为1个疗程。

12. 壮医鲜花叶透穴疗法

（1）取穴：神门、心俞、足三里、三阴交、百会。

（2）材料准备：新鲜荷叶、线香。

（3）操作方法：将新鲜荷叶剪成大小适合的小片，把叶片放在选定的穴位上，点燃线香隔叶片灸灼。灸灼致叶片干即可换叶片，每个穴位灸灼2~3片叶片。每天治疗1次，5次为1个疗程。

13. 壮医药刮疗法

（1）部位选择：全身。

（2）材料准备：水兰青。

（3）操作方法：将鲜水兰青洗净捣烂，用薄布包好刮全身。每天治疗1次，7次为1个疗程。

六、健忘症

健忘是记忆力减退，容易忘记的一种病症。临床表现为记忆力减退，遇事善忘，精神倦怠，思维迟钝，可伴有心悸气短、纳呆腹胀、腰膝酸软、精神恍惚、头重胸闷、舌强语塞等症。多因思虑过度，伤及心脾或因心肾内耗，髓海空虚，脑失所养所致。也可因痰浊、瘀血扰心所致。

1. 壮医药线点灸疗法

（1）取穴：百会、内关、下关元、大赫、命门、心俞、肾俞、足三里、三阴交。

（2）操作方法：每天点灸 1 次，疗程视具体情况而定。一般 10 天为 1 个疗程，须连灸 3 个疗程。

2. 竹罐疗法

（1）材料准备：肉苁蓉 50 克，益智仁 60 克，远志 35 克，菟丝子 50 克，土黄芪 50 克，土人参 50 克，何首乌 50 克，加水适量，按药物竹罐疗法中煮罐的步骤完成准备工作。

（2）取穴

足太阳膀胱经：心俞、脾俞、肾俞。

督脉：命门、腰阳关。

任脉：气海、关元、中极。

足阳明胃经：足三里。

足太阴脾经：三阴交。

足少阴肾经：太溪。

（3）操作方法：每次选取 2~3 对背俞穴，1~2 个任脉、督脉穴位，1~2 个下肢穴位，针刺得气出针后拔罐。每天治疗 1 次，10 次为 1 个疗程。

3. 刮疗法

（1）部位选择

头面部：刮拭前头部，由神庭穴处经上星、囟会、前顶等穴刮至百会穴；全头刮拭，以百会穴为中心，呈放射状向全头发际处刮拭。

背部：刮足太阳膀胱经，由厥阴俞穴沿脊柱两侧向下刮至心俞穴处；由膏肓穴处沿脊柱两侧向下刮至神堂穴处；刮志室穴。

上肢：刮手厥阴心包经，由郄门穴沿前臂前侧正中向下，刮至手心劳宫穴处。

下肢：刮足阳明胃经，由足三里穴刮至丰隆穴；刮足少阴肾经，由三阴交穴沿小腿内侧刮至太溪穴。

（2）刮拭顺序：先刮头部，然后刮背部，再刮四肢。

（3）操作方法：手法应轻柔，以出现痧斑为佳。隔 2~3 天治疗 1 次，

5 次为 1 个疗程。

4. 佩药疗法

（1）材料准备：藿香、佩兰、肉桂、高良姜各 10 克，冰片 2 克。

（2）操作方法：将上述各味药做洁净处理，除去杂质，于烘箱 60 ℃下干燥后，在洁净区内将药材混合粉碎至 1 000 目（采用微粉粉碎法），将粉碎的药粉包装成袋，外加透气性强的布袋包装后制成香囊。

（3）疗程：每天佩戴香囊 1 个（白天把香囊挂在胸前，距鼻腔 15 厘米左右，晚间置于枕边），连续佩戴 7 天。

5. 足浴疗法

（1）材料准备：肉苁蓉 50 克，益智仁 60 克，远志 35 克，菟丝子 50 克，土黄芪 50 克，土人参 50 克，何首乌 50 克。

（2）操作方法：上药加水 1 500 毫升，煎煮 20 分钟后，把药水倒入盆中。先用药水的蒸气熏脚，待温度合适后再泡脚。每次浸泡时间一般为 20~30 分钟。每天治疗 1 次，30 次为 1 个疗程。

6. 敷贴疗法

（1）材料与方法：肉苁蓉、益智仁、菟丝子、何首乌各 5 克，共研成细末，加适量醋调成糊状，敷在肚脐眼上，用胶布固定即可。

（2）疗程：每次贴敷 6 个小时，隔 7~10 小时贴 1 次，5 次为 1 个疗程。

7. 耳针疗法

（1）取穴：双侧耳朵穴位，取神门、肾、心、内分泌、皮质下。

（2）操作方法：留针 30 分钟。每天治疗 1 次，5 天为 1 个疗程。

8. 壮医鲜花叶透穴疗法

（1）取穴：百会、四神聪、内关、下关元、大赫、命门、心俞、肾俞、足三里、三阴交。

（2）材料准备：新鲜荷叶、线香。

（3）操作方法：将新鲜荷叶剪成大小适合的小片，放在选定的穴位上，点燃线香隔叶片灸灼。灸灼致叶片干即可换叶片，每个穴位灸灼 2~3 片叶片。每天治疗 1 次，5 次为 1 个疗程。

七、痫 症

痫症是由神机受累、元神失控所致的一种发作性神志异常的疾病，又名癫痫，俗称羊吊风、羊痫风。其临床特征为发作性精神恍惚，甚则突然仆倒，昏迷不醒，口吐涎沫，两目上视，口中发出猪羊般的叫声，四肢抽搐，短时间内苏醒，醒后如常人。壮医认为，该病多由风毒内盛、痰毒内阻、痰火内炽导致"三道两路"不通，"巧坞"（大脑）失养或心肾亏虚，元神失控而发病。该病相当于西医的癫痫病。

1. 针挑疗法

（1）会阴挑

部位选择：会阴部的疙瘩或小泡。

操作方法：当发作时，用轻挑挑破会阴处的疙瘩或小泡，使之流出黏液或血水。

（2）会阳挑

取穴：长强穴左右旁开 5 分的会阳穴。

操作方法：用大拇指在大椎穴左右旁开 5 分处起，向下推压至长强穴旁的会阳穴处，共推压 3 次，使该处呈充血状。然后医者即用左手拇指、食指按压大椎穴旁的推压点，以右手持针，轻挑会阳穴使出血，患者即可苏醒。5 天治疗 1 次，7 次为 1 个疗程。

2. 壮医药线点灸疗法

（1）取穴：百会、攒竹、头维、人中、身柱、命门、内关、曲池、通里、四神聪、足三里、关元。

（2）随症配穴：风痰闭阻型加膻中、启闭、丰隆、曲骨、阴陵泉；痰火内盛型加丰隆、脾俞、启闭、肝俞；心肾亏虚型加肾俞、心俞、涌泉。

（3）操作方法：每天点灸 1 次，10 次为 1 个疗程。

3. 梅花针疗法

（1）取穴：大椎、合谷、人中、劳宫、涌泉、足三里、太冲、长强。

（2）操作方法：将上述部位按常规方法消毒好，采用事先消毒好的梅花针使用中等力度叩击，以叩击部位泛红即可。每天治疗 1~2 次，7 天为 1 个疗程。

4. 耳针疗法

（1）取穴：双侧耳朵穴位，取心、肾、胃、神门、肾上腺、内分泌、皮质下。

（2）操作方法：留针 30 分钟。每天治疗 1 次，5 天 1 个疗程。

5. 壮医鲜花叶透穴疗法

（1）取穴：百会、攒竹、头维、人中、身柱、命门、内关、曲池、通里、四神聪、足三里、关元。

（2）材料准备：新鲜荷叶、线香。

（3）操作方法：将新鲜荷叶剪成大小适合的小片，把叶片放在选定的穴位上，点燃线香隔叶片灸灼。灸灼致叶片干即可换叶片，每个穴位灸灼 2~3 片叶片。每天治疗 1 次，5 次为 1 个疗程。

八、胃脘痛

胃脘痛是以上腹部近心窝处经常发生疼痛为主症的病症。是由外感邪气、内伤饮食情志或脏腑功能失调等导致人体上、中、下三部失衡，"咪胴"（胃）失其所养，龙路、火路不通，三气不能同步而引起以上腹部近心窝处经常发生疼痛为主症的病症。因疼痛在上腹部近心窝处，故古代中医文献中，又称其为"心痛"，但与真"心痛"有显著区别。其疼痛可突然发作，亦可缓慢发病；疼痛性质多见胀痛、隐痛、灼痛、绞痛等；痛时可牵连胁背，或可兼见胸脘痞闷、恶心呕吐、纳差、嗳气、反酸等，甚者久病损及胃络，可见呕血、黑便等。

胃痛是临床上常见的一种病症，现代医学中的急性和慢性胃炎、胃与十二指肠溃疡、胃神经官能症、胃癌及胃痉挛等均属胃痛范畴，可参考本疗法。

1. 针刺疗法

（1）取穴：手背二环 4 穴（TSBh2-4，双侧）、足背一环 7 穴（DZBh1-7，双侧）、腹二环 12 穴（RFh2-12）、腹二环 3 穴（RFh2-3）、腹二环 6 穴（RFh2-6）、腹二环 9 穴（RFh2-9）、右侧内三杆（DNSg）、左侧外上桩（DWsz）。

（2）操作方法：取 1 寸、3 寸毫针，用"8"字环针法针刺。先针手背二环 4 穴（TSBh2-4），直刺入 0.5~0.8 寸；接着针腹二环 12 穴（RFh2-12）、腹二环 3 穴（RFh2-3）、腹二环 6 穴（RFh2-6）、腹二环 9 穴（RFh2-9），直刺入 0.5~0.8 寸；再针左外上桩（DWsz），直刺入 1.5~2 寸；最后针右侧内三杆（DNSg），直刺入 2~2.5 寸。留针 30 分钟，久病局部可用加温疗法。每周治疗 2~3 次，4 周为 1 个疗程，治疗 1~3 个疗程。

（3）注意事项：平时应规律就餐，以清淡、易消化食物为主，切忌暴饮暴食或过食生冷寒凉食物。

2. 针挑疗法

（1）取穴：鹰嘴环穴。

（2）操作方法：令患者伸臂握拳，使肘窝部静脉血管怒张；在鹰嘴环穴选取 1 组穴位进行轻挑、浅挑，使出血。每 3 天治疗 1 次，7 次为 1 个疗程，至痊愈为止。

3. 壮医陶针疗法

（1）取穴：腰环穴 2~3 组穴位。

（2）操作方法：在腰环穴选取 2~3 组穴位进行点刺。每 5 天治疗 1 次，中病即止。

4. 壮医药线点灸疗法

（1）取穴：中脘、胃俞、足三里。

（2）操作方法：每天点灸 1 次或多次，10 天为 1 个疗程。

5. 竹罐疗法

（1）材料准备：救必应 30 克，海螵蛸 200 克，两面针 16 克，鸡骨香 30 克，香附 18 克，重楼 20 克，加水适量，按药物竹罐疗法中煮罐的步骤完成准备工作。

（2）取穴

足太阳膀胱经：膈俞、肝俞、胆俞、脾俞、胃俞。

任脉：中脘、关元。

足阳明胃经：天枢。

髂后上棘下方压痛点。

（3）操作方法：背部膀胱经采用多罐法，留罐 5~10 分钟。取中脘、关元、天枢等穴。采用针刺加拔罐法，留罐 10 分钟。髂后上棘下方压痛点采用刺络拔罐法，用三棱针快速点刺 1~3 下后拔罐，留罐 10 分钟。煮罐时，放数条毛巾于药水内与罐同煮，启罐后，可用镊子将锅中的毛巾取出拧干，轻敷于腹部所吸拔的部位上，凉则换之，反复2~3次。每天治疗1次，待症状缓解后，隔天治疗1次。

6. 滚蛋疗法（热滚法）

（1）材料准备

方法一：生姜30克，葱白16克，艾叶16克，共捣烂，按滚蛋疗法中准备材料的步骤完成准备工作。本法适用于寒毒胃痛。

方法二：山楂、神曲、鸡内金各适量，按滚蛋疗法中准备材料的步骤完成准备工作。本法适用于消化不良引起的胃痛。

（2）操作方法：取煮好的温热蛋1只，趁热在患者腹部、背部反复滚动热熨，以上腹部任脉上脘穴至下脘穴为重点。滚蛋后，令患者静卧即可。

（3）疗程：每天治疗1次，根据患者病情，至症状缓解以及蛋黄表面隆起的小点减少或消失为止。

7. 刮疗法

（1）部位选择

背部：刮足太阳膀胱经，由肝俞穴处沿脊柱两侧向下，经脾俞穴刮至胃俞穴处。

前胸部：刮任脉，由上脘穴刮至下脘穴处。

上肢：刮手厥阴心包经，由曲泽穴处沿前臂前侧正中线，经郄门穴刮至内关穴处。

下肢：刮足阳明胃经，由足三里穴处沿小腿外侧向下刮至丰隆穴处；刮足太阴脾经：由阴陵泉穴处沿小腿内侧向下，经地机、三阴交等穴刮至公孙穴处。

（2）刮拭顺序：先刮背部，然后刮前胸部任脉，再刮四肢。

（3）操作方法：背部用重手法，前胸部及四肢的手法应轻柔。隔2~3天治疗1次，5次为1个疗程。

8. 佩药疗法

（1）材料准备：苍术、藿香、佩兰、薄荷、白芷、肉桂、高良姜各10克。

（2）操作方法：将上述各味药做洁净处理，除去杂质，于烘箱60℃下干燥后，在洁净区内将药材混合粉碎至1000目（采用微粉粉碎法），将粉碎的药粉包装成袋，外加透气性强的布袋包装后制成香囊。

（3）疗程：每天佩戴香囊1个（白天把香囊挂在胸前，距鼻腔15厘米左右，晚间置于枕边），连续佩戴7天。

9. 敷贴疗法

（1）材料与方法：高良姜适量，捣烂，加少许盐，烘热敷在胃脘部，用胶布固定即可。

（2）疗程：每天换药1次，中病即可。

10. 梅花针疗法

（1）部位选择：胃俞、脾俞、肝俞，手足阳明胃经上的结节、条索和反应点。

（2）操作方法：将上述部位按常规方法消毒好，采用事先消毒好的梅花针使用中等力度叩击，以叩击部位泛红即可。隔2~3天治疗1次，5次为1个疗程。

11. 壮医鲜花叶透穴疗法

（1）取穴：中脘、梁门、足三里、胃俞、脾俞。

（2）材料准备：新鲜荷叶、线香。

（3）操作方法：将新鲜荷叶剪成大小适合的小片，把叶片放在选定的穴位上，点燃线香隔叶片灸灼。灸灼致叶片干即可换叶片，每个穴位灸灼2~3片叶片。每天治疗1次，5次为1个疗程。

12. 壮医药刮疗法

（1）部位选择：胃脘部，足三里。

（2）材料：生姜、葱白、川椒各20克，热酒适量。

（3）操作方法：取生姜、葱白、川椒切碎和匀布包，蘸热酒即可刮拭。每天治疗1次，7次为1个疗程。

13. 壮医热熨疗法

（1）部位选择：胃脘部。

（2）材料准备：苏木、香附、桃仁各200克，鲜大风艾30~50克。

（3）操作方法：上药加黄酒少许，炒热后热熨。每天4~5次，每次20~30分钟，中病即止。

九、腹　痛

腹痛是指以胃脘以下、耻骨毛际以上的部位发生疼痛为主要表现的一种病症，多由脏腑气机不利，经脉失养，谷道不畅，龙路、火路不通导致。腹内有"咪叠"（肝）、"咪背"（胆）、"咪隆"（脾）、"咪曼"（胰）、"咪腰"（肾）、"咪虽"（肠）、"咪小肚"（膀胱）、"咪花肠"（子宫）等脏腑，有手足三阴、手足三阳及冲、任、带等经脉循行。故凡上述脏腑、经脉受到外邪侵袭，或虫、食所伤，或气血瘀阻等，均可引起脏腑功能失调，谷道、龙路、火路不通，三气不能同步，而产生腹痛。腹痛牵涉的范围很广，是临床极为常见的征候，可伴发于多种脏腑疾患，如西医的急慢性肠炎、肠痉挛、肠易激综合征等或有关内科和外科以腹痛为主症的多种疾病，均可配合使用壮医外治法治疗。

1. 针挑疗法

（1）部位选择：中腹、上腹痛者，取脐以上腹部各线挑点。小腹急痛者，取会阴部青筋。

（2）操作方法：脐以上腹部各线挑点，采用重挑、深挑、行挑，挑出纤维样物；或用轻挑、浅挑、疾挑、跃挑，不必挑出纤维样物。会阴部青筋，采用轻挑、浅挑，使微出血。每5天治疗1次，中病即止。

2. 壮医药线点灸疗法

（1）取穴：脐周四穴、中脘、足三里、食背、趾背、下关元。

（2）随症配穴：气滞加肝俞、内关、膻中；血瘀加血海、通里、里内庭、肝俞；外感寒湿加百会、大椎、风池、曲池、肺俞、梁丘、四缝、肾俞；虚寒加梁丘、四缝、肾俞、百会、四神聪、大椎、三阴交。

（3）操作方法：每天点灸1~2次，连续治疗7天。

3. 竹罐疗法

（1）材料准备：救必应30克，海螵蛸200克，两面针16克，鸡骨香30克，香附18克，重楼20克，加水适量，按药物竹罐疗法中煮罐的步骤完成准备工作。

（2）取穴

足太阳膀胱经：脾俞、胃俞、大肠俞。

任脉：中脘、神阙、关元。

手厥阴心包经：内关。

足阳明胃经：梁门、天枢、足三里、上巨虚。

（3）操作方法：每次选取 6~8 个穴位。背部膀胱经穴位采用刺络拔罐法，用三棱针在穴位上点刺 3~5 下后拔罐，留罐 10~20 分钟。梁门穴、中脘穴采用出针拔罐法，留罐 10 分钟。天枢、内关、足三里、上巨虚等穴采用留针拔罐法，留罐 10 分钟。神阙穴拔罐后将罐上提 10~20 次，拉动皮肤。煮罐时，放数条毛巾于药水内与罐同煮，启罐后，可用镊子将锅中的毛巾取出拧干，轻敷于腹部所吸拔的部位上，凉则换之，反复 2~3 次。每天施术 1 次。

4. 滚蛋疗法（热滚法）

（1）材料准备：干姜、紫苏、香附、芍药各适量，按滚蛋疗法中准备材料的步骤完成准备工作。

（2）操作方法：取煮好的温热蛋 1 只，趁热在患者腹部反复滚动热熨，以腹部疼痛部位为重点。滚蛋后，令患者静卧即可。

（3）疗程：每天治疗 1 次，根据患者病情，至症状缓解以及蛋黄表面隆起的小点减少或消失为止。

5. 刮疗法

（1）部位选择

背部：刮足太阳膀胱经，由膈俞穴处沿脊柱两侧向下刮至小肠俞穴处。

前胸腹部：刮任脉的中脘穴、关元穴；刮足阳明胃经的天枢穴。

上肢：刮手厥阴心包经，由曲泽穴处沿前臂前侧正中线，经郄门穴刮至内关穴处。

下肢：刮足阳明胃经，由梁丘穴处沿腿外侧向下刮至足三里穴处；刮足三阴经（足太阴脾经、足厥阴肝经、足少阴肾经），由膝关节内侧曲泉穴处，沿小腿内侧经三阴交穴刮至太溪穴处。

（2）刮拭顺序：先刮背部，然后刮前胸腹部，再刮四肢。

（3）操作方法：背部用重手法，前胸部及四肢用轻手法。隔天治疗 1 次，7 次为 1 个疗程。

6. 经筋疗法

治疗筋性腹痛，其施治的部位之一，是腰背的腧穴；其二是腹部的穴位，构成多维性的施治方法。

（1）腰背治疗于腰背采用边舒筋边查灶的方式，对背腰华佗夹脊，于舒筋的同时，多于第十二胸椎至第一腰椎的竖脊肌，查到结硬性的筋结病灶，遂行局部消灶，使腰背筋结导致气滞及血瘀形成的病灶松解，获得背腰阳气畅通，利于推动腹部筋脉气血之流通。

（2）腹部治疗：围绕腹部已经形成筋结病灶的穴位，采用综合理筋法，做舒筋解结治疗。常用的施治穴位，按三线的取穴法，于查到的任脉线、半月线及外三线（相当于腹外斜肌的革质索处）的筋结病灶点，以结灶点为腧穴，施以手法、针刺、拔火罐的治疗。一般施治的穴位数为 3 个穴位。

（3）疗程：施治间隔期为 3 天。5~7 次为 1 个疗程，疗程间隔 4~6 天。

7. 烫疗法

（1）材料准备：葱白头 250 克，吴茱萸 75 克，小茴香 20 克，白酒适量。

（2）操作方法：将上药炒热后分装数袋，热烫脐下和足心，药袋冷则更换。每天 2 次，每次 20 分钟，中病即止。

8. 敷贴疗法

（1）材料与方法：高良姜、小茴香各 10 克，共研成细末，用醋调糊，烘热敷在肚脐眼上，用胶布固定即可。

（2）疗程：每次贴敷 7 小时，每天 1 次，中病即止。

9. 耳针疗法

（1）取穴：双侧耳朵穴位，取大肠、小肠、神门、交感、胃、脾。

（2）操作方法：留针 30 分钟。每天治疗 1 次，5 次为 1 个疗程。

10. 壮医鲜花叶透穴疗法

（1）部位选择：反应点，足三里、肝俞、脾俞、胃俞、胆囊等穴。

（2）材料准备：新鲜荷叶、线香。

（3）操作方法：将新鲜荷叶剪成大小适合的小片，把叶片放在选定的穴位上，点燃线香隔叶片灸灼。灸灼致叶片干即可换叶片，每个穴位灸灼 2~3 片叶片。每天治疗 1 次，5 次为 1 个疗程。

11. 壮医火功疗法

（1）材料准备：追骨风、牛耳风、过山香、大钻、五味藤、八角枫、当归藤、四方藤、吹风散等，切成 15~20 厘米长的枝段，晒干，和生姜、大葱、两面针、黄柏、防己一同放入白酒中浸泡（酒要浸过药面），7天后取出晒干备用。

（2）取穴：中脘、内关、足三里。

（3）操作方法：取一盏酒精灯和15~20厘米长的上药药枝，把药枝的一端放在酒精灯上燃烧，明火熄灭后，把燃着暗火的药枝包裹于两层牛皮纸内，在患者上述穴位施灸，至患者所灸部位有温热感即可。每天治疗1次，中病即止。

12. 壮医药刮疗法

（1）部位选择：腹部、腰骶部。

（2）材料准备：生姜、葱白、川椒各20克。热酒适量。

（3）操作方法：取生姜、葱白、川椒切碎和匀布包，蘸热酒即可刮拭。每天治疗1次，中病即止。

13. 壮医热熨疗法

（1）部位选择：脐周四穴、腹部。

（2）材料准备：苏木、香附、桃仁各200克，鲜大风艾30~50克。

（3）操作方法：上药加黄酒少许，炒热后热熨。每天治疗4~5次，每次20~30分钟，中病即止。

十、腹　胀

腹胀是一种临床症状，以腹部胀闷不舒，或伴呕逆、不思饮食，或疼痛为主要表现。壮医认为，其病因主要是外邪侵袭、饮食不节、食滞虫积等，导致谷道、水道和气道阻滞不通。腹胀多见于消化不良、食物中毒、肠梗阻等疾病。一般的腹胀可用药线点灸疗法治疗，但对严重的腹胀应配合有关措施进行抢救。

1. 针挑疗法

（1）方法一

取穴：双侧手心二环11穴（TSXh2-11）、手心二环12穴（TSXh2-12）、手心二环1穴（TSXh2-1）、手心二环2穴（TSXh2-2）。

操作方法：轻挑，挑出黄白色黏液，挤至净尽，挑口盖以消毒纱布，防止感染。不分男女，双手均挑。隔天轻挑1次，至病愈为止。

（2）方法二

取穴：腹一环12穴（RFh1-12）、腹一环3穴（RFh1-3）、腹一环6穴（RFh1-6）、腹一环9穴（RFh1-9）。

操作方法：慢挑、深挑、环挑、排挑，挑净皮下纤维样物，并挤出微血。隔天轻挑1次，至病痊愈为止。

2. 壮医药线点灸疗法

（1）取穴：中脘、上脘、足三里、内关、上巨虚、下巨虚。

（2）随症配穴：伴呕吐加天突；食滞加天枢、气海、里内庭；腹痛加神阙、关元、公孙。

（3）操作方法：每天点灸1~2次，7天为1个疗程。

3. 竹罐疗法

（1）材料准备：柴胡、枳壳、香附、山楂、槟榔、草果各50克，加水适量，按药物竹罐疗法中煮罐的步骤完成准备工作。

（2）取穴

足太阴络脉：公孙。

任脉：中脘、神阙、关元。

（3）操作方法：公孙穴位采用刺络拔罐法，用三棱针在穴位上点刺3~5下后拔罐，留罐10~20分钟。任脉穴采用出针拔罐法，留罐10分钟。神阙穴拔罐后将罐上提10~20次，拉动皮肤。煮罐时，放数条毛巾于药水内与罐同煮，启罐后，可用镊子将锅中的毛巾取出拧干，轻敷于腹部所吸拔的部位上，凉则换之，反复2~3次。每天治疗1次。

4. 滚蛋疗法（热滚法）

（1）材料准备：神曲、山楂、紫苏、香附各适量，按滚蛋疗法中准备材料的步骤完成准备工作。

（2）操作方法：取煮好的温热蛋1只，趁热在腹部反复滚动热熨，以腹胀部位为重点。滚蛋后，令患者盖被静卧即可。

（3）疗程：每天治疗1次，根据患者病情，至症状缓解以及蛋黄表面隆起的小点减少或消失为止。

5. 刮疗法

（1）部位选择

背部：刮足太阳膀胱经，由膈俞穴处沿脊柱两侧向下刮至小肠俞穴处。

前胸腹部：刮任脉的中脘穴、关元穴；刮足阳明胃经的天枢穴。

上肢：刮手厥阴心包经，由曲泽穴处沿前臂前侧正中线，经郄门穴刮至内关穴处。

下肢：刮足阳明胃经，由梁丘穴处沿腿外侧向下刮至足三里穴处；刮足三阴经（足太阴脾经、足厥阴肝经、足少阴肾经），由膝关节内侧曲泉穴处，沿小腿内侧经三阴交穴刮至太溪穴处。

（2）刮拭顺序：先刮背部，然后刮前胸腹部，再刮四肢。

（3）操作方法：背部用重手法，前胸腹部及四肢用轻手法。隔2天治疗1次，5次为1个疗程。

6. 足浴疗法

（1）材料准备：白芷、丁香、肉桂各50克。

（2）操作方法：上药加水1 500毫升，煎煮20分钟后，把药水倒入盆中。先用药水的蒸气熏脚，待温度合适后再泡脚。每次浸泡时间一般为20~30分钟。每天治疗2次，中病即止。

7. 敷贴疗法

（1）材料与方法：生姜10克捣烂，加少许盐，烘热敷在中脘穴、肚脐眼、天枢穴上，用胶布固定即可。

（2）疗程：每天换药1次，中病即止。

8. 梅花针疗法

（1）取穴：手、足阳明胃经。

（2）操作方法：将上述部位按常规方法消毒好，采用事先消毒好的梅花针使用中等力度叩击，以叩击部位泛红即可。每隔2~3天治疗1次，3次为1个疗程。

9. 耳针疗法

（1）取穴：双侧耳朵穴位，取胃、脾、肝、神门、内分泌。

（2）操作方法：留针30分钟。每天治疗1次，5天为1个疗程。

10. 壮医熏洗疗法

（1）材料准备：陈皮、枳实、木香各100克。

（2）操作方法：上药加适量水煎煮至沸腾，趁水温较高有蒸气时熏蒸头部，待水温下降到患者能耐受的温度后，再用药液淋洗或浸泡全身。每天治疗1次，5次为1个疗程。

11. 壮医鲜花叶透穴疗法

（1）取穴：胃俞、脾俞、肝俞、足三里、内庭、太冲。

（2）材料准备：新鲜荷叶、线香。

（3）操作方法：将新鲜荷叶剪成大小适合的小片，把叶片放在选定的穴位上，点燃线香隔叶片灸灼。灸灼致叶片干即可换叶片，每个穴位灸灼 2~3 片叶片。每天治疗 1 次，5 次为 1 个疗程。

12. 壮医火功疗法

（1）材料准备：追骨风、牛耳风、过山香、大钻、五味藤、八角枫、当归藤、四方藤、吹风散等，切成 15~20 厘米长的枝段，晒干，和生姜、大葱、两面针、黄柏、防己一同放入白酒中浸泡（酒要浸过药面），7 天后取出晒干备用。

（2）取穴：胃俞、脾俞、肝俞、足三里、内庭、太冲。

（3）操作方法：取一盏酒精灯和 15~20 厘米长的上药药枝，把药枝的一端放在酒精灯上燃烧，明火熄灭后，把燃着暗火的药枝包裹于两层牛皮纸内，在患者上述穴位施灸，患者感觉所灸部位有温热感即可。每天治疗 1 次，中病即止。

13. 壮医药刮疗法

（1）部位选择：腹部、胃经。

（2）材料准备：紫苏 100 克，香茅 50 克，黄皮果叶 100 克，热酒适量。

（3）操作方法：将上药切碎捣烂，用布包好，蘸热酒即可刮拭。每天治疗 1 次，7 次为 1 个疗程。

14. 壮医热熨疗法

（1）部位选择：腹部。

（2）材料准备：苏木、香附、沙各 100 克。

（3）操作方法：上药加黄酒少许，炒热后热熨。每天治疗 4~5 次，每次 20~30 分钟，中病即可。

十一、呕　吐

呕吐又名吐逆，是由于谷道不通，"咪胴"（胃）失其和降，气逆于上而引起的食物或痰涎等由"咪胴"（胃）中上逆而吐出的病症。壮医认为，该病病因主要有湿毒、寒毒、热毒、痧毒等外邪直侵"咪胴"（胃），"咪胴"（胃）气不能下行；或饮食不节，阻滞"谷道"，"咪胴"（胃）气机失降；或情志不遂，伤及内脏，气机阻滞；或"咪隆"（脾）、"咪胴"（胃）虚弱，功能失常，导致三气不能同步而发病。古人云：有声有物谓之"呕"，有物无声谓之"吐"，有声无物谓之"哕"（干呕），只吐涎沫谓之"吐涎"。但由于临床上呕与吐常兼而并见，难截然分开，故后人合而称之为呕吐。作为一个症状，呕吐可见于现代医学的诸多疾病，如神经性呕吐、胃炎、幽门痉挛或梗阻、胆囊炎、脑膜炎等，当出现呕吐时，均可参考本疗法。

1. 壮医药线点灸疗法

（1）取穴：天突、内关、中脘、胃俞、足三里。

（2）随症配穴：外邪内袭者，加攒竹、头维、列缺、风池、肺俞以疏散外邪；饮食停滞者，加下脘、璇肌以宣导气机而化积滞；肝气犯胃者，加行间、大冲、阳陵泉以泄肝气；脾胃虚弱者，加脾俞、章门、募俞以培补中土。

（3）操作方法：每天点灸 1~2 次，7 天为 1 个疗程。

2. 竹罐疗法

（1）材料准备：生姜 120 克，厚朴 60 克，丁香 20 克，加水适量，按药物竹罐疗法中煮罐的步骤完成准备工作。

（2）取穴

足太阳膀胱经：肝俞、脾俞、胃俞。

任脉：膻中、中脘。

手厥阴心包经：内关。

足阳明胃经：足三里。

（3）操作方法：背部膀胱经穴位采用多罐法，留罐 10~20 分钟，拔罐后将罐用力上提 10~20 次。膻中穴、中脘穴采用出针拔罐法，留罐 10 分钟。内关穴、足三里穴采用留针拔罐法，留罐 10 分钟。每天治疗 1 次。

3. 滚蛋疗法（热滚法）

（1）材料准备：按滚蛋疗法中准备材料的步骤完成准备工作。

（2）操作方法：取煮好的温热蛋 1 只，趁热在患者胸腹部及上肢反复滚动热熨。胸腹部以任脉上脘穴至下脘穴为重点；上肢以手厥阴心包经，由曲泽穴至内关穴为重点。每个部位滚动 20 多次。滚蛋后，令患者静卧即可。

（3）疗程：每天治疗 1 次，根据患者病情，至症状缓解以及蛋黄表面隆起的小点减少或消失为止。

4. 刮疗法

（1）部位选择

背部：刮足太阳膀胱经，由肝俞穴处沿脊柱两侧向下，经脾俞穴刮至胃俞穴处。

前胸腹部：刮任脉，由上脘刮至下脘穴；刮阳明胃经的天枢穴。

上肢：刮手厥阴心包经，由曲泽穴处沿前臂前侧正中线，经郄门穴刮至内关穴处。

下肢：刮足阳明胃经，由足三里穴处沿小腿外侧向下刮至丰隆穴处；刮足太阴脾经，由阴陵泉穴处沿小腿内侧向下刮至三阴交穴处；刮足太阳膀胱经的委中穴。

（2）刮拭顺序：先刮背部，然后刮前胸部任脉，再刮腹部天枢穴，最后刮四肢。

（3）操作方法：背部用重手法，前胸部及四肢手法应轻柔，以局部出现青紫痧斑为好。隔天治疗 1 次，7 次为 1 个疗程。

5. 敷贴疗法

（1）材料与方法：竹茹、半夏、生姜各适量，共捣烂，加少许盐和麻油，烘热敷在肚脐眼上，用胶布固定即可。

（2）疗程：每天换药 1 次，中病即可。

6. 耳针疗法

（1）取穴：双侧耳朵穴位，取胃、神门、交感、内分泌、皮质下、食管。

（2）操作方法：每次选 2~3 个穴位留针，留针 30 分钟。每天治疗 1 次，5 次 1 个疗程。

7. 壮医熏洗疗法

（1）材料准备：半夏 20 克，生姜 15 克，陈皮 15 克，茯苓 20 克。

（2）操作方法：上药加适量水煎煮至沸腾，趁水温较高有蒸气时熏蒸头部，待水温下降到患者能耐受的温度后，再用药液淋洗或浸泡全身。每天治疗 1 次，5 次为 1 个疗程。

8. 壮医鲜花叶透穴疗法

（1）取穴：中脘、天枢、足三里、太冲、内关。

（2）材料准备：新鲜荷叶、线香。

（3）操作方法：将新鲜荷叶剪成大小适合的小片，把叶片放在选定的穴位上，点燃线香隔叶片灸灼。灸灼致叶片干即可换叶片，每个穴位灸灼2~3片叶片。每天治疗1次，5次为1个疗程。

9. 壮医火功疗法

（1）材料准备：追骨风、牛耳风、过山香、大钻、五味藤、八角枫、当归藤、四方藤、吹风散等，切成15~20厘米长的枝段，晒干，和生姜、大葱、两面针、黄柏、防己一同放入白酒中浸泡（酒要浸过药面），7天后取出晒干备用。

（2）取穴：中脘、天枢、足三里、太冲、内关。

（3）操作方法：取一盏酒精灯和15~20厘米长的上药药枝，把药枝的一端放在酒精灯上燃烧，明火熄灭后，把燃着暗火的药枝包裹于两层牛皮纸内，在患者上述穴位施灸，至患者所灸部位有温热感即可。每天治疗1次，中病即止。

10. 壮医药刮疗法

（1）取穴：中脘、下脘、足三里、内关、太冲。

（2）材料准备：紫苏100克，生姜50克，热酒适量。

（3）操作方法：将上药切碎捣烂，用布包好，蘸热酒即可刮拭。每天治疗1次，中病即可。

十二、呃 逆

呃逆是谷道不通，"咪胴"（胃）之气上逆动膈，气逆上冲，以喉间呃呃连声，声短而频，令人不能自止为主症的病症。呃逆古称"哕"，又称"哕逆"。壮医认为，其主要病因是由于寒气蕴蓄，或燥热内盛，气郁痰阻，或正气亏虚等，导致"咪胴"（胃）气上逆，使"三道两路"受阻，三气不能同步而发病。属壮医谷道病范畴。该病常见于胃肠神经官能症，某些胃、肠、腹膜、纵膈、食道的疾病，如引起膈肌痉挛，也可以发生呃逆，均可参考以下疗法。

1. 针刺疗法

（1）取穴：手背二环4穴（TSBh2-4，双侧）、足面二环12穴（DZMh2-

12，双侧）、臂内三穴（TBNSx，双侧）。

（2）操作方法：取 1 寸毫针，用轻针法、"8" 字环针法针刺。先针左侧手背二环 4 穴（TSBh2-4），直刺入 0.5~0.8 寸；接着针右侧足背二环 12 穴（DZBh2-12）、左侧足背二环 12 穴（DZBh2-12），直刺入 0.8~1 寸；再针右侧手背二环 4 穴（TSBh2-4），直刺入 0.5~0.8 寸；最后分别针左、右侧臂内三穴(TBNSx)，直刺入 0.8~1 寸。留针 30 分钟。每 7 天治疗 2~3 次，中病则止。

（4）注意事项：平时少食生、冷、辛、热食品。保持情绪稳定。

2. 针挑疗法

（1）取穴：腿弯穴（DTw）、喉环 2 穴（THh-2）、喉环 5 穴（THh-5）、喉环 7 穴（THh-7）、喉环 10 穴（THh-10）。

（2）操作方法：在右手各指（拇指除外）戴上顶针（或用小篾片制成的指环亦可）2 个，蘸冷开水后在腿弯穴（DTw）处拍打 50~60 次，至出现血泡。常规消毒后用轻挑手法挑破血泡，使出血水。在喉环 2 穴（THh-2）、喉环 5 穴（THh-5）、喉环 7 穴（THh-7）、喉环 10 穴（THh-10）采用轻挑、浅挑，使微出血。每 5 天治疗 1 次，中病即止。

3. 壮医药线点灸疗法

（1）取穴：上脘、屋翳。

（2）随症配穴：呃逆伴消化道症状者，加足三里；伴心神症状者，加内关，若疗效欠佳时加天突、膈俞、下关元。

（3）操作方法：每天点灸 1 次，必要时可多次施灸。

4. 竹罐疗法

（1）材料准备：丁香 30 克，柿蒂 60 克，生姜 60 克，土人参 60 克，水适量，按药物竹罐疗法中煮罐的步骤完成准备工作。

（2）取穴

足太阳膀胱经：膈俞、脾俞、胃俞。

手太阳小肠经：天宗。

任脉：膻中、中脘。

手厥阴心包经：内关。

足阳明胃经：梁门。

经外奇穴：呃逆穴（前胸，乳头直下 5 寸）。

（3）操作方法：背部膀胱经穴位及天宗穴采用多罐法，留罐 10~15 分钟。膻中、中脘、内关、梁门等穴采用出针拔罐法，留罐 10 分钟。呃逆穴拔罐后将罐用力上提 5~10 次，留罐 10 分钟。每天治疗 1 次。

5. **滚蛋疗法（热滚法）**

（1）材料准备：丁香、法半夏、生姜、陈皮各等量，按滚蛋疗法中准备材料的步骤完成准备工作。

（2）操作方法：取煮好的温热蛋 1 只，趁热在患者胸腹部及上肢反复滚动热熨。胸腹部以任脉上脘穴至下脘穴为重点；上肢以手厥阴心包经，由曲泽穴至内关穴为重点。每个部位滚动 20 多次。滚蛋后，令患者静卧即可。

（3）疗程：每天治疗 1 次，根据患者病情，至症状缓解以及蛋黄表面隆起的小点减少或消失为止。

6. **刮疗法**

（1）部位选择

背部：刮督脉，由大椎穴沿脊柱两侧向下刮至至阳穴处；刮足太阳膀胱经，由大杼穴处沿脊柱两侧向下刮至三焦俞穴处。

前胸部：刮任脉，由天突穴沿前正中线向下刮至中脘穴处。

上肢：刮手厥阴心包经，由曲泽穴处沿前臂前侧正中线，经郄门穴刮至内关穴处。

下肢：刮足阳明胃经，由足三里穴处沿小腿外侧向下刮至丰隆穴处；刮足少阴肾经太溪穴。

（2）刮拭顺序：先刮背部，然后刮前胸部任脉，再刮四肢。

（3）操作方法：背部用重手法，前胸部及四肢手法应轻柔，以局部出现痧斑为好。隔天治疗 1 次，7 次为 1 个疗程。

7. **敷贴疗法**

（1）材料与方法：芒硝、胡椒、朱砂、丁香各适量，共研成细末，加少许麻油，烘热敷在肚脐眼上，用胶布固定即可。

（2）疗程：每天换药 1 次，中病即可。

8. **梅花针疗法**

（1）取穴：双侧足太阳膀胱经，足三里、太冲。

（2）操作方法：将上述部位按常规方法消毒好，采用事先消毒好的梅

花针使用中等力度叩击，以叩击部位泛红即可。每天治疗1~2次，7天为1个疗程。

9. 壮医鲜花叶透穴疗法

（1）取穴：内关、中脘、足三里、膈俞、胃俞、肝俞。

（2）材料：新鲜荷叶、线香。

（3）操作方法：将新鲜荷叶剪成大小适合的小片，把叶片放在选定的穴位上，点燃线香隔叶片灸灼。灸灼致叶片干即可换叶片，每个穴位灸灼2~3片叶片。每天治疗1次，5次为1个疗程。

10. 壮医火功疗法

（1）材料准备：追骨风、牛耳风、过山香、大钻、五味藤、八角枫、当归藤、四方藤、吹风散等，切成15~20厘米长的枝段，晒干，和生姜、大葱、两面针、黄柏、防己一同放入白酒中浸泡（酒要浸过药面），7天后取出晒干备用。

（2）取穴：内关、中脘、足三里、膈俞、胃俞、肝俞。

（3）操作方法：取一盏酒精灯和15~20厘米长的上药药枝，把药枝的一端放在酒精灯上燃烧，明火熄灭后，把燃着暗火的药枝包裹于两层牛皮纸内，在患者上述穴位施灸，至患者所灸部位有温热感即可。每天治疗1次，中病即止。

11. 壮医药刮疗法

（1）取穴：中脘、下脘、足三里、内关、太冲、膈俞、胃俞、脾俞、肝俞。

（2）材料准备：野芋头1个。

（3）操作方法：将野芋头煨热，切去一小片，以切面趁热刮治。每天治疗1次，中病即可。

十三、泄　泻

泄泻又称腹泻，指排便次数增多，粪便稀溏或完谷不化，甚至泻出水样便为主要表现的病症。可伴有纳呆、乏力、腹痛、小便不利等。临床凡以大便溏薄而势缓者为泄，以大便清稀如水而直下者为泻。泄泻轻重不同，轻者仅见大便次数增多，粪便溏薄；严重者暴泻无度，耗伤气阴，或失治误治，可导致亡阴亡阳之变，或转为久泻之症。泄泻属壮医谷道病范畴。

壮医认为泄泻主要由于湿盛与脾胃功能失调所致谷道功能受阻而致，临床可分为急性与慢性两大类型，是一种常见的脾胃肠病症，其病位主要在谷道。一年四季均可发生，尤以夏秋两季为多见。急性泄泻多由风毒、热毒、寒毒、湿毒、火毒等外邪侵犯人体谷道或饮食不节导致"咪胴"（胃）、"咪虽"（肠）功能失调，水谷不化，夹杂而下而致病。其临床表现为起病较急，便次与数量明显增多，每兼挟湿热或寒湿症状。慢性泄泻多由急性泄泻迁延日久，或脾胃素虚，久病气虚等导致谷道受纳、运化、吸收功能障碍，清浊不分而致病。其临床表现为多由急性泄泻迁延而来，其便泄次数相对较少，往往饮食稍有不慎，即出现泄泻，每伴脾虚或肾虚表现。泄泻可见于多种疾病，如急慢性肠炎、消化不良、过敏性结肠炎、肠道激惹综合征、肠结核、胃肠神经功能紊乱等，均可参考本疗法。

1. 针刺疗法

（1）取穴：鹰嘴环 12 穴（TYZh-12）、足背中穴（DZBz）、腹三环 6 穴（RFh3-6）、内三桩（DNSz）。

（2）操作方法：操作方法：取 1 寸毫针，用"8"字环针法针刺。先针左侧足背中穴（DZBz）；然后针右侧鹰嘴环 12 穴（TYZh-12）、左侧鹰嘴环 12 穴（TYZh-12），直刺入 0.5~0.8 寸；再针腹三环 6 穴（RFh3-6），直刺入 0.5~0.8 寸；最后针左、右侧内三桩（DNSz）。留针 30 分钟。每天治疗 1 次，中病则止。

（3）注意事项：对严重失水或由恶性病变所引起的泄泻要进行综合性治疗；饮食宜清淡，忌油腻、刺激类食物。

2. 针挑疗法

（1）部位选择：肛门内的小黑泡。

（2）操作手法：用消毒三棱针轻挑微出血即可。每 3 天治疗 1 次，中病即止。

3. 壮医陶针疗法

（1）取穴：分别在腰环穴、腹环穴、耳环穴取 1~2 组穴位。

（2）操作方法：用散刺手法。每 2 天治疗 1 次，中病即止。

4. 壮医药线点灸疗法

（1）取穴

治疗急性泄泻：取脐周四穴、食背、中脘、天枢、上巨虚、阴陵泉。

其中脐周四穴、食背为壮医经验穴，主胃肠病变。

治疗慢性泄泻：取脐周四穴、食背、脾俞、章门、中脘、天枢、足三里。

（2）随症配穴：胸闷呕吐者加内关；滑泄者加命门、大肠俞、三阴交；里急后重者加阴陵泉。

（3）操作方法：每天点灸1次，必要时可多次施灸。

5. 竹罐疗法

（1）材料准备：凤尾草60克，铁苋菜40克，十大功劳40克，救必应60克，车前草40克，地桃花60克，桃金娘40克，加水适量，按药物竹罐疗法中煮罐的步骤完成准备工作。

（2）取穴

足太阳膀胱经：在肝俞穴至小肠俞穴的膀胱经上寻找压痛点（如无压痛点，则自上而下每次取1~2对俞穴）。

任脉：神阙、关元。

足阳明胃经：天枢、足三里、上巨虚。

足太阴脾经：三阴交。

（3）操作方法：每次选取背部痛点或1~2对俞穴、腹部2个穴位、下肢2个穴位施术，背部痛点采用三棱针刺络拔罐法，其余穴位采用出针拔罐法。神阙穴不针，拔罐后将罐上提10~20次，拉动皮肤。煮罐时，放数条毛巾于药水内与罐同煮，启罐后，可用镊子将锅中的毛巾取出拧干，轻敷于腹部所吸拔的部位上，凉则换之，反复2~3次。每天治疗1次。

6. 滚蛋疗法（热滚法）

（1）材料准备：十大功劳、救必应、五指毛桃、地桃花、桃金娘各适量，按滚蛋疗法中准备材料的步骤完成准备工作。

（2）操作方法：取煮好的温热蛋1只，趁热在患者腹部反复滚动热熨，以神阙穴为中心，纵向从中脘穴至关元穴来回滚动20多次，横向在两侧天枢穴间来回滚动20多次，蛋冷随换热蛋，两蛋交替使用。滚蛋后，令患者盖被静卧即可。

（3）疗程：每天治疗1次，根据患者病情，至症状缓解以及蛋黄表面隆起的小点减少或消失为止。

7. 刮疗法

（1）部位选择

背部：刮足太阳膀胱经，由脾俞穴处沿脊柱两侧向下刮至大肠俞处。

前胸腹部：刮任脉的中脘穴、关元穴；刮足阳明胃经的天枢穴。

上肢：刮手阳明大肠经，由曲池穴处沿前臂后外侧，经手三里穴刮至合谷穴处。

下肢：刮足阳明胃经，由足三里穴处沿小腿外侧，经上巨虚穴刮至下巨虚穴处。刮足三阴经（足太阴脾经、足厥阴肝经、足少阴肾经），由阴陵泉处沿小腿内侧，经三阴交、太溪等穴刮至公孙穴处。

（2）刮拭顺序：先刮背部，然后刮前胸腹部，再刮四肢。

（3）操作方法：急性腹泻背部用重手法，前胸部及四肢手法较轻柔；慢性腹泻用轻柔手法。刮治局部以出现痧斑为佳。隔天治疗 1 次，7 次为 1 个疗程。

8. 足浴疗法

（1）材料准备：艾叶、藿香、大腹皮、生姜各适量。

（2）操作方法：上药加水 1 500 毫升煎煮 20 分钟，把药水倒入盆中。先用药水的蒸气熏脚，待温度合适后再泡脚。每次浸泡时间一般为 20~30 分钟。每天治疗 2 次，中病即可。

9. 敷贴疗法

（1）材料与方法：生姜、大蒜、朱砂、胡椒各适量，共研成细末，加少许盐，烘热敷在肚脐眼上，用胶布固定即可。

（2）疗程：每天换药 1 次，中病即可。

10. 耳针疗法

（1）取穴：双侧耳朵穴位，取大肠、小肠、脾、胃、肝、交感。

（2）操作方法：留针 30 分钟。每天治疗 1 次，5 天为 1 个疗程。

11. 壮医鲜花叶透穴疗法

（1）取穴：脐周四穴、食背、中脘、天枢、上巨虚、阴陵泉。

（2）材料准备：新鲜荷叶、线香。

（3）操作方法：将新鲜荷叶剪成大小适合的小片，把叶片放在选定的穴位上，点燃线香隔叶片灸灼。灸灼致叶片干即可换叶片，每个穴位灸灼 2~3 片叶片。每天治疗 1 次，5 次为 1 个疗程。

12. 壮医火功疗法

（1）材料准备：追骨风、牛耳风、过山香、大钻、五味藤、八角枫、

当归藤、四方藤、吹风散等，切成 15~20 厘米长的枝段，晒干，和生姜、大葱、两面针、黄柏、防己一同放入白酒中浸泡（酒要浸过药面），7 天后取出晒干备用。

（2）取穴：脐周四穴、食背、中脘、天枢、上巨虚、阴陵泉。

（3）操作方法：取一盏酒精灯和 15~20 厘米长的上药药枝，把药枝的一端放在酒精灯上燃烧，明火熄灭后，把燃着暗火的药枝包裹于两层牛皮纸内，在患者上述穴位施灸，至患者所灸部位有温热感即可。每天治疗 1 次，中病即止。

13. 壮医热熨疗法

（1）取穴：脐周四穴、大横、天枢、足三里。

（2）材料准备：老姜头、老葱头各 500 克，鲜大风艾 30~50 克。

（3）操作方法：上药共切碎，拌米酒适量炒热，放入布袋，扎住袋口，热熨。每天治疗 4~5 次，每次 20~30 分钟，中病即可。

十四、便　秘

便秘指大肠传导失常导致的大便秘结不通，排便时间延长，或虽有便意，而排便困难的病症。属壮医谷道病范畴。其病因较复杂，热结、气滞、寒凝、气血阴阳亏虚等均可引起"三道两路"不通而致便秘。便秘是临床上的常见症状，可见于多种疾病，如功能性便秘、肠道激惹综合征、直肠及肛门疾病所致的便秘，以及药物性便秘等。凡以便秘为主要表现的病症，均可参照以下疗法。

1. 针刺疗法

（1）取穴：臂内中穴（TBnz，双侧）、里内庭穴（DLnt，双侧）、臂内前穴（TBnq，双侧）、足背二环 8 穴（DZBh2-8，双侧）。

（2）操作方法：取 1 寸、2 寸毫针，用"8"字环针法针刺。先针左侧臂内中穴（TBnz），直刺入 0.8~1.5 寸，针右侧里内庭穴（DLnt）、左侧里内庭穴（DLnt），直刺入 0.3~0.5 寸；接着针右侧臂内中穴（TBnz），直刺入 0.8~1.5 寸，针左侧臂内前穴（TBnq），直刺入 0.5~0.8 寸；再针右侧足背二环 8 穴（DZBh2-8）、左侧足背二环 8 穴（DZBh2-8），直刺入 0.3~0.5 寸；最后针右侧臂内前穴（TBnq），直刺入 0.5~0.8 寸。留针 30 分钟。每周治疗 2~3 次，4 周为 1 个疗程，治疗 2~3 个疗程。

2. 壮医药线点灸疗法

（1）取穴：神门、神阙、关元。

（2）随症配穴：效果不明显时，加脐周四穴、足三里、大肠俞、里内庭。神门为心经原穴，脐周四穴、里内庭为壮医经验穴，足三里为胃经合穴，配大肠俞调整胃肠功能，疏通腑气，腑气通则大便通。

（3）操作方法：每天点灸 1 次或数次。

3. 竹罐疗法

（1）材料准备：大黄 50 克，厚朴 100 克，枳实 50 克，木香 30 克，加水适量，按药物竹罐疗法中煮罐的步骤完成准备工作。

（2）取穴

足太阳膀胱经：脾俞、胃俞、肾俞、大肠俞。

任脉：神阙、关元。

足阳明胃经：天枢、足三里、上巨虚。

足太阴脾经：大横、腹结、三阴交。

（3）操作方法：每次选取背部 1~2 对俞穴、腹部 2~4 个穴位、下肢 2 个穴位施术，采用留针拔罐法，留罐 10~20 分钟，启罐后还可留针半小时。神阙穴不针，拔罐后将罐上提 10~20 次，拉动皮肤。于煮罐时，放数条毛巾于药水内与罐同煮，启罐后，可用镊子将锅中的毛巾取出拧干，轻敷于下腹部或腰骶部所吸拔的部位上，凉则换之，反复 2~3 次。每天治疗 1 次。

4. 滚蛋疗法（热滚法）

（1）材料准备：大黄、枳实、陈皮、川朴各适量，按滚蛋疗法中准备材料的步骤完成准备工作。

（2）操作方法：取煮好的温热蛋 1 只，趁热在腹部反复滚动热熨，以左下腹部为重点。滚蛋后，令患者多做下蹲起立及仰卧屈髋压腹等动作。

（3）疗程：每天治疗 1 次，根据患者病情，至症状缓解以及蛋黄表面隆起的小点减少或消失为止。

5. 刮疗法

（1）部位选择

背部：刮足太阳膀胱经，由膈俞穴处沿脊柱两侧向下刮至小肠俞穴处。

前胸腹部：刮任脉，由中脘穴沿前正中线向下，避开神阙穴，刮至关元穴处；刮足阳明胃经的天枢穴；刮足太阴脾经的腹结穴。

上肢：刮手阳明大肠经，由曲池穴处沿前臂后外侧，经手三里穴刮至合谷穴处。

下肢：刮足阳明胃经，由足三里穴处沿小腿外侧，经上巨虚刮至下巨虚穴处；刮足三阴经（足太阴脾经、足厥阴肝经、足少阴肾经），由阴陵泉穴和曲泉穴处沿小腿内侧，经三阴交、太溪等穴刮至公孙穴处。

（2）刮拭顺序：先刮背部，然后刮前胸腹部，再刮四肢。

（3）操作方法：背部用重手法，前胸部及四肢手法应轻柔。隔天治疗1次，7次为1个疗程。

6. 足浴疗法

（1）材料准备：番泻叶、大黄各适量

（2）操作方法：上药加水1 500毫升煎煮20分钟，把药水倒入盆中。先用药水的蒸气熏脚，待温度合适后再泡脚。一般每次浸泡时间为20~30分钟。每天治疗2~3次，中病即可。

7. 敷贴疗法

（1）材料与方法：丁香、大蒜、生姜各适量，共捣烂，加少许麻油，烘热敷在肚脐眼上，用胶布固定即可。

（2）疗程：每天换药1次，中病即可。

8. 梅花针疗法

（1）取穴：天枢、大横、脐周四穴、气海、关元、长强、足三里、太冲。

（2）操作方法：将上述部位按常规方法消毒好，采用事先消毒好的梅花针使用中等力度叩击，以叩击部位泛红即可。每天治疗1~2次，7天为1个疗程。

9. 耳针疗法

（1）取穴：双侧耳朵穴位，取大肠、小肠、脾、胃、肝、内分泌、皮质下。

（2）操作方法：留针30分钟。每天治疗1次，5天1个疗程。

10. 壮医熏洗疗法

（1）材料准备：大黄、槐花、芒硝各适量。

（2）操作方法：上药加适量水煎至沸腾，趁水温较高有蒸气时熏蒸头部，待水温下降到患者能耐受的温度后，再用药液淋洗或浸泡全身。每天治疗 1 次，5 次为 1 个疗程。

11. 壮医鲜花叶透穴疗法

（1）取穴：脐周四穴、气海、关元。

（2）材料准备：新鲜荷叶、线香。

（3）操作方法：将新鲜荷叶剪成大小适合的小片，把叶片放在选定的穴位上，点燃线香隔叶片灸灼。灸灼致叶片干即可换叶片，每个穴位灸灼 2~3 片叶片。每天治疗 1 次，5 次为 1 个疗程。

12. 壮医药刮疗法

（1）取穴：中脘、下脘、气海、关元、胃俞、脾俞、肝俞、大肠俞。

（2）材料准备：野芋头 1 个。

（3）操作方法：将野芋头煨热，切去一小片，以切面趁热刮治。每天治疗 1 次，中病即可。

十五、眩　晕

眩晕是以头晕、眼花为主症的一类病症。眩即目昏眼花，眼前发黑，或星光闪烁，晃动缥缈；晕指头晕旋转，失衡欲倾。临床上因常同时并见，故统称为"眩晕"。轻者发作短暂，平卧闭目片刻即安；重者如坐舟车，旋转起伏不定，以致站立不稳，或伴有恶心、呕吐、出汗、面色苍白等症状。严重者可突然仆倒。壮医认为，眩晕是由于气血不足，肝肾阴亏等不能上养"巧坞"（大脑）或肝阳内动，上犯"巧坞"，或痰浊中阻，浊气上冲，扰乱"巧坞"等，而发为该病。眩晕为一种常见的症状，可见于西医的高血压病、动脉硬化、贫血、神经官能症、耳源性眩晕等疾病。

1. 针刺疗法

（1）取穴：天宫穴（TTg）、眉心穴（TMx）、足背一环 7 穴（DZBh1-7，双侧）、足背中穴（DZBz，双侧）、手背二环 3 穴（TSBh2-3，双侧）、手背二环 4 穴（TSBh2-4，双侧）、足背二环 3 穴（DZBh2-3，双侧）、足背二环 4 穴（DZBh2-4，双侧）、鹰嘴环 6 穴（TYZh-6，双侧）、鹰嘴环 12 穴（TYZh-12，双侧）、膝二环 5 穴（DXh2-5，双侧）、膝二环 7 穴（DXh2-7，双侧）。

（2）操作方法：取 1 寸毫针，用"8"字环针法针刺。先针天宫穴

（TTg），斜刺入 0.3~0.8 寸；然后针左侧足背一环 7 穴（DZBh1-7）、左侧足背中穴（DZBz）、右侧足背一环 7 穴（DZBh1-7）、右侧足背中穴（DZBz），直刺入 0.5~0.8 寸，针眉心穴（TMx），斜刺入 0.5~0.8 寸；再针左侧手背二环 3 穴（TSBh2-3）、手背二环 4 穴（TSBh2-4），右侧足背二环 3 穴（DZBh2-3）、足背二环 4 穴（DZBh2-4）；最后针左侧鹰嘴环 6 穴（TYZh-6）、鹰嘴环 12 穴（TYZh-12），右侧膝二环 5 穴（DXh2-5）、膝二环 7 穴（DXh2-7）。留针 30 分钟。每周治疗 2~3 次，4 周为 1 个疗程，治疗 1~3 个疗程。

2. 针挑疗法

（1）取穴：分别在天一环穴（TTh1）、天二环穴（TTh2）、解毒区各选取 1~2 组穴位进行挑治。

（2）操作方法：轻挑、点挑，也可令每穴放血 1~2 滴。每 5 天治疗 1 次，4 次为 1 个疗程，中病即止。

3. 壮医药线点灸疗法

（1）取穴：攒竹、百会、风池、太阳。

（2）随症配穴：伴胸闷呕吐者，加天突、止吐、内关、足三里；高血压者，加下关元、曲池、足三里；气血不足者，加脾俞、足三里、气海；肝阳上亢者，加风池、肝俞、肾俞、行间、侠溪；痰浊内阻者，加丰隆、中脘、内关、解溪、头维。

（3）操作方法：每天点灸 1 次，10 天为 1 个疗程。

4. 竹罐疗法

（1）材料准备：狗肝菜 60 克，金银花 30 克，板蓝根 45 克，钩藤 30 克，加水适量，按药物竹罐疗法中煮罐的步骤完成准备工作。

（2）取穴

经外奇穴：印堂。

足太阳膀胱经：肝俞、脾俞。

足少阳胆经：风池、侠溪。

足厥阴肝经：太冲。

足阳明胃经：足三里、丰隆。

足太阴脾经：三阴交。

（3）操作方法：取以上穴位，采用三棱针点刺拔罐法，留罐 10~15 分钟。左右侧穴位交替使用，每天治疗 1 次。

5. 滚蛋疗法（热滚法）

（1）材料准备：天麻、川芎、钩藤、僵蚕各等量，按滚蛋疗法中准备材料的步骤完成准备工作。

（2）操作方法：取煮好的温热蛋 1 只，趁热在患者头部、额部、颈肩部反复滚动热熨。头部从印堂穴至神庭穴、从阳白穴至本神穴以及从太阳穴至头维穴；颈肩部沿足少阳胆经，由风池穴至肩井穴。每个部位来回滚动 20 多次，至微微汗出为止。滚蛋后，擦干汗液，令患者盖被静卧即可。

（3）疗程：每天治疗 1 次，根据患者病情，至症状缓解以及蛋黄表面隆起的小点减少或消失为止。

6. 刮疗法

（1）部位选择

头面部：刮督脉，由上星穴沿后正中线向后，经百会穴刮至风府穴处；刮足少阳胆经的阳白穴；刮印堂穴。

颈肩部：刮足少阳胆经，由风池穴处沿颈部，经完骨穴刮至肩部的肩井穴处。

上肢：刮手阳明大肠经的合谷穴。

下肢：刮足阳明胃经的足三里穴；刮足厥阴肝经的太冲穴。

（2）刮拭顺序：先刮头部，然后刮颈肩部，再刮四肢。

（3）操作方法：手法较轻柔，以出现痧斑为佳。隔天治疗 1 次，7 次为 1 个疗程。

7. 经筋疗法

筋性眩晕是通过经筋综合疗法的施治手段来疏通经络，令经络畅流无阻，运输气血，濡养筋肉，筋柔节利，拘急去除，晕乃自息。急性发作者取坐位，慢性发作者取仰卧位，医者取站位或坐位。

（1）运用理筋医疗手法，重点对颈项、背胸及肢体的肌筋进行广泛的舒筋活络治疗，达到整体机能的基本平衡。

（2）对头颈的眶膈筋区、颞筋区及颈侧和颈后筋区的筋给病灶，以针刺法进行刺疗，重点对眶膈区的 1~7 号穴位，颞筋区的颞前、颞中、颞后，颞筋膜、小皱眉肌、耳三肌及颈侧的筋结穴位，施行系列解结的治疗，令阻闭的筋结点的气滞血瘀病态形成气行而血脉通畅的新局面，促进气血调和、筋脉和调。

（3）在颞、额、颈、肩及背阳的经筋穴位施以拔罐治疗，既可促进血脉疏通，尚可令其邪从表解。

（4）辅助治疗。教患者用简易的施治方法进行辅助自我治疗，如用生姜点穴擦疗，用艾叶、青蒿、藿香等煎水，外洗挛缩的肌筋，促进全身的血脉流通。经筋疗法治筋性眩晕症的疗效显著，且治愈后，病情不易复发。

8. 足浴疗法

（1）材料准备：夏枯草、桑叶、石决明各 100 克。

（2）操作方法：上药加水 1 500 毫升煎煮 20 分钟，把药水倒入盆中。先用药水的蒸气熏脚，待温度合适后再泡脚。一般每次浸泡时间为 20~30 分钟。每天治疗 2~3 次，中病即可。

9. 敷贴疗法

（1）材料与方法：吴茱萸适量，研成细末，加少许醋，烘热敷在肚脐眼上，用胶布固定即可。

（2）疗程：每天换药 1 次，3 次为 1 个疗程。

10. 梅花针疗法

（1）取穴：大椎、肾俞。

（2）操作方法：将上述部位按常规方法消毒好，采用事先消毒好的梅花针使用中等力度叩击，以叩击部位泛红即可。隔天治疗 1~2 次，7 天为 1 个疗程。

11. 壮医熏洗疗法

（1）材料准备：防风、荆芥、肉桂、菊花、桑枝、钩藤各适量。

（2）操作方法：上药加适量水煎至沸腾，趁水温较高有蒸气时熏蒸头部，待水温下降到患者能耐受的温度后，再用药液淋洗或浸泡全身。每天治疗 1 次，5 次为 1 个疗程。

12. 壮医鲜花叶透穴疗法

（1）取穴：百会、四神聪、大椎、内关、气海、关元。

（2）材料准备：新鲜荷叶、线香。

（3）操作方法：将新鲜荷叶剪成大小适合的小片，把叶片放在选定的穴位上，点燃线香隔叶片灸灼。灸灼致叶片干即可换叶片，每个穴位灸灼 2~3 片叶片。每天治疗 1 次，5 次为 1 个疗程。

十六、中 风

中风系指忽然昏仆、不省人事、口眼歪斜、不语失音、半身不遂为主症的病症。该病因发病急骤，病情复杂，凶险多变，有风性善行数变的特点，故名中风。该病多因正气不足，肾阴亏耗，阳化风动，气血冲逆，蒙蔽清窍，引起龙路、火路及其网络的部分通道不畅或闭塞不通所致。属于壮医的巧坞病、龙路病或火路病范畴。

中风相当于西医学的脑卒中，主要包括急性脑血管病的病种，如脑出血、蛛网膜下腔出血、脑血栓形成、脑栓塞等。

1. 针刺疗法

（1）取穴

救急时：手心三环 10 穴（TSXh3-10）、手心三环 11 穴（TSXh3-11）、手心三环 12 穴（TSXh3-12）、手心三环 1 穴（TSXh3-1）、手心三环 2 穴（TSXh3-2），口环 12 穴（TKh-12），天宫穴（TTg），地井穴（DDj，双侧），臂内前穴（TBnq，双侧），前上桩（DQsz，双侧），足面一环 8 穴（DZMh1-8，双侧），足面二环 7 穴（DZMh2-7，双侧）。

救急后：天宫穴（TTg），地井穴（DDj，双侧），臂内前穴（TBnz，双侧），前上桩（DQsz，双侧），足面一环 8 穴（DZMh1-8，双侧），足面二环 7 穴（DZMh2-7，双侧）。

（2）操作方法

救急时：用三棱针（或一次性注射器针头）针十宣放血，放血后，先用 1 寸毫针向上针刺人中，用 1 寸毫针斜刺天宫穴（TTg），用 1 寸毫针直刺左、右地井穴（DDj），直刺入 0.3~0.5 寸；然后用 1.5 寸毫针往心脏方向斜刺左侧臂内前穴（TBNz），直刺入 0.8~1.2 寸，用 3 寸毫针针右侧前上桩（DQsz）、左侧前上桩（DQsz），直刺入 2.5 寸，用 1.5 寸毫针往心脏方向斜刺右侧臂内前穴（TBnq），直刺入 0.8~1.2 寸；再用 1 寸毫针针左侧足面一环 8 穴（DZMh1-8）、足面二环 7 穴（DZMh2-7）、右侧足面二环 7 穴（DZMh2-7）、足面一环 8 穴（DZMh1-8），直刺入 0.5~0.8 寸。留针 30 分钟。

救急后：先用 1 寸毫针针天宫穴（TTg），斜刺入 0.5~0.8 寸，用 1.5

寸毫针针左、右侧内下桩（DNxz），直刺 0.8~1.2 寸；然后用 1.5 寸毫针针左侧臂内三穴（TBNSx，上、中、下）、右侧前上桩（DQsz），左侧前上桩（DQsz）、右侧臂内三穴（TBNSx），直刺 0.8~1.2 寸；再针左侧前下杆（DQxg），右侧足面一环 8 穴（DZMh1-8）、足面二环 7 穴（DZMh2-7），针左侧足面二环 7 穴（DZMh2-7）、足面一环 8 穴（DZMh1-8），针右侧前下杆（DQxg）。留针 30 分钟。7 天针 2~3 次，每 4 周为 1 个疗程，可针1~2 个疗程不等。

2. 梅花针疗法

（1）取穴：人中、十二井、委中、足三里、涌泉。

（2）操作方法：将上述部位按常规方法消毒好，采用事先消毒好的梅花针使用中等力度叩击，以叩击部位微出血即可。

十七、中风后遗症

中风后遗症，是指中风病趋于好转后遗留下的一些症状，中医又称"偏枯"。多因病变发生的部位及严重程度不同而有差异。但常见的主要有半身不遂，言语不利，口眼歪斜等。其病因病机主要是肝肾阴亏、肝阳上亢、或风痰阻络、气虚血滞、脉络瘀阻等，引起龙路、火路及其网络的部分通道不畅或闭塞不通，导致"三道两路"受阻，天、地、人三气不能同步而致。属于壮医的巧坞病、龙路病或火路病范畴。

1. 针挑疗法

（1）治疗脑出血偏瘫患者

取穴：太阳、曲泽、阳交。

操作方法：轻挑，点挑。每 5 天治疗 1 次，7 次为 1 个疗程。

（2）治疗脑栓塞偏瘫患者

取穴：太阳、曲泽、解溪、委中。

操作方法：轻挑，点挑。每 5 天治疗 1 次，7 次为 1 个疗程。

2. 针刺疗法

（1）取穴：天宫穴（TTg）、地井穴（DDj，双侧）、手背二环 2 穴（TSBh2-2，双侧）、手背二环 4 穴（TSBh2-4，双侧）、足面一环 7 穴（DZMh1-7，双侧）、足面一环 8 穴（DZMh1-8，双侧）、右侧内三杆（DNSg）、左侧前上桩（DQsz）、膝二环7穴（DXh2-7，双侧）、膝二环10穴（DXh2-10，双侧）、健侧的"以应为腧"穴。

（2）操作方法：取1寸、2寸、3寸毫针，用"8"字环针法。先针天宫穴（TTg），平刺入0.3~0.5寸，针左、右侧地井穴（DDj），直刺入0.3~0.5寸；然后针左侧手背二环2穴（TSBh2-2）、手背二环4穴（TSBh2-4），右侧足面一环7穴（DZMh1-7）、足面一环8穴（DZMh1-8），左侧足面一环7穴（DZMh1-7）、足面一环8穴（DZMh1-8），右侧手背二环2穴（TSBh2-2）、手背二环4穴（TSBh2-4），直刺入0.5~0.8寸；再针右侧内三杆（DNSg）、左侧前上桩（DQsz），直刺手2~2.5寸，针左、右膝二环7穴（DXh2-7）、膝二环10穴（DXh2-10）；最后针健侧的"以应为腧"穴。留针30分钟。每7天治疗2次，一般3个月为1个疗程，可针1~3个疗程。

3. 壮医药线点灸疗法

（1）取穴：半身不遂者，上肢可取肩髃、曲池、手三里、外关、合谷，下肢可取环跳、阳陵泉、足三里、解溪、昆仑。口眼歪斜者，取地仓、颊车、合谷、内庭、太冲，再依病部酌取牵正、水沟、四白、下关等。

（2）操作方法：每天点灸1次，疗程视具体病情而定。

4. 竹罐疗法

（1）材料准备：透骨消30克，伸筋草90克，红花30克，加水适量，按药物竹罐疗法中煮罐的步骤完成准备工作。

（2）取穴

经外奇穴：华佗夹脊穴。

足太阳膀胱经：由大杼沿脊柱两侧向下至肾俞、承扶、委中、承山。

手阳明大肠经：肩髃、臂臑、曲池、手三里、合谷。

足少阳胆经：环跳、风市、阳陵泉、悬钟。

足阳明胃经：髀关、伏兔、梁丘、足三里、丰隆。

足太阴脾经：阴陵泉、三阴交。

（3）操作方法：华佗夹脊穴与背部膀胱经穴位交替使用，采用密排罐法，留罐10~15分钟。余穴取患侧穴位，每次选取2~3个上肢穴位，2~3个下肢穴位，针刺得气出针后拔罐，也可用梅花针扣刺拔罐，留罐10~15分钟。于煮罐时，放数条毛巾于药水内与罐同煮，启罐后，可用镊子将锅中的毛巾取出拧干，轻敷于所吸拔的部位上，凉则换之，反复2~3

次。每天治疗 1 次。

5. 滚蛋疗法（热滚法）

（1）材料准备：天麻、钩藤、丹参各等量，按滚蛋疗法中准备材料的步骤完成准备工作。

（2）操作方法：取煮好的温热蛋 1 只，趁热在患者头部、额部、面部、颈部、四肢反复滚动热熨。每个部位来回滚动 20 多次。滚蛋后，令患者注意防寒，避免受风即可。

（3）疗程：每天治疗 1 次，根据患者病情，至症状缓解以及蛋黄表面隆起的小点减少或消失为止。

6. 刮疗法

（1）部位选择

头面部：刮拭头部两侧，从头部两侧太阳穴开始，经额厌、率谷、浮白、头窍阴等穴刮至风池穴处；刮拭前头部，从神庭穴开始，经上星、囟会、前顶等穴刮至百会穴处；刮拭后头部，从百会穴开始，经后顶、强间、脑户、风府穴刮至哑门穴处；全头刮拭，以百会穴为中心，呈放射状向全头发际处刮拭。口眼㖞斜者，可加刮面部阳白、四白、迎香、地仓、颊车等穴。

背部：刮足太阳膀胱经，由天柱穴处沿脊柱两侧，经大杼、肺俞、心俞、肝俞、脾俞、胃俞等穴刮至肾俞穴处。

胸腹部：刮任脉，由中脘穴处刮至下脘穴处，由气海穴处刮至关元穴处。

上肢：刮手阳明大肠经，由肩髃穴处沿上肢前侧向下刮至合谷处；刮手少阳三焦经，由臑会穴处沿上肢后侧向下刮至阳池穴处；刮手厥阴心包经，由肘部前侧曲泽穴处沿前臂前侧正中向下刮至手心劳宫穴处。

下肢：刮足阳明胃经，由髀关穴处沿大腿外侧向下，经伏兔、梁丘、犊鼻、足三里等穴刮至丰隆穴处；刮足少阳胆经，由环跳穴处沿大腿外侧，经风市、阳陵泉等穴刮至悬钟穴处；刮足太阳膀胱经，由承扶穴处沿下肢后侧向下，经殷门、委中、承山等穴刮至昆仑穴处；刮足三阴经（足太阴脾经、足厥阴肝经、足少阴肾经），由血海穴处沿下肢内侧，经阴陵泉、三阴交、太溪、照海等穴刮至太冲穴处。

（2）刮拭顺序：先刮头面部，然后刮背部，再刮胸腹部，最后刮四肢。

（3）操作方法：头面部、胸腹部手法较轻柔，背部手法可稍加重，四肢肌肉丰厚处可用稍重手法，肌肉浅薄处手法宜轻。隔天治疗1次，7次为1个疗程。

7. 经筋疗法

中风后遗症既有中风的存与去的问题，又有中风与后遗原封不动的并存问题。经筋疗法，临床注重上述三个问题的区别与识别，从中明确：一是中风脑损伤的病症仍存在，治疗脑的康复工作应当继续；二是中风过后，脑的损伤已基本恢复或已全恢复，则主要医治后遗症；三是脑损伤继续影响着后遗症，两者都需要同时治疗，以治疗脑的康复来解除后遗症的遗留的问题。一般来说，脑已康复的后遗症虽然不会自愈地康复，但通过治疗获得康复的工作任务轻得多了。

经筋疗法对于中风后遗症的治疗基本原则，是以舒筋活络来调整脑海的康复，从而带动后遗残体的康复；同时，对因中风造成的残体及肢节，同样以舒筋解结的综合疗法，促使其尽早获得康复，构成上下并治，治脑与治残肢并举的施治手段。基于这个基本原则指导下，从经筋治病原理考究，经筋疗法治瘫的基本方法有以下两种。

（1）脑的康复法。以头、颈、肩及华佗夹脊的舒筋来促进脑的康复，称为近位"舒筋健脑"法。近位"舒筋健脑"尤以颞部经筋穴位为主要施治部位，其中颞7针的疗效甚优。在近位健脑的同时，以手足的六条经筋的远端指爪穴位作为远程调节经络施治，形成远近调节经络疗法。

（2）残肢康复法。根据"维筋相交"原理，偏瘫肢体的康复治疗首先取其对应的头部颞筋区穴位施治；然后对偏枯的残肢做阴阳六条经筋的全面查灶，将查出的经筋结灶，分别作点、线、面的逐一解结治疗，令其血络筋脉，全面畅通，促进残肢的康复。值得阐明的是，残肢之所以经过一般施治方法奏效较慢，其主要是一般针灸医生缺乏多维性的施治体验，特别是下肢的三阴经筋所处部位较深，按常规尺寸取穴法治疗，多不能达到每条经筋的全程松解要求。例如，足少阴经筋的中风后遗，常成为下肢跛足的未疏理。因此，按六经逐一查灶，并施以系列解结，及多维性解锁的治疗方法，具有显著提高临床疗效的作用。

8. 足浴疗法

（1）材料准备：路路通、五加皮、川芎、威灵仙、透骨草各适量。

（2）操作方法：上药1 500毫升煎煮20分钟，把药水倒入盆中。先用药水的蒸气熏脚，待温度合适后再泡脚。每次浸泡时间一般为20~30分钟，最好用深一点的盆，把小腿也一起浸泡效果更好。药水在重复使用时，只需在泡脚前加热到药水沸腾即可。每天治疗2~3次，中病即可。

9. 梅花针疗法

（1）取穴：巨骨、手三里、足三里、环跳、阳陵泉、三阴交、太冲。

（2）操作方法：将上述部位按常规方法消毒好，采用事先消毒好的梅花针使用中等力度叩击，以叩击部位泛红即可。每天治疗1~2次，7次为1个疗程。

10. 耳针疗法

（1）取穴：双侧耳朵穴位，取脑点、神门、皮质下、口、心、肝。

（2）操作方法：留针30分钟。每天治疗1次，7次为1个疗程。

11. 壮医熏洗疗法

（1）材料准备：八角枫、透骨草、伸筋草、威灵仙、地龙、桑枝等各适量。

（2）操作方法：上药加适量水煎至沸腾，趁水温较高有蒸气时熏蒸头部，待水温下降到患者能耐受的温度后，再用药液淋洗或浸泡全身。每天治疗1次，10次为1个疗程。

12. 壮医鲜花叶透穴疗法

（1）取穴：内关、合谷、神阙、关元、足三里、绝骨、风市、阳陵泉、环跳。

（2）材料准备：新鲜荷叶、线香。

（3）操作方法：将新鲜荷叶剪成大小适合的小片，把叶片放在选定的穴位上，点燃线香隔叶片灸灼。灸灼致叶片干即可换叶片，每个穴位灸灼2~3片叶片。每天治疗1次，5次为1个疗程。

13. 壮医火功疗法

（1）材料准备：追骨风、牛耳风、过山香、大钻、五味藤、八角枫、当归藤、四方藤、吹风散等，切成15~20厘米长的枝段，晒干，和生姜、大葱、两面针、黄柏、防己一同放入白酒中浸泡（酒要浸过药面），7天后取出晒干备用。

（2）取穴：内关、合谷、神阙、关元、足三里、绝骨、风市、阳陵泉、环跳。

（3）操作方法：取一盏酒精灯和 15~20 厘米长的上药药枝，把药枝的一端放在酒精灯上燃烧，明火熄灭后，把燃着暗火的药枝包裹于两层牛皮纸内，在患者上述穴位施灸，至患者所灸部位有温热感即可，每天治疗 1 次，10 次为 1 个疗程。

14. 壮医热熨疗法

（1）部位选择：患侧。

（2）材料：老姜头、老葱头各 500 克，鲜大风艾 30~50 克。

（3）操作方法：取上药切碎，拌米酒适量炒热，放入布袋，扎住袋口，熨患侧。每天 4~5 次，每次 20~30 分钟，中病即可。

十八、腰　痛

腰痛又称"腰脊痛"，是指腰部感受风毒、寒毒、湿毒、热毒等外邪，或因外伤、或由"咪腰"（肾）失充等引起气血运行失调，脉络绌急，龙路不畅，腰府失养，火路不通，导致的以腰部一侧或两侧疼痛为主症的一类病症。腰痛为临床常见的一种症状，可见于腰部软组织损伤，肌肉风湿，脊柱病变，内脏病变，如肾积水、肾结石等。对于因跌仆或负重扭伤引起的腰痛，无骨折及错位等情况者，应用壮医外治法治疗，可获满意止痛效果。

1. 针挑疗法

（1）部位选择：腰背部各线挑点，委中穴。

（2）操作方法：腰背部各线挑点采用重挑、深挑、行挑，挑出皮下纤维样物；或用轻挑、浅挑、疾挑、跃挑，不用挑出纤维。挑委中穴时令患者俯卧，两脚伸直，医者用手拍打患者膝腘窝（委中穴），使静脉显露，然后用轻挑、浅挑，使静脉出血，至血不流为止。每 2~3 天治疗 1 次，7 次为 1 个疗程。

2. 针刺疗法

（1）取穴：手背二环 2 穴（TSBh2-2，双侧）、手背二环 4 穴（TSBh2-4，双侧）、手背一环 10 穴（TSBh1-10，双侧）、内三桩（DNSz，双侧）、口环 4 穴（TKh-4）、口环 8 穴（TKh-8）、足背一环 7 穴（DZBh1-7，双侧）、

足背一环8穴（DZBh1-8，双侧）、腿弯穴（DTw，双侧）。

（2）操作方法：取1寸、2寸、3寸毫针，用"8"字环针法针刺。先针左侧手背一环10穴（TSBh1-10）、手背二环2穴（TSBh2-2）、手背二环4穴（TSBh2-4），直刺入0.5~0.8寸，嘱患者轻轻转动腰部，慢慢转动1~2分钟；然后取2寸或3寸毫针（视个体差异而定）针右侧内三桩（DNSz），直刺入1.5~2.5寸，嘱患者轻轻转动、扭动腰部，慢慢转动1~2分钟，针左侧内三桩（DNSz），直刺入1.5~2.5寸，嘱患者轻轻转动（或扭动）腰部1~2分钟；再针右侧手背一环10穴（TSBh1-10）、手背二环2穴（TSBh2-2）、手背二环4穴（TSBh2-4），直刺入0.5~0.8寸，针口环4穴（TKh-4）、口环8穴（TKh-8），直刺入0.2~0.3寸；最后针左、右侧足背一环7穴（DZBh1-7）、足背一环8穴（DZBh1-8），直刺入0.5~0.8寸。留针30分钟。患者如果是急性腰扭伤或腰痛严重的，针刺后可在腿弯穴（DTw，双侧）上点刺，使出血；也可以在点刺后加拔罐治疗。每周治疗2~3次，2周为1个疗程，治疗1~3个疗程。

3. 壮医药线点灸疗法

（1）取穴：人中、承山、后溪、阿是穴。

（2）随症配穴：肾结石者加三焦俞、肾俞、志室。

（3）操作方法：每天点灸1~2次，疗程视具体病情而定。

4. 竹罐疗法

（1）材料准备：艾叶、防风、杜仲、麻黄、木瓜、川椒、穿山甲、土鳖虫、羌活、独活、苍术、苏木、红花、桃仁、透骨草、千年健、海桐皮各10克，乳香、没药各5克，水适量，按药物竹罐疗法中煮罐的步骤完成准备工作。

（2）取穴

督脉：命门、腰阳关。

足太阳膀胱经：肾俞、大肠俞、志室、委中。

足少阳胆经：环跳、阳陵泉、悬钟。

局部阿是穴。

（3）操作方法：根据病情选取6~8个穴位，采用梅花针扣刺拔罐法，留罐10~15分钟。煮罐时，放数条毛巾于药水内与罐同煮，启罐后，可用镊子将锅中的毛巾取出拧干，轻敷于所吸拔的部位上，凉则换之，反复2~3次。每天治疗1次，10次为1个疗程。

5. 滚蛋疗法（热滚法）

（1）材料准备：艾叶、防风、杜仲、透骨草、千年健各适量，按滚蛋疗法中准备材料的步骤完成准备工作。

（2）操作方法：取煮好的温热蛋1只，趁热在患者阿是穴及腰部经穴反复滚动热熨。

（3）疗程：每天治疗1~3次，可坚持1个月。根据患者病情，至症状缓解以及蛋黄表面隆起的小点减少或消失为止。

6. 刮疗法

（1）部位选择

面部：刮督脉的人中穴。

腰背部：刮督脉，由命门穴处沿脊柱正中向下刮至腰阳关穴处；刮足太阳膀胱经，由肾俞穴处沿脊柱两侧向下刮至白环俞穴处；刮八髎，由志室穴处沿脊柱两侧向下刮至秩边穴处；刮局部阿是穴。

下肢：刮足太阳膀胱经的委中、承山、昆仑等穴；刮足少阳胆经，由阳陵泉穴处沿小腿外侧刮至绝骨穴处；刮足少阴肾经的太溪穴。

（2）刮拭顺序：先刮面部，然后刮腰背部，再刮下肢。

（3）操作方法：腰部肌肉丰厚处可适当加重手法，骶部及四肢肌肉浅薄处用轻手法，以出痧为宜。隔天治疗1次，7次为1个疗程。

7. 梅花针疗法

（1）部位选择：双侧足太阳膀胱经、督脉。

（2）操作方法：将上述部位按常规方法消毒好，采用事先消毒好的梅花针使用中等力度叩击，以叩击部位泛红即可。隔天治疗1次，5次为1个疗程。

8. 壮医熏洗疗法

（1）材料准备：海桐皮、千年健、伸筋草、牛膝、牡丹皮等各适量。

（2）操作方法：上药加适量水煎至沸腾，趁水温较高有蒸气时熏蒸头部，待水温下降到患者能耐受的温度后，再用药液淋洗或浸泡全身。每天治疗1次，10次为1个疗程。

9. 壮医鲜花叶透穴疗法

（1）取穴：阳关、命门、小肠俞、肾俞、气海、关元、承山，压痛点。

（2）材料准备：新鲜荷叶、线香。

（3）操作方法：将新鲜荷叶剪成大小适合的小片，把叶片放在选定的穴位上，点燃线香隔叶片灸灼，灸灼致叶片干即可换叶片。每个穴位灸灼2~3片叶片。每天治疗1次，5次为1个疗程。

10. 壮医火功疗法

（1）材料准备：追骨风、牛耳风、过山香、大钻、五味藤、八角枫、当归藤、四方藤、吹风散等，切成15~20厘米长的枝段，晒干，和生姜、大葱、两面针、黄柏、防己一同放入白酒中浸泡（酒要浸过药面），7天后取出晒干备用。

（2）取穴：阳关、命门、小肠俞、肾俞、气海、关元、承山，压痛点。

（3）操作方法：取一盏酒精灯和15~20厘米长的上药药枝，把药枝的一端放在酒精灯上燃烧，明火熄灭后，把燃着暗火的药枝包裹于两层牛皮纸内，在患者上述穴位施灸，至患者所灸部位有温热感即可。每天治疗1次，中病即止。

11. 壮医热熨疗法

（1）部位选择：患处。

（2）材料准备：白胡椒30~50克，枸杞子100克。

（3）操作方法：上药混匀，拌酒炒热，用棉布包缝，先熨后敷腰部。每天治疗4~5次，每次20~30分钟，中病即可。

十九、遗　精

遗精是成年男性的一种常见症状。凡是在无性交活动的情况下发生的射精均称为遗精。有梦遗与滑精之分，在睡梦中发生的精液泄漏，称为梦遗；无梦而遗，甚至清醒时精液自出者，称为滑精。在未婚的青年男性中80%~90%的人有遗精现象，一般1周不超过1次，大都属正常的生理现象，过多的遗精，每周2次以上或1天数次，或清醒时流精，伴头昏、精神萎靡、腰腿酸软、失眠等症，则属病理性的，必须治疗。成年未婚男子，或婚后分居者，一个月遗精1~2次，属生理现象，不会出现明显症状。遗精多因神经衰弱、劳伤心脾或性交频繁、肾虚不固等所致。此外，前列腺炎、精囊炎等病症，也是造成遗精的原因。常伴有头晕、神疲乏力、腰酸腿软、多梦、盗汗、烦热、耳鸣等症状。

遗精多属心、"咪腰"（肾）为患，如劳神过度，动念妄想，致心阴亏耗，心火内炽，扰动精室，或纵欲过度，"咪腰"肾元阳受损，精关不固而致，或因酗酒厚味，湿热下注，以及包茎异常等均可导致遗精。

1. 针挑疗法

（1）取穴：心俞、肾俞、关元、三阴交、复溜、内关。

（2）操作方法：用平挑法加浅刺法。每5天治疗1次，5次为1个疗程。

2. 针刺疗法

（1）取穴：腹四环6穴（RFh4-6）、腹四环9穴（RFh4-9）、腹四环12穴（RFh4-12）、腹四环3穴（RFh4-3）、腹五环6穴（RFh5-6）、内三桩（上、中、下，DNSz，双侧）。

（2）操作方法：取1寸、2.5寸毫针，用"8"字环针法针刺。先针腹四环6穴（RFh4-6）、腹四环9穴（RFh4-9）、腹四环12穴（RFh4-12）、腹四环3穴（RFh4-3），直刺入0.5~0.8寸；接着针腹五环6穴（RFh5-6），直刺入0.5~0.8寸；再针左、右侧内三桩（上、中、下，DNSz），直刺入1.5~2寸。留针30~45分钟。腹环穴可加用艾灸或温疗法。每周治疗2~3次，4周为1个疗程，治疗1~2个疗程。

3. 壮医药线点灸疗法

（1）取穴：下关元、三阴交、大赫、命门。

（2）随症配穴：伴阳痿者加气海、肾俞、曲骨、足三里。

（3）操作方法：每天点灸1次，疗程视具体情况而定。一般10天为1个疗程，须连灸3个疗程。

4. 竹罐疗法

（1）材料准备：桑螵蛸50克，益智仁60克，五味子35克，菟丝子50克，土黄芪50克，土人参50克，穿山甲30克，水适量，按药物竹罐疗法中煮罐的步骤完成准备工作。

（2）取穴

足太阳膀胱经：心俞、脾俞、肾俞。

督脉：命门、腰阳关。

任脉：气海、关元、中极。

足阳明胃经：足三里。

足太阴脾经：三阴交。

足少阴肾经：太溪。

（3）操作方法：每次选取2~3对背俞穴，1~2个任脉、督脉穴位，1~2个下肢穴位，针刺得气出针后拔罐。每天治疗1次，10次为1个疗程。

5. 滚蛋疗法（热滚法）

（1）材料准备：桑螵蛸、肉苁蓉、覆盆子、菟丝子、土黄芪各等量，按滚蛋疗法中准备材料的步骤完成准备工作。

（2）操作方法：取煮好的温热蛋1只，趁热在患者腹部及腰部反复滚动热熨。每天治疗1~2次，1个月为1个疗程。

6. 刮疗法

（1）部位选择

背部：刮督脉，由百会穴处沿脊柱正中向下刮至腰俞穴处；刮足太阳膀胱经，由心俞穴处沿脊柱两侧向下刮至次髎穴处。

腹部：刮任脉，由气海穴处向下刮至曲骨穴处。

上肢：刮手少阴心经，由少海穴处沿前臂内侧刮至神门穴处。

下肢：刮足少阴肾经，由复溜穴处沿小腿内侧向下，经太溪等穴刮至涌泉穴处。

（2）刮拭顺序：先刮背部，然后刮腹部，再刮四肢。

（3）操作方法：手法宜轻柔。隔天治疗1次，7次为1个疗程。

7. 敷贴疗法

（1）材料与方法：五倍子50克，研成细末，加少许醋调成糊状，烘热敷在肚脐眼上，用胶布固定即可。

（2）疗程：敷药7~8小时，隔7~10小时敷药1次，10次为1个疗程。

8. 梅花针疗法

（1）取穴：心俞、肾俞、太溪、志室、神门、三阴交、气海、关元、腰骶部。

（2）操作方法：将上述部位按常规方法消毒好，采用事先消毒好的梅花针使用中等力度叩击，以叩击部位泛红即可。隔天治疗1次，5次为1个疗程。

9. 耳针疗法

（1）取穴：双侧耳朵穴位，取肾、肝、神门、肾上腺、内分泌、皮质下。

（2）操作方法：留针 30 分钟。每天治疗 1 次，5 天 1 个疗程。

10. 壮医熏洗疗法

（1）材料准备：肉桂、知母、黄柏、菟丝子、仙鹤草等各适量。

（2）操作方法：加适量水后煎煮上述药物，水煎至沸腾，趁水温较高有蒸气时熏蒸头部，待水温下降到患者能耐受的温度后再用药液淋洗或浸泡全身。每天治疗 1 次，10 次为 1 个疗程。

11. 壮医鲜花叶透穴疗法

（1）取穴：心俞、肾俞、太溪、志室、神门、三阴交、气海、关元。

（2）材料准备：新鲜荷叶、线香。

（3）操作方法：将新鲜荷叶剪成大小适合的小片，把叶片放在选定的穴位上，点燃线香隔叶片灸灼。灸灼致叶片干即可换叶片，每个穴位灸灼 2~3 片叶片。每天治疗 1 次，5 次为 1 个疗程。

12. 壮医火功疗法

（1）材料准备：追骨风、牛耳风、过山香、大钻、五味藤、八角枫、当归藤、四方藤、吹风散等，切成 15~20 厘米长的枝段，晒干，和生姜、大葱、两面针、黄柏、防己一同放入白酒中浸泡（酒要浸过药面），7 天后取出晒干备用。

（2）取穴：心俞、肾俞、太溪、志室、神门、三阴交、气海、关元。

（3）操作方法：取一盏酒精灯和 15~20 厘米长的上药药枝，把药枝的一端放在酒精灯上燃烧，明火熄灭后，把燃着暗火的药枝包裹于两层牛皮纸内，在患者上述穴位施灸，至患者所灸部位有温热感即可。每天治疗 1 次，中病即止。

二十、阳　痿

阳痿是指成年男子阳事不举，或临房事举而不坚，或举而不能维持，以致不能进行正常性生活的一种病症。该病多因房劳纵欲过度，或由神经功能、精神、心理因素、不良嗜好及疾病等所致，如神经衰弱、手淫、生殖腺机能不全、糖尿病、长期饮酒、过量吸烟、某些慢性虚弱性疾病及服用某些药物（如麻醉药、镇静药、甲氰咪呱等）；少数阳痿是由器质性病变引起，如生殖器畸形、生殖器损伤及睾丸疾病等引起。壮医认为，该病多因房劳纵欲过度，肾中精气亏损；或因气血不足，宗筋失养；或因湿热下注，宗筋受灼，以致"咪腰"（肾）精气亏虚，宗筋弛纵，致三道功能不调，龙路、火路不通，天、地、人三气不能同步而发病。

　　临床上的一些性神经衰弱或某些慢性虚弱性疾病，当出现阳痿时，均可参照本篇治疗。

　　1. 针挑疗法

　　（1）取穴：三阴交、复溜、肾俞、心俞、神门、关元。

　　（2）操作方法：用慢挑法加浅挑法。每5天治疗1次。

　　2. 针刺疗法

　　（1）取穴：腹四环6穴（RFh4-6）、腹四环9穴（RFh4-9）、腹四环12穴（RFh4-12）、腹四环3穴（RFh4-3）、腹五环6穴（RFh5-6）、口环4穴（TKh-4）、口环8穴（TKh-8）、口环5穴（TKh-5）、口环7穴（TKh-7）、内三桩（上、中、下，DNSz，双侧）。

　　（2）操作方法：取0.5寸、1寸、1.5寸、2.5寸毫针，用"8"字环针法针刺。先针腹四环6穴（RFh4-6）、腹四环9穴（RFh4-9）、腹四环12穴（RFh4-12）、腹四环3穴（RFh4-3），直刺入0.5~0.8寸；接着针腹五环6穴（RFh5-6），直刺入0.5~0.8寸；再针口环4穴（TKh-4）、口环8穴（TKh-8）、口环5穴（TKh-5）、口环7穴（TKh-7），直刺入0.2~0.5寸；最后针左、右侧内三桩（上、中、下，DNSz），直刺入1.5~2寸。留针30~45分钟。腹环穴可加用艾灸或温疗法。每周治疗2~3次，4周为1个疗程，治疗1~3个疗程。

　　3. 壮医药线点灸疗法

　　（1）取穴：气海、下关元、肾俞、命门、三阴交、曲骨。

　　（2）随症配穴：效果不明显时加灸会阴；体虚者加灸足三里。

　　（3）操作方法：每天点灸1次，20天为1个疗程。

　　4. 竹罐疗法

　　（1）材料准备：千斤拔60克，杜仲60克，淫羊藿60克，菟丝子50克，水适量，按药物竹罐疗法中煮罐的步骤完成准备工作。

　　（2）取穴

　　足太阳膀胱经：心俞、脾俞、肾俞。

　　督脉：命门、腰阳关。

任脉：气海、关元、中极、曲骨。

足阳明胃经：足三里。

足太阴脾经：三阴交。

足少阴肾经：太溪。

（3）操作方法：每次选取2~3对背俞穴，1~2个任脉、督脉穴位，1~2个下肢穴位，针刺得气出针后拔罐。每天治疗1次，10次为1个疗程。

5. 滚蛋疗法（热滚法）

（1）材料准备：淫羊藿、肉苁蓉、覆盆子、菟丝子、土黄芪各等量，按滚蛋疗法中准备材料的步骤完成准备工作。

（2）操作方法：取煮好的温热蛋1只，趁热在患者腹部及腰部反复滚动热熨。每天治疗1~2次，2个月为1个疗程。

6. 刮疗法

（1）部位选择

背部：刮督脉，由百会穴处沿脊柱正中向下刮至腰俞穴处；刮足太阳膀胱经，由心俞穴处沿脊柱两侧向下刮至次髎穴处。

腹部：刮任脉，由气海穴处向下刮至曲骨穴处。

上肢：刮手少阴心经，由少海穴处沿前臂内侧刮至神门穴处。

下肢：刮足少阴肾经，由复溜穴处沿小腿内侧向下，经太溪等穴刮至涌泉穴处。

（2）刮拭顺序：先刮背部，然后刮腹部，再刮四肢。

（3）操作方法：手法宜轻柔。隔天治疗1次，7次为1个疗程。

7. 足浴疗法

（1）材料准备：杜仲、仙茅、巴戟、淫羊藿、枳壳、青皮、当归各50克。

（2）操作方法：上药加水1 500毫升煎煮20分钟，把药水倒入盆中。先用药水的蒸气熏脚，待温度合适后再泡脚。一般每次浸泡时间为20~30分钟，最好用深一点的盆，小腿也一起浸泡效果更好。药水在重复使用时，只需在泡脚前加热到药水沸腾即可。每天治疗2~3次，中病即止。

8. 敷贴疗法

（1）材料与方法：附子10克，硫黄2克，共捣烂，加少许白酒调糊，烘热敷在神阙、气海及关元等穴上，用胶布固定即可。

（2）疗程：每次敷药7~8小时，隔7~10小时敷药1次，10次为1个疗程。

9. 梅花针疗法

（1）取穴：腰阳关、命门、肾俞、足三里、三阴交、涌泉。

（2）操作方法：将上述部位按常规方法消毒好，采用事先消毒好的梅花针使用中等力度叩击，以叩击部位泛红即可。隔天治疗1次，5次为1个疗程。

10. 耳针疗法

（1）取穴：双侧耳朵穴位，取神门、肾上腺、内分泌、精宫、外生殖器、睾丸。

（2）操作方法：留针30分钟。每天治疗1次，5天1个疗程。

11. 壮医鲜花叶透穴疗法

（1）取穴：大椎、腰阳关、命门、肾俞、神阙、气海、关元。

（2）材料准备：新鲜荷叶、线香。

（3）操作方法：将新鲜荷叶剪成大小适合的小片，把叶片放在选定的穴位上，点燃线香隔叶片灸灼。灸灼致叶片干即可换叶片，每个穴位灸灼2~3片叶片。每天治疗1次，5次为1个疗程。

二十一、肾结石

肾结石是由于湿热诸毒蕴结于"咪腰"（肾）而引起的一类病症。肾结石可以没有症状，也可以表现为腰部隐痛和钝痛，可伴有尿道窘迫疼痛、排尿突然中断、血尿等症状。最常见的症状是突发性肾绞痛，疼痛自肾区向下放射，沿输尿管到该侧腹股沟或大腿内侧。男性疼痛可放射至睾丸或会阴。壮医认为，该病多由热毒、湿毒、火毒等外袭，滞留于水道及其枢纽脏腑"咪腰"（肾）和"咪小肚"（膀胱），导致水道中断、两路网络受损而致病。

1. 针挑疗法

（1）部位选择：三阴交、照海、天枢等穴，腹部痛点。

（2）操作方法：用平挑法加平刺法。每5天治疗1次。

2. 壮医药线点灸疗法

（1）取穴：三焦俞、肾俞、志室、肓门。

（2）随症配穴：有血尿者加梁丘。

（3）操作方法：每天点灸1次，20次为1个疗程。

3. 刮疗法

（1）部位选择

腰背部：刮督脉，刮命门、腰阳关等穴；刮足太阳膀胱经，由肾俞穴处沿脊柱两侧向下刮至膀胱俞处；刮八髎，由上髎穴沿脊柱两侧向下刮至下髎穴处。

腹部：刮任脉，由气海穴处向下刮至曲骨穴处。

下肢：刮足阳明胃经，由足三里穴处刮至丰隆穴处；刮足太阴脾经，由阴陵泉穴处刮至三阴交穴处。

（2）刮拭顺序：先刮背部，然后刮腹部，再刮下肢外侧，最后刮下肢内侧。

（3）操作方法：背部、下肢肌肉丰厚处可用重手法，腹部、下肢肌肉浅薄处手法较轻柔，以出现痧斑为佳。隔天治疗1次，7次为1个疗程。

4. 梅花针疗法

（1）取穴：肾俞、大肠俞、腰部阿是穴、志室、京门、双侧三阴交。

（2）操作方法：将上述部位按常规方法消毒好，采用事先消毒好的梅花针使用中等力度叩击，以叩击部位泛红即可。隔天治疗1次，5次为1个疗程。

5. 耳针疗法

（1）取穴：双侧耳朵穴位，取膀胱、输尿管、肾、肾上腺、内分泌、交感。

（2）操作方法：留针30分钟。每天治疗1次，5天1个疗程。

6. 壮医鲜花叶透穴疗法

（1）取穴：肾俞、志室、京门、双侧三阴交、太溪。

（2）材料准备：新鲜荷叶、线香。

（3）操作方法：将新鲜荷叶剪成大小适合的小片，把叶片放在选定的穴位上，点燃线香隔叶片灸灼。灸灼致叶片干即可换叶片，每个穴位灸灼2~3片叶片。每天治疗1次，5次为1个疗程。

7. 壮医火功疗法

（1）材料准备：追骨风、牛耳风、过山香、大钻、五味藤、八角枫、

当归藤、四方藤、吹风散等，切成15~20厘米长的枝段，晒干，和生姜、大葱、两面针、黄柏、防己一同放入白酒中浸泡（酒要浸过药面），7天后取出晒干备用。

（2）取穴：肾俞、志室、京门、双侧三阴交。

（3）操作方法：取一盏酒精灯和15~20厘米长的上药药枝，把药枝的一端放在酒精灯上燃烧，明火熄灭后，把燃着暗火的药枝包裹于两层牛皮纸内，在患者上述穴位施灸，至患者所灸部位有温热感即可。每天治疗1次，中病即止。

二十二、尿失禁

尿失禁是指在清醒状态下小便自出，无法控制的一类病症。壮医认为，该病多由"咪腰"（肾）亏虚，调节失常，水道失司，不能约束"咪小肚"（膀胱），天、地、人三气不能同步而致病。

1. 壮医药线点灸疗法

（1）取穴：神阙、下关元、中极、肾俞、三阴交、足三里。

（2）操作方法：每天点灸1~2次，疗程视具体病情而定。

2. 壮医鲜花叶透穴疗法

（1）取穴：百会、神阙、气海、关元、下关元、中极、肾俞、脾俞、膀胱俞、三阴交、足三里。

（2）材料准备：新鲜荷叶、线香。

（3）操作方法：将新鲜荷叶剪成大小适合的小片，把叶片放在选定的穴位上，点燃线香隔叶片灸灼。灸灼致叶片干即可换叶片，每个穴位灸灼2~3片叶片。每天治疗1次，5次为1个疗程。

3. 壮医火功疗法

（1）材料准备：追骨风、牛耳风、过山香、大钻、五味藤、八角枫、当归藤、四方藤、吹风散等，切成15~20厘米长的枝段，晒干，和生姜、大葱、两面针、黄柏、防己一同放入白酒中浸泡（酒要浸过药面），7天后取出晒干备用。

（2）取穴：百会、神阙、气海、关元、下关元、中极、肾俞、脾俞、膀胱俞、三阴交、足三里。

（3）操作方法：取一盏酒精灯和15~20厘米长的上药药枝，把药枝的一端放在酒精灯上燃烧，明火熄灭后，把燃着暗火的药枝包裹于两层牛皮纸内，在患者上述穴位施灸，至患者所灸部位有温热感即可。每天治疗1次，中病即止。

4. 梅花针疗法

（1）取穴：双侧足太阳膀胱经、腰阳关、命门、肾俞。

（2）操作方法：将上述部位按常规方法消毒好，采用事先消毒好的梅花针使用中等力度叩击，以叩击部位泛红即可。隔天治疗1次，5次为1个疗程。

5. 耳针疗法

（1）取穴：双侧耳朵穴位，取膀胱、肾、神门、肾上腺、内分泌。

（2）操作方法：留针30分钟。每天治疗1次，5天1个疗程。

二十三、癃　闭

癃闭是指以尿量减少、排尿困难，甚则小便闭塞不通为主要症状的疾患。其中又以小便不利，点滴而短少，病势缓者谓之"癃"；以小便闭塞，点滴不通，病势急者谓之"闭"。壮医认为，该病的发生是由于外邪侵入或湿热内生，致水道受损，肾与膀胱气化失司所导致。西医学中各种原因引起的尿潴留及无尿症，如膀胱括约肌痉挛、老年前列腺增生等可参考本疗法。

1. 刮疗法

（1）部位选择

背部：刮督脉，由脊中穴处沿脊柱正中向下，经命门、腰阳关等穴刮至腰俞穴处；刮足太阳膀胱经，由脾俞穴处沿脊柱两侧向下刮至次髎穴处。

腹部：刮任脉，由中脘穴处向下刮至中极穴处。

下肢：刮足三阴经（足太阴脾经、足厥阴肝经、足少阴肾经），由阴陵泉穴处沿小腿内侧，经三阴交、复溜等穴刮至太溪穴处。

（2）刮拭顺序：先刮背部，然后刮腹部，再刮下肢。

（3）操作方法：手法宜轻柔。隔天治疗1次，7次为1个疗程。

2. 足浴疗法

（1）材料准备：忍冬藤、丹参、桂枝各50克，生姜、葱白各适量。

（2）操作方法：上药加水1 500毫升煎煮20分钟，把药水倒入盆中。先用药水的蒸气熏脚，待温度合适后再泡脚。一般每次浸泡时间为20~30分钟，最好用深一点的盆，小腿也一起浸泡效果更好。药水在重复使用时，只需在泡脚前加热到药水沸腾即可。每天治疗2~3次，中病即可。

3. 敷贴疗法

（1）材料与方法：生姜、葱白各适量，共捣烂，加少许盐，烘热敷在神阙穴和中极穴，用胶布固定即可。

（2）疗程：每天换药1次，中病即可。

4. 梅花针疗法

（1）取穴：双侧太阳膀胱经，气海、关元、中极、三阴交。

（2）操作方法：将上述部位按常规方法消毒好，采用事先消毒好的梅花针使用中等力度叩击，以叩击部位泛红即可。隔天治疗1次，5次为1个疗程。

5. 耳针疗法

（1）取穴：肾、膀胱、尿道、神门、肾上腺、内分泌、皮质下。

（2）方法：留针30分钟。每天治疗1次，5天1个疗程。

6. 壮医熏洗疗法

（1）材料准备：桃枝、柳枝、灯心草、高良姜等各适量。

（2）操作方法：加适量水后煎煮上述药物，水煎至沸腾，趁水温较高有蒸气时熏蒸头部，待水温下降到患者能耐受的温度后，再用药液淋洗或浸泡全身。每天治疗1次，5次为1个疗程。

7. 壮医鲜花叶透穴疗法

（1）取穴：神阙、气海、关元、中极、肾俞、内关、三阴交、涌泉。

（2）材料准备：新鲜荷叶、线香。

（3）操作方法：将新鲜荷叶剪成大小适合的小片，把叶片放在选定的穴位上，点燃线香隔叶片灸灼。灸灼致叶片干即可换叶片，每个穴位灸灼2~3片叶片。每天治疗1次，5次为1个疗程。

8. 壮医火功疗法

（1）材料准备：追骨风、牛耳风、过山香、大钻、五味藤、八角枫、

当归藤、四方藤、吹风散等，切成 15~20 厘米长的枝段，晒干，和生姜、大葱、两面针、黄柏、防己一同放入白酒中浸泡（酒要浸过药面），7 天后取出晒干备用。

（2）取穴：神阙、气海、关元、中极、肾俞、内关、三阴交、涌泉。

（3）操作方法：取一盏酒精灯和 15~20 厘米长的上药药枝，把药枝的一端放在酒精灯上燃烧，明火熄灭后，把燃着暗火的药枝包裹于两层牛皮纸内，在患者上述穴位施灸，至患者所灸部位有温热感即可。每天治疗 1 次，中病即止。

9. 梅花针疗法

（1）取穴：气海、关元、腰阳关、命门、肾俞、足三里、三阴交、涌泉。

（2）操作方法：将上述部位按常规方法消毒好，采用事先消毒好的梅花针使用中等力度叩击，以叩击部位泛红即可。隔天治疗 1 次，5 次为 1 个疗程。

二十四、自汗、盗汗

自汗、盗汗是由于阴阳失调，腠理不固，而致汗液外泄失常的病症。不因外界环境因素的影响而在白天时时出汗，动则益甚者称为自汗；睡中汗出，醒后自止者称为盗汗。壮医认为，因为卫表不固、营卫不和、阴虚火旺、邪热郁蒸等导致阴阳不能平衡，水道功能失调，汗液不能正常外泄，发为该病。自汗、盗汗作为一种症状，既可单独出现，也常见于其他疾病，如西医的甲亢、结核病以及风湿热等。因自汗、盗汗的点灸方法基本相同，故合并讨论。

1. 壮医药线点灸疗法

（1）取穴：肝俞、筋缩、曲池、神门、足三里。

（2）随症配穴：肺卫不固加肺俞、大椎、风门、风池、百会；营卫不和加脾俞、百会、关元、三阴交；阴虚火旺加涌泉、内关、肾俞；邪热郁蒸加里内庭、脐周四穴、大肠俞；心血虚甚加血海、神门、足三里；阴虚不足加复溜、太溪、三阴交。

（3）操作方法：每天点灸 1 次，7 天为 1 个疗程。

2. 足浴疗法

（1）材料准备：麦冬、五味子、浮小麦、麻黄根、糯稻根各 50 克。

（2）操作方法：上药加水 1 500 毫升煎煮 20 分钟，把药水倒入盆中。先用药水的蒸气熏脚，待温度合适后再泡脚。一般每次浸泡时间为 20~30 分钟，最好用深一点的盆，小腿也一起浸泡效果更好。药水在重复使用时，只需在泡脚前加热到药水沸腾即可。每天治疗 2~3 次，中病即可。

3. 敷贴疗法

（1）材料与方法：五倍子、五味子、浮小麦各 5 克，共研成细末，加适量蜜糖调成糊状，敷在肚脐眼上，用胶布固定即可。

（2）疗程：每次敷药 7~8 小时，隔 7~10 小时敷药 1 次，10 次为 1 个疗程。

4. 耳针疗法

（1）取穴：双侧耳朵穴位，取肺、脾、肾、神门、内分泌、皮质下。

（2）操作方法：留针 30 分钟。每天治疗 1 次，5 次为 1 个疗程。

5. 壮医熏洗疗法

（1）材料准备：防风、荆芥、生黄芪、葛根、槐花、麻黄根各适量。

（2）操作方法：上药加水适量水煎至沸腾，趁水温较高有蒸气时熏蒸头部，待水温下降到患者能耐受的温度后，再用药液淋洗或浸泡全身。每天治疗 1 次，5 次为 1 个疗程。

6. 壮医鲜花叶透穴疗法

（1）取穴：大椎、风门、肺俞、心俞、气海、关元。

（2）材料准备：新鲜荷叶、线香。

（3）操作方法：将新鲜荷叶剪成大小适合的小片，把叶片放在选定的穴位上，点燃线香隔叶片灸灼。灸灼致叶片干即可换叶片，每个穴位灸灼 2~3 片叶片。每天治疗 1 次，5 次为 1 个疗程。

7. 针刺疗法

（1）取穴：臂内中穴（TBnz，双侧）、臂内前穴（TBnq，双侧）、足背中穴（DZBz，双侧）、天宫穴（TTg）、腹三环 6 穴（RFh3-6）、腹四环 6 穴（RFh4-6）、内下桩（DNxz，双侧）。

（2）操作方法：取 1 寸、2 寸毫针，用"8"字环针法针刺。先针左侧臂内中穴（TBnz）、臂内前穴（TBnq），直刺入 0.8~1.5 寸；接着针右侧臂内前穴（TBnq）、臂内中穴（TBnz），直刺入 0.8~1.5 寸，针天宫穴（TTg），向前斜刺 0.5~0.8 寸；再针左侧内下桩（DNxz），直刺入 0.8~1.5 寸，针右侧内下桩（DNxz），直刺入 0.8~1.5 寸；最后针腹三环 6 穴（RFh3-6）、腹四环 6 穴（RFh4-6），直刺 0.5~0.8 寸。留针 30 分钟。腹环穴可加用艾灸或温疗法。每周治疗 2~3 次，4 周为 1 个疗程，可针 3 个疗程不等。

二十五、面 瘫

面瘫即面神经麻痹，是以口眼歪斜为主要表现的一种病症。该病可发生于任何年龄，但以 20~40 岁者居多，面部左右两侧的发病率大致相等，一年四季均有发病，尤以冬春季发病较多，男性略多于女性。临床上分为周围性与中枢性两类，本篇主要是指周围性面瘫。以起病突然，每在睡眠醒来时，发现一侧或两侧面部肌肉无力、面部板滞、麻木、松弛，不能做蹙额、皱眉、露齿、鼓颊等动作，口角向健侧歪斜，漏食漏水，患侧眼睑难以闭合，瞬目减少，露睛流泪，额纹消失，鼻唇沟平坦。部分患者初起时有耳后、耳下及面部疼痛，还可出现患侧后舌前 2/3 味觉减退或消失、听觉过敏等症。壮医认为，该病的发生主要为风寒毒邪内侵，阻滞了"三道两路"，筋脉失养，筋肌纵缓不收而发病。

1. 针挑疗法

（1）部位选择：在患侧内颊部黏膜上，相当于地仓穴的对应点"内地仓穴"，作为第一挑刺点，由此点沿咬合线向后挑 2 个点，每点间隔 0.5 厘米，然后在咬合线的上、下各 0.5 厘米的平行线上，再于上述第一、第二挑刺点间和第二、第三挑刺点之间各挑刺 1 点，共挑 7 点。

（2）操作方法：患者先用 3% 硼酸水漱口，以清洁口腔。医者用拇指、食指、中指将患侧口角颊部黏膜暴露，轻挑、点挑，使其出血，并略有痛感为宜。亦可轻挑患侧口唇内侧黏膜上的紫色小静脉，使之出血少许。挑刺过程中和挑刺完毕，用 3% 硼酸水漱口，清洁口腔。每天治疗 1 次，连续 3~5 天，停 1 天，再挑。

2. 壮医药线点灸疗法

（1）取穴：天牖、角孙、手三里、地仓、下关、新会、颊车。

（2）操作方法：每天点灸 1~2 次，15 天为 1 个疗程。

3. 竹罐疗法

（1）材料准备：透骨消 30 克，伸筋草 90 克，红花 30 克，水适量，按药物竹罐疗法中煮罐的步骤完成准备工作。

（2）取穴

患侧局部：印堂、太阳、阳白、四白、下关、颧髎、颊车、地仓、牵正、四白、翳风、风池。

督脉：大椎。

手阳明大肠经：合谷。

足阳明胃经：足三里。

（3）操作方法：面部穴位直接拔罐，罐内负压较小，留罐 5~10 分钟。远端穴位可采用针罐法或刺络拔罐法，罐内负压可大些，留罐 10~15 分钟。煮罐时，放数条毛巾于药水内与罐同煮，启罐后，可用镊子将锅中的毛巾取出拧干，轻敷于面部所吸拔的部位上，凉则换之，反复 2~3 次。每天治疗 1 次。

4. 滚蛋疗法（热滚法）

（1）材料准备：艾叶、透骨消、伸筋藤、红花各适量，按滚蛋疗法中准备材料的步骤完成准备工作。

（2）操作方法：取煮好的温热蛋 1 只，趁热在患者头部、额部、面部、颈部反复滚动热熨。每个部位来回滚动 20 多次。滚蛋后，令患者注意面部防寒，避免受风即可。

（3）疗程：每天治疗 1 次，根据患者病情，至症状缓解以及蛋黄表面隆起的小点减少或消失为止。

5. 刮疗法

（1）部位选择

头面部：刮额头部穴位，由印堂穴处刮至神庭穴处，由阳白穴处刮至本神穴处，由太阳穴处刮至头维穴处。

刮眼周诸穴：由攒竹穴处沿眼眶上缘，经鱼腰、丝竹空等穴刮至太阳穴处；由睛明穴处沿眼眶下缘，经承泣穴处刮至瞳子髎穴处。

刮口周诸穴：由水沟穴处经口禾髎、地仓等穴刮至承浆穴处。

刮足阳明胃经：由四白穴处经巨髎、地仓等穴刮至任脉的承浆穴处，再由头维向下经下关、颊车等穴刮至承浆穴处。

刮足少阳胆经：由阳白穴处向上，经头临泣、承灵等穴刮至风池穴处；刮完骨穴。

刮手少阳三焦经：刮翳风穴。

上肢：刮手阳明大肠经的合谷穴处。

下肢：刮足阳明胃经，由足三里穴处沿小腿外侧，经丰隆穴刮至内庭穴处。

（2）刮拭顺序：先刮头面部，再刮四肢。

（3）操作方法：手法宜轻柔。面部以不出现痧斑为佳。隔天治疗1次，7次为1个疗程。

6. 足浴疗法

（1）材料准备：桂枝、前胡、生姜、紫苏、荆芥、防风、独活、羌活各30克，葱白少许。

（2）操作方法：上药加水1 500毫升煎煮20分钟，把药水倒入盆中。先用药水的蒸气熏脚，待温度合适后再泡脚。一般每次浸泡时间为20~30分钟，最好用深一点的盆，小腿也一起浸泡效果更好。药水在重复使用时，只需在泡脚前加热到药水沸腾即可。每天治疗2~3次，中病即止。

7. 敷贴疗法

（1）材料与方法：胆南星、芫花、白胡椒各适量，共捣烂，加少许醋，烘热敷在肚脐眼上，用胶布固定即可。

（2）疗程：每天换药1次，中病即止。

8. 耳针疗法

（1）取穴：双侧耳朵穴位，取神门、肾上腺、内分泌、眼、口。

（2）操作方法：留针30分钟。每天治疗1次，5天为1个疗程。

9. 壮医熏洗疗法

（1）材料准备：防风、荆芥、薄荷、川芎、当归尾、桂枝、生姜各适量。

（2）操作方法：加适量水后煎煮上述药物，水煎至沸腾，趁水温较高有蒸气时熏蒸头面部，待水温下降到患者能耐受的温度后，再用药液淋洗或浸泡全身。每天治疗1次，5次为1个疗程。

10. 壮医鲜花叶透穴疗法

（1）取穴：太阳、攒竹、颊车、地仓、迎香、大椎、风门。

（2）材料准备：新鲜荷叶、线香。

（3）操作方法：将新鲜荷叶剪成大小适合的小片，把叶片放在选定的穴位上，点燃线香隔叶片灸灼。灸灼致叶片干即可换叶片，每个穴位灸灼2~3片叶片。每天治疗1次，5次为1个疗程。

11. 针刺疗法

（1）取穴：外三桩（DWSz）、内下杆（DNxg）、手背二环3穴（TSBh2-3）、手背二环4穴（TSBh2-4）、足背一环7穴（DZBh1-7）、足背一环8穴（DZBh1-8）；局部以应为穴。

（2）操作方法：取1寸、1.5寸、2寸毫针，用"8"字环针法针刺。先针患处对侧的外三桩（DWSz）；接着针患侧内下杆（DNxg），针对侧的内下杆（DNxg），针患侧的外三桩（DWSz）；再针患处对侧的手背二环3穴（TSBh2-3）、手背二环4穴（TSBh2-4），针患侧的足背一环7穴（DZBh1-7）、足背一环8穴（DZBh1-8），针患处对侧的手背二环3穴（TSBh2-3）、手背二环4穴（TSBh2-4）；最后在面部以应为穴再选取1~2组穴位进行针刺。留针30分钟。每周治疗2~3次，4周为1个疗程，可治疗1~3个疗程。

二十六、头 痛

头痛是指由于外感或内伤致使清窍不利所引起的以自觉头部疼痛为主症的一种病症。头痛是一个常见的自觉症状，可单独出现亦可见于多种急慢性疾病，可见整个头部疼痛或头的前、后、偏侧部疼痛。常见于高血压、偏头痛、血管神经性头痛，以及一些五官科疾病。头痛的发病与外感风、寒、湿，内伤肝、脾、肾三脏有关。而内科头痛的常见原因为风邪袭络、肝阳上亢、浊气上冲"巧坞"（大脑）或气血亏损及瘀血内阻导致"三道两路"闭阻，"巧坞"失其濡养，发为头痛。本篇所指的主要为内科范围内以头痛为主要症状者，经检查无颅内占位性病变者。

1. 针挑疗法

（1）治疗头晕痛

部位选择：印堂穴，太阳线。

操作方法：轻挑、行挑两侧太阳线各点，点挑印堂穴，使微出血。每5天治疗1次，7次为1个疗程。

（2）治疗偏头痛

部位选择：患者头部有特别酸痛感处。

操作方法：先用斑蝥（有剧毒，忌入口和接触眼睛）1只，除去头、翅、足，焙干研末，放在塑料纸上，然后包于患者感觉特别酸痛处，用胶布固定。12小时后，局部生成小水泡，用针挑破水泡，使黄水流出。每5天治疗1次，7次为1个疗程。

（3）治疗头项强痛

部位选择：头枕部9个挑点。

操作方法：轻挑、行挑或排挑，使微出血。每5天治疗1次，7次为1个疗程。

2. 壮医药线点灸疗法

（1）取穴：四神聪、攒竹、头维、百会、风池、食魁、中魁、无魁。

（2）配穴

偏头痛：攒竹、头维、食魁（交叉使用）。

前额痛：攒竹、头维。

后头痛：攒竹、头维、风池、无魁。

颠顶痛：攒竹、头维、百会、上星、中背。

（3）操作方法：每天点灸1次或2~3次。

3. 竹罐疗法

（1）材料准备：狗肝菜60克，金银花30克，板蓝根45克，钩藤30克，生石膏90克，加适量水，按药物竹罐疗法中煮罐的步骤完成准备工作。

（2）取穴

经外：印堂、太阳，颈项中上段两侧压痛点。

督脉：大椎。

足少阳胆经：风池、肩井。

手太阳小肠经：天宗。

手阳明大肠经：合谷。

（3）操作方法：用直接拔罐法，留罐10~15分钟。每天治疗1次。

4. 滚蛋疗法（热滚法）

（1）材料准备：生姜30克，葱白16克，艾叶16克，共捣烂按滚蛋疗法中准备材料的步骤完成准备工作。

（2）操作方法：取煮好的温热蛋1只，趁热在患者头部、额部、颈部、胸部、背部、四肢和手足心依次反复滚动热熨，以头部、额部为重点，从印堂穴至神庭穴，从阳白穴至本神穴，从太阳穴至头维穴，各来回滚动20多次。滚蛋后，令患者静卧即可。

（3）疗程：每天治疗1次，根据患者病情，至症状缓解以及蛋黄表面隆起的小点减少或消失为止。

5. 刮疗法

（1）部位选择

头面部：可全头刮拭，重点刮督脉，由上星穴处沿后正中线向后，经百会穴刮至风府穴处；刮印堂穴；刮太阳穴。

颈肩部：刮足少阳胆经，由风池穴处沿颈部，经完骨穴刮至肩部的肩井穴处。

背部：刮足太阳膀胱经，由天柱穴处沿脊柱两侧向下刮至背部的风门穴处。

上肢：刮手阳明大肠经，由曲池穴处沿前臂后外侧向下，经手三里穴刮至合谷穴处。

下肢：刮足厥阴肝经的太冲穴。

（2）刮拭顺序：先刮头面部，然后刮颈肩部，再刮背部，最后刮四肢。

（3）操作方法：背部用重手法，头面部、颈肩部、四肢手法较轻柔，以出现痧斑为佳。隔天治疗1次，7次为1个疗程。

6. 经筋疗法

经筋手法治疗头痛前应查明病因，患者取仰卧位，术者先以拇指指尖在头部由前至后，由左至右，如插秧一样，密密麻麻依次有规律地将头表面点按一遍，点按时胀痛最明显处即为局部筋结，一般局部筋结位于头痛发作之处，有时也可能没有找到局部筋结，可在双侧太阳（在颞部，眉梢与目外眦之间，向后约一横指）及周围、双侧风池（在颈后，与风府穴相平，胸锁乳突肌与斜方肌上方之间的凹陷中）及周围找到压痛点，这四处为头痛症状固有的压痛点，称为固定筋结，是治疗头痛的敏感区。

（1）头项痛。医者根据疾病病因查找筋结位置，即疾病筋结，在神经刺激性头痛中，三叉神经痛在外耳道正下方的2厘米×3厘米处有一筋结，稍压之胀痛难忍。眶上神经炎在眶上切迹处有明显压痛。因足少阳经筋经行腋窝、乳旁而至头部一侧，偏头痛常在头痛一侧的乳房靠腋窝的地方有一敏感点，有的患者不明显，但据此按揉也有利减轻头痛。

医者以稳重有力的手法，或用拇指，或用手的鱼际，舒解局部筋结、固定筋结、疾病筋结5~10分钟，随后以叩击法叩击头痛部位，作用面广，缓解头痛，再沿双侧眉棱上以双拇指指间关节由内向外推按，反复10余次。手法可选反射法，即以风池上1厘米处为反应敏感点。医者采用反射手法，患者头顶部可出现麻胀感觉，操作1~2分钟。

颈椎性头痛多在颈椎旁存在有疾病筋结。颈椎性头痛采用颈椎定点复位法，纠正偏移的颈椎，松解肌肉韧带，解除痉挛，恢复颈椎的内外平衡。有时头痛为多种病因造成，治疗手法应遵循彼此兼顾、各有侧重的原则。

（2）偏头痛

经筋查灶：常于眶膈筋区的内上角及眶上缘，查见大皱眉肌及眶上孔肌筋形成的筋结病灶；眶外梢的小皱眉肌，形成蒜米状的筋结；颞筋区的前、后颞肌及筋膜，除于颞上线查到至少有3个筋结点病灶以外，尚可查到其小索形病灶；上关及下关腧穴，多形成紧张块状病变。部分病例的颞肌呈现肌疑块症，耳筋区的上耳、前耳肌及后耳肌呈屈曲状筋结；在枕筋区的项上线肌筋附着点及颈，可查到筋结点及斜方肌、颈夹肌、头长肌等呈索样变。部分病例的前胸及背胸亦可查到相应的肌筋筋结病灶形成。

①在进行全身查灶基础上，贯彻以灶为腧法则，以理筋手法施予理筋解结。

②重点对眶膈筋区、颞筋区、枕筋区及颈筋区施以每一个病灶的不同手法理筋，达到筋结病灶的一般松解。

③针对上述筋区的瘤结病灶，以固灶行针方法，应用尽筋分刺、轻点刺络、分段消灶、轮刺离筋等，加以针刺消灶解结。

④可于头、颈、背、胸等拔罐部位，施以投拔罐治疗，令施治部位充分潮红充血，利于病灶的吸收修复。

⑤根据患者病情需要及承受能力，进行补遗及辅助治疗。施治次数及疗程间隔，按治疗常规执行。

7. 佩药疗法

（1）材料准备：苍术、藿香、羌活、独活、佩兰、薄荷、白芷、高良姜、防风各10克。

（2）操作方法：将上述各味药做洁净处理，除去杂质，于烘箱60 ℃下干燥后，在洁净区内将药材混合粉碎至1 000目（采用微粉粉碎法），将粉碎的药粉包装成袋，外加透气性强的布袋包装后制成香囊。

（3）疗程：每天佩戴香囊1个（白天把香囊挂在胸前，距鼻腔15 厘米左右，晚间置于枕边），连续佩戴7天。

8. 足浴疗法

（1）材料准备：当归、桃仁、红花、白芷、菊花、桑白皮、生姜、紫苏、荆芥、防风、独活、羌活各30克，葱白少许。

（2）操作方法：上药加水1 500毫升煎煮20分钟，把药水倒入盆中。先用药水的蒸气熏脚，待温度合适后再泡脚。一般每次浸泡时间为20~30分钟，最好用深一点的盆，小腿也一起浸泡效果更好。药水在重复使用时，只需在泡脚前加热到药水沸腾即可。每天治疗2次，30次为1个疗程。

9. 敷贴疗法

（1）材料与方法：吴茱萸、川芎各10克，共研成细末，用少许醋调糊，烘热敷在肚脐眼及涌泉穴上，用胶布固定即可。

（2）疗程：每天换药1次，3~5次为1个疗程。

10. 梅花针疗法

（1）取穴：百会、风池、大椎、双足太阳膀胱经、足厥阴肝经、足少阳胆经。

（2）操作方法：将上述部位按常规方法消毒好，采用事先消毒好的梅花针使用中等力度叩击，以叩击部位泛红即可。隔天治疗1次，5次为1个疗程。

11. 耳针疗法

（1）取穴：双侧耳朵穴位，取肝、肾、胆、神门、肾上腺、内分泌、皮质下。

（2）操作方法：留针30分钟。每天治疗1次，5天为1个疗程。

12. 壮医熏洗疗法

（1）材料准备：防风、荆芥、川芎、晚蚕沙、白芷各适量。

（2）操作方法：加适量水后煎煮上述药物，水煎至沸腾，趁水温较高有蒸气时熏蒸头部，待水温下降到患者能耐受的温度后，再用药液淋洗或浸泡全身。每天治疗1次，5次为1个疗程。

13. 壮医鲜花叶透穴疗法

（1）取穴：大椎、风门、百会、太阳、角孙、太溪、三阴交、肝俞、太冲。

（2）材料准备：新鲜荷叶、线香。

（3）操作方法：将新鲜荷叶剪成大小适合的小片，把叶片放在选定的穴位上，点燃线香隔叶片灸灼。灸灼致叶片干即可换叶片，每个穴位灸灼2~3片叶片。每天治疗1次，5次为1个疗程。

14. 针刺疗法

（1）取穴：手背一环9穴（TSBh1-9）、手背一环11穴（TSBh1-11）、手背二环2穴（TSBh2-2）、手背二环4穴（TSBh2-4）、足背一环4穴（DZBh1-4，双侧）、足背一环8穴（DZBh1-8，双侧）、土坡穴（DTp，双侧）、外上桩（DWsz，双侧）、前下桩（DQxz，双侧）、内三杆（DNSg，双侧）、膝二环11穴（DXh2-11，双侧）；局部在天环穴以应为穴选取1组穴位。

（2）操作方法：取1寸、2寸、3寸毫针，用"8"字环针法针刺。先针左侧手背一环9穴（TSBh1-9）、手背一环11穴（TSBh1-11），直刺入0.5~0.8寸，针右侧内三杆（DNSg），直刺入1.5~2.5寸；接着针左侧膝二环11穴（DXh2-11）、右侧外上桩（DWsz），直刺入1.5~2寸，针左侧前下桩（DQxz）、右侧土坡穴（DTp），直刺入1~1.5寸；再针左、右侧足背一环4穴（DZBh1-4）、足背一环8穴（DZBh1-8），针左侧土坡穴（DTp），直刺入0.5~0.8寸，针右侧前下桩（DQxz）、左侧外上桩（DWsz）、右侧膝二环11穴（DXh2-11）、左侧内三杆（DNSg），直刺入1.5~2.5寸；最后针右侧手背一环9穴（TSBh1-9）、手背一环11穴（TSBh1-11），直刺入0.5~0.8寸。还可以在局部天环穴以应为穴选取1组穴位针刺。留针30分钟。每周治疗2~3次，4周为1个疗程，可治疗1~2个疗程。

二十七、三叉神经痛

三叉神经痛是指面部三叉神经分布区内出现阵发性、短暂性剧烈疼痛。临床上以第二支、第三支三叉神经发病较多。该病可分为原发性和继发性两种。发病年龄多在中年以后，女性患者居多。常因触及面部某一点而突然发作，致使患者不能洗脸、漱口、进食。疼痛呈阵发性闪电样剧痛，如针刺、刀割、火灼样，可伴有病侧面颊部肌肉抽搐、流泪、流涕及流涎等，一般经数秒钟或数分钟后即缓解，间歇期可无症状。壮医认为，该病多因风毒、寒毒、热毒等侵袭面部，或久病成瘀，气血瘀滞，使龙路、火路阻滞不通而发病。

1. 针挑疗法

（1）取穴

临近穴：第一支三叉神经痛取太阳、攒竹，第二支三叉神经痛取四白、蝶腭，第三支三叉神经痛取下关、颊承浆。

远端穴：合谷、足三里。

备用穴：太冲、足三里、太溪、风池。

（2）操作方法：用浅挑法加浅刺法，每5天治疗1次。

2. 壮医药线点灸疗法

（1）取穴：攒竹、颊车、翳风、头维、大迎、曲差，均取患侧。

（2）随症配穴：第一支三叉神经痛加阳白、鱼腰，第二支三叉神经痛加四白、巨髎、颧髎，第三支三叉神经痛加承浆、颊车、下关。

（3）操作方法：每天点灸1次或2~3次。半个月为1个疗程。

3. 竹罐疗法

（1）材料准备：桂枝50克，透骨消30克，白芷50克，伸筋草90克，川芎30克，水适量，按药物竹罐疗法中煮罐的步骤完成准备工作。

（2）取穴

经外：印堂、太阳、阳白、四白、下关、颧髎、颊车，颈项中上段两侧压痛点。

督脉：大椎。

足少阳胆经：风池、肩井。

手太阳小肠经：天宗。

手阳明大肠经：合谷。

足阳明胃经：足三里。

（3）操作方法：用直接拔罐法，留罐5~10分钟。每2天治疗1次。

4. 滚蛋疗法（热滚法）

（1）材料准备：生姜、葱白、艾叶、桂枝、白芷各等量，捣烂，按滚蛋疗法中准备材料的步骤完成准备工作。

（2）操作方法：取煮好的温热蛋1只，趁热在患者头部、额部、颈部、胸部、背部、四肢和手足心依次反复滚动热熨。以头部、面额部为重点，从印堂穴至神庭穴，从阳白穴至颊车穴，从太阳穴至头维穴，各来回滚动20多次。滚蛋后，令患者静卧即可。

（3）疗程：每天治疗1次，根据患者病情，至症状缓解以及蛋黄表面隆起的小点减少或消失为止。

5. 刮疗法

（1）部位选择

头面部：由印堂穴处刮至神庭穴处，由阳白穴处刮至颊车穴处，由太阳穴处刮至头维穴处。

刮眼周诸穴：由攒竹穴处沿眼眶上缘，经鱼腰穴、丝竹空等穴刮至太阳穴处；由睛明穴处沿眼眶下缘，经承泣穴刮至瞳子髎穴处。

刮口周诸穴：由水沟穴处经口禾髎、地仓等穴刮至承浆穴处。

刮足阳明胃经：由四白穴处经巨髎、地仓等穴刮至任脉的承浆穴处，再由头维穴向下经下关、颊车等穴刮至承浆穴处。

刮足少阳胆经：由阳白穴处向上，经头临泣、承灵等穴刮至风池穴处；刮完骨穴。

刮手少阳三焦经：刮翳风穴。

上肢：刮手阳明大肠经的合谷穴处。

下肢：刮足阳明胃经，由足三里穴处沿小腿外侧，经丰隆穴刮至内庭穴处。

（2）刮拭顺序：先刮头面部，再刮四肢。

（3）操作方法：手法宜轻柔。面部以不出现痧斑为佳。隔天治疗1次，7次为1个疗程。

6. 耳针疗法

（1）取穴：双侧耳朵穴位，取肝、脾、神门、牙、内分泌、皮质下、脑干、面颊。

（2）操作方法：留针30分钟。每天治疗1次，5天为1个疗程。

7. 壮医鲜花叶透穴疗法

（1）取穴：太阳、鱼腰、丝竹空、头维、本神、下关、颊车。

（2）材料准备：新鲜荷叶、线香。

（3）操作方法：将新鲜荷叶剪成大小适合的小片，把叶片放在选定的

穴位上，点燃线香隔叶片灸灼。灸灼致叶片干即可换叶片，每个穴位灸灼2~3片叶片。每天治疗1次，5次为1个疗程。

8. 壮医热熨疗法

（1）部位选择：患处。

（2）材料准备：干姜、桂枝、川乌、生附子、乳香、没药、姜黄、川芎、赤芍、海桐皮各等量。

（3）操作方法：将上药打碎，炒热装袋，取出降温至40~50℃，热熨患处。每天治疗2~3次，每次20~30分钟，中病即可。

二十八、痿　病

痿病是指肢体筋脉弛缓，软弱无力，因日久不能随意运动，导致肌肉萎缩的一种病症。临床上以下肢痿软较为多见，故有"痿躄"之称。"痿"是指肢体痿弱不用，"躄"是指下肢痿弱无力，不能步履之意。壮医认为，痿病多因热结津亏，或"咪叠"（肝）"咪腰"（肾）精血亏损，筋脉失养，"两路"不通所致。本证常见于多发性神经炎、早期急性脊髓炎、小儿麻痹后遗症、肌营养不良症、周期性麻痹和癔病性瘫痪等。

1. 壮医药线点灸疗法

（1）取穴

治疗痿病：梁丘、足三里、伏兔、阴市、筋缩。

治疗眼睑下垂（重症肌无力）：攒竹、鱼腰、太阳、阳白。

（2）操作方法：每天施灸1次，20天为1个疗程。

2. 刮疗法

（1）部位选择：头部、颈项、背部、腰骶、腹部、上肢、下肢。

（2）刮拭顺序：先刮头颈背部，然后刮腹部，再刮四肢，最后刮局部。

（3）操作方法：手法宜轻柔。隔天治疗1次，7次为1个疗程。

3. 经筋疗法

采用综合疗法治疗。

（1）对足三阴、足三阳经筋，做每一条经筋的线性手法疏通治疗；对其结硬性的节段性筋结点，以局部固灶行针的刺治方法施治。

（2）对腹缓筋脐外筋结病灶，运用边查灶边消灶的舒筋方法施治。

（3）对髋区、股筋区及腰筋区的筋结，先用理筋手法施治，再用固灶行针法刺治。

（4）对可行拔火罐的腰腿施治部位，施以拔火罐治疗。

（5）指导患者做点穴按摩治疗。

（6）辅以外洗、热熨疗法。

（7）对于身体明显偏虚的患者，予以补阳或补阴的中药饮片煎服。

4. 足浴疗法

（1）材料准备：桑叶、桑枝、木瓜、牛膝、独活、羌活各 30 克。

（2）操作方法：上药加水 1 500 毫升煎煮 20 分钟，把药水倒入盆中。先用药水的蒸气熏脚，待温度合适后再泡脚。一般每次浸泡时间为 20~30 分钟，最好用深一点的盆，小腿也一起浸泡效果更好。药水在重复使用时，只需在泡脚前加热到药水沸腾即可。每天治疗 2~3 次，中病即止。

5. 梅花针疗法

（1）部位选择：足太阳膀胱经、足阳明胃经、足厥阴肝经、足太阴脾经、足少阴肾经。

（2）操作方法：将上述部位按常规方法消毒好，采用事先消毒好的梅花针使用中等力度叩击，以叩击部位泛红即可。隔天治疗 1 次，5 次为 1 个疗程。

6. 耳针疗法

（1）取穴：双侧耳朵穴位，取肝、肾、脾、胃、肾上腺、内分泌、皮质下。

（2）操作方法：留针 30 分钟。每天治疗 1 次，5 天为 1 个疗程。

7. 壮医熏洗疗法

（1）材料准备：防风、荆芥、贯众叶、大青叶、肉桂、古羊藤、岗梅根、菊花等各适量。

（2）操作方法：上药加适量水煎至沸腾，趁水温较高有蒸气时熏蒸头部，待水温下降到患者能耐受的温度后，再用药液淋洗或浸泡全身。每天治疗 1 次，5 次为 1 个疗程。

8. 壮医鲜花叶透穴疗法

（1）取穴：曲池、手三里、伏兔、阳陵泉、足三里、梁丘、阴市、筋缩。

（2）材料准备：新鲜荷叶、线香。

（3）操作方法：将新鲜荷叶剪成大小适合的小片，把叶片放在选定的

穴位上，点燃线香隔叶片灸灼。灸灼致叶片干即可换叶片，每个穴位灸灼2~3片叶片。每天治疗1次，5次为1个疗程。

9. 壮医火功疗法

（1）材料准备：追骨风、牛耳风、过山香、大钻、五味藤、八角枫、当归藤、四方藤、吹风散等，切成15~20厘米长的枝段，晒干，和生姜、大葱、两面针、黄柏、防己一同放入白酒中浸泡（酒要浸过药面），7天后取出晒干备用。

（2）取穴：曲池、手三里、伏兔、阳陵泉、足三里、梁丘、阴市、筋缩。

（3）操作方法：取一盏酒精灯和15~20厘米长的上药药枝，把药枝的一端放在酒精灯上燃烧，明火熄灭后，把燃着暗火的药枝包裹于两层牛皮纸内，在患者上述穴位施灸，至患者所灸部位有温热感即可。每天治疗1次，中病即止。

10. 壮医药刮疗法

（1）部位选择：全身。

（2）材料准备：野芋头1个。

（3）操作方法：将野芋头煨热，切去一小片，以切面趁热刮治。每天治疗1次，10次为1个疗程。

11. 壮医热熨疗法

（1）部位选择：患处。

（2）材料准备：干姜、桂枝、川乌、生附子、乳香、没药、姜黄、川芎、赤芍、海桐皮各等量。

（3）操作方法：将上药捣碎，炒热装袋，取出降温至40~50 ℃，热熨患处。每天2~3次，每次20~30分钟，中病即可。

二十九、痹 病

痹指闭阻不通的一种病理现象，凡因风、寒、湿、热毒邪等外邪侵袭经络，闭阻经络，导致气血闭阻不能畅行，"三道两路"阻滞不通引起肢体、肌肉、关节、筋骨等酸痛、麻木、重着及屈伸不利，甚或关节肿大变形或灼热等症状的病症，名为痹病。根据其病邪偏胜及症状特点，可分为行痹、痛痹、着痹、热痹四个类型。风邪善行而数变，故风盛痹痛游走不定而成

中国壮医外治学

行痹；寒邪凝滞，故寒盛疼痛剧烈而成痛痹；湿盛黏滞重着，鼓湿盛疼痛剧烈麻木重着，痛有定处而成痛痹。痹病包括西医学的风湿热、风湿性关节炎、类风湿性关节炎、骨关节炎、痛风、纤维组织炎及神经根炎等。

1. 针挑疗法

（1）取穴：患侧反应穴。

（2）操作方法：慢挑、深挑、点挑，挑净纤维样物，使微出血。如属瘤疾，则须配合拔罐疗法，于挑口加拔罐吸出黑色瘀血。每2~3天针挑和拔罐1次，至痊愈为止。如果病情较轻，可用轻挑、浅挑、疾挑、跃挑，不必挑出纤维样物。

2. 壮医药线点灸疗法

（1）取穴

手部：阳溪、阳池、阳谷、手三里。

足部：昆仑、太溪、中封、丘墟。

肩部：肩前、肩髃、曲池。

膝部：膝眼、犊鼻、足三里、梁丘。

踝部：申脉、照海、昆仑、丘墟。

趾端：患处梅花穴。

腰骶部：关元俞、膀胱俞、白环俞、上髎、下髎、环跳。

（2）操作方法：每天点灸1次，20天为1个疗程。

3. 竹罐疗法

（1）材料准备：闹羊花30克，黄九牛60克，八角枫60克，五指枫60克，枫寄生60克，枫树叶120克，火炭母60克，过江龙60克，宽筋藤100克，麻骨风60克，大接骨丹100克，土牛膝60克，尖尾风100克（均为鲜品），水适量，按药物竹罐疗法中煮罐的步骤完成准备工作。

（2）取穴

督脉：大椎、身柱、至阳。

足太阳膀胱经：膈俞、脾俞、肾俞、关元俞。

任脉：气海、关元。

肩部：肩井、肩髎、肩髃、肩中俞、肩外俞、肩前俞、臑俞、肩贞、臂臑、阿是穴。

肘部：肘髎、曲池、手三里、尺泽、曲泽、阿是穴。

腕部：阳溪、阳池、阳谷、手三里、阿是穴。

膝部：血海、梁丘、膝眼、犊鼻、足三里、阳陵泉、阿是穴。

踝部：悬钟、申脉、照海、昆仑、太溪、丘墟、阿是穴。

腰骶部：大肠俞、气海俞、关元俞、膀胱俞、白环俞、上髎、下髎、环跳、阿是穴。

（3）操作方法：采用三棱针刺络拔罐法，留罐 10~15 分钟。煮罐时，放数条毛巾于药水内与罐同煮，启罐后，可用镊子将锅中的毛巾取出拧干，轻敷于所吸拔的部位上，凉则换之，反复 2~3 次。每天治疗 1 次。

4. 刮疗法

（1）部位选择

背部：刮督脉，由大椎穴处沿脊柱正中向下刮至腰阳关穴处；刮足太阳膀胱经，由膈俞穴处沿脊柱两侧向下刮至肾俞穴处。

腹部：刮任脉，由气海穴处向下刮至关元穴处。

上肢：刮手阳明大肠经的曲池穴。

下肢：刮足阳明胃经，由足三里穴沿小腿前侧向下刮至丰隆穴处；刮足太阴脾经的血海穴。

局部：刮阿是穴及局部经穴。

（2）刮拭顺序：先刮背部，然后刮腹部，再刮四肢，最后刮局部。

（3）操作方法：手法宜轻柔。隔天治疗 1 次，7 次为 1 个疗程。

5. 足浴疗法

（1）材料准备：生姜、独活、羌活、防风、秦九、威灵仙、桂枝各 50 克。

（2）操作方法：上药加水 1 500 毫升煎煮 20 分钟，把药水倒入盆中。先用药水的蒸气熏脚，待温度合适后再泡脚。一般每次浸泡时间为 20~30 分钟，最好用深一点的盆，小腿也一起浸泡效果更好。药水在重复使用时，只需在泡脚前加热到药水沸腾即可。每天治疗 2~3 次，中病即止。

6. 梅花针疗法

（1）部位选择：督脉、任脉、双侧足太阳膀胱经、压痛点。

（2）操作方法：将上述部位按常规方法消毒好，采用事先消毒好的梅花针使用中等力度叩击，以叩击部位泛红即可。隔天治疗 1 次，5 次为 1 个疗程。

7. 耳针疗法

（1）取穴：双侧耳朵穴位，取肝、脾、肾、胃、下脚端。

（2）操作方法：留针30分钟。每天治疗1次，5天1个疗程。

8. 壮医熏洗疗法

（1）材料准备：干姜、干辣椒、木瓜、草乌、鸡血藤、牛膝、桃仁、红花、伸筋草各适量。

（2）操作方法：上药加适量水煎至沸腾，趁水温较高有蒸气时熏蒸头部，待水温下降到患者能耐受的温度后，再用药液淋洗或浸泡全身。每天治疗1次，5次为1个疗程。

9. 壮医鲜花叶透穴疗法

（1）取穴：阿是、肘髎、曲池、手三里、尺泽、曲泽、阳溪、阳池、阳谷、血海、梁丘、膝眼、犊鼻、足三里、阳陵泉、悬钟、申脉、照海、昆仑、太溪、丘墟、大肠俞、气海俞、关元俞、膀胱俞、白环俞、上髎、下髎、环跳。

（2）材料准备：新鲜荷叶、线香。

（3）操作方法：将新鲜荷叶剪成大小适合的小片，把叶片放在选定的穴位上，点燃线香隔叶片灸灼。灸灼致叶片干即可换叶片，每个穴位灸灼2~3片叶片。每天治疗1次，5次为1个疗程。

10. 壮医火功疗法

（1）材料准备：追骨风、牛耳风、过山香、大钻、五味藤、八角枫、当归藤、四方藤、吹风散等，切成15~20厘米长的枝段，晒干，和生姜、大葱、两面针、黄柏、防己一同放入白酒中浸泡（酒要浸过药面），7天后取出晒干备用。

（2）取穴：阿是穴、肘髎、曲池、手三里、尺泽、曲泽、阳溪、阳池、阳谷、血海、梁丘、膝眼、犊鼻、足三里、阳陵泉、悬钟、申脉、照海、昆仑、太溪、丘墟、大肠俞、气海俞、关元俞、膀胱俞、白环俞、上髎、下髎、环跳。

（3）操作方法：取一盏酒精灯和15~20厘米长的上药药枝，把药枝的一端放在酒精灯上燃烧，明火熄灭后，把燃着暗火的药枝包裹于两层牛皮纸内，在患者上述穴位施灸，至患者所灸部位有温热感即可。每天治疗1次，中病即止。

11. 壮医热熨疗法

（1）部位选择：患处。

（2）材料准备：干姜、桂枝、川乌、生附子、乳香、没药、姜黄、川芎、赤芍、海桐皮各等量。

（3）操作方法：将上药捣碎，炒热装袋，取出降温至 40~50 ℃，热熨患处。每天 2~3 次，每次 20~30 分钟，中病即可。

12. 针刺疗法

（1）取穴：腹四环 3 穴（RFh4–3）、腹四环 6 穴（RFh4–6）、腹四环 9 穴（RFh4–9）、腹四环 12 穴（RFh4–12）、外上桩（DWsz，双侧）、前下桩（DQxz，双侧）、膝二环 11 穴（DXh2–11，双侧）、足背一环 7 穴（DZBh1–7）；局部筋骨、肌肉、关节边以痛为穴、以应为穴，可先用健侧穴位。

（2）操作方法：取 1 寸、1.5 寸、2 寸毫针，用"8"字环针法针刺。先针腹四环 3 穴（RFh4–3）、腹四环 6 穴（RFh4–6）、腹四环 9 穴（RFh4–9）、腹四环 12 穴（RFh4–12），直刺入 0.5~0.8 寸；接着针左侧外上桩（DWsz）、右侧前下桩（DQxz）、右侧外上桩（DWsz）、左侧前下桩（DQxz），直刺入 0.8~1.5 寸；再针左侧膝二环 11 穴（DXh2–11，双侧）、右侧足背一环 7 穴（DZBh1–7），直刺入 0.5~0.8 寸；最后针局部，通过循切按压筋骨、肌肉、关节找到的压痛点以及相应的反应点，选取 1 组穴位进行针刺。留针 30 分钟。每周治疗 2~3 次，4 周为 1 个疗程，可治疗 2~3 个疗程。

第二章 外科病症

一、疮疖

疮疖又名疿疖、疔疮，初起如粟米粒大小，底部坚硬根深，如钉丁之状，随后局部变为潮红，发热，肿势渐增，疼痛剧烈，常伴全身发热恶寒。疮疖随处可生，好发于颜面部和四肢，常由火毒侵袭肌肤，或恣食辛辣油腻厚味之品，脏腑蕴热内生，"三道"不调，"两路"受阻，"咪隆"（脾）功能失调，热毒内蕴，自内外发肌肤所致。若不及时治疗或处理不当，易造成毒邪走散漫延，出现"疔疮走黄"，具有一定程度的危险性。

1. 针挑疗法

（1）取穴：身柱、委中。

（2）操作方法：轻挑、浅挑，先挑委中穴使出血，再挑身柱穴微出血，随即于挑口拔罐 10 分钟，吸出黑色瘀血。治疗 1 次即可。

2. 壮医药线点灸疗法

（1）取穴：患处梅花形穴，结顶、养老、手三里。

（2）操作方法：每天点灸 1 次，至愈为止。

3. 滚蛋疗法（冷滚法）

（1）材料准备：取生鸡蛋 1 只，洗净备用。

（2）操作方法：取蛋在患处局部反复滚动。每天治疗 1~3 次。每治疗 3 天将生鸡蛋煮熟，剥去蛋壳检查，至蛋黄、蛋白的层次分明，且根据患者病情，治疗至症状缓解为止。

4. 梅花针疗法

（1）取穴：足阳明胃经，大椎、曲池、合谷。

（2）操作方法：将上述部位按常规方法消毒好，采用事先消毒好的梅花针使用中等力度叩击，以叩击部位泛红即可。隔天治疗 1 次，5 次为 1 个疗程。

5．耳针疗法

（1）取穴：双侧耳朵穴位，取肺、大肠、胃、神门、肾上腺、内分泌、皮质下。

（2）疗程：留针 30 分钟。每天治疗 1 次，5 天 1 个疗程。

6．壮医熏洗疗法

（1）材料准备：紫花地丁、野菊花、连翘各适量。

（2）操作方法：上药加适量水煎至沸腾，趁水温较高有蒸气时熏蒸头部，待水温下降到患者能耐受的温度后，再用药液淋洗或浸泡全身。每天治疗 1 次，5 次为 1 个疗程。

7．壮医鲜花叶透穴疗法

（1）部位选择：患处，大椎、曲池、合谷。

（2）材料准备：新鲜荷叶、线香。

（3）操作方法：将新鲜荷叶剪成大小适合的小片，把叶片放在选定的穴位上，点燃线香隔叶片灸灼。灸灼致叶片干即可换叶片，每个穴位灸灼 2~3 片叶片。每天治疗 1 次，5 次为 1 个疗程。

二、丹　毒

丹毒是一种患部皮肤突然发红，色如涂丹，灼热疼痛，传播迅速的传染性皮肤病。因发病部位不同，而有不同名称。如发于头面者称为"抱头火丹"或"大头瘟"，发病在腿部者称为"腿游风"或"流火"，发病在躯干者称为"内发丹毒"，新生儿丹毒则称为"赤游丹"。该病多由外感邪毒，内有瘟热，内外合邪而发。西医学认为，该病是由溶血性链球菌丹毒链球菌侵入皮肤或黏膜内的网状淋巴管所引起的急性感染性疾病。

1．针挑疗法

（1）部位选择：血海、隐白、少商等穴，患部的水泡或血泡。

（2）操作手法：轻挑、浅挑，使血液自然流出，挤尽血水。治疗 1 次即可。

2．壮医药线点灸疗法

（1）取穴：患处梅花形穴，结顶、养老、手三里。

（2）操作方法：每天点灸 1 次，至愈为止。

3. 滚蛋疗法（冷滚法）

（1）材料准备：取生鸡蛋1只，洗净备用。

（2）操作方法：取蛋在患处局部反复滚动。每天治疗1~3次。每治疗3天将生鸡蛋煮熟，剥去蛋壳检查，至蛋黄、蛋白的层次分明，且根据患者病情，治疗至症状缓解为止。

4. 梅花针疗法

（1）部位选择：大椎，患处。

（2）操作方法：将上述部位按常规方法消毒好，采用事先消毒好的梅花针使用中等力度叩击，以叩击部位泛红即可。隔天治疗1次，中病即止。

5. 敷贴疗法

（1）材料与方法：鲜丝瓜、野菊花、蒲公英各适量，共捣烂湿敷患处。

（2）疗程：每天敷药1次，3次为1个疗程。

6. 火针疗法

消毒患处后，将1.5寸的针灸针烧红后快速点刺局部。隔2天治疗1次，中病即止。

7. 壮医熏洗疗法

（1）材料准备：鲜丝瓜、野菊花、蒲公英、松针各适量。

（2）操作方法：上药加适量水煎至沸腾，趁水温较高有蒸气时熏蒸头部，待水温下降到患者能耐受的温度后，再用药液淋洗或浸泡全身。每天治疗1次，5次为1个疗程。

8. 耳针疗法

（1）取穴：双侧耳朵穴位，取肺、大肠、胃、神门、肾上腺、内分泌、皮质下。

（2）操作方法：留针30分钟。每天治疗1次，5天为1个疗程。

9. 壮医熏洗疗法

（1）材料准备：紫花地丁、野菊花、连翘各适量。

（2）操作方法：上药加适量水煎至沸腾，趁水温较高有蒸气时熏蒸头部，待水温下降到患者能耐受的温度后，再用药液淋洗或浸泡全身。每天治疗1次，5次为1个疗程。

10. 壮医鲜花叶透穴疗法

（1）部位选择：患处，大椎、曲池、合谷。

（2）材料准备：新鲜荷叶、线香。

（3）操作方法：将新鲜荷叶剪成大小适合的小片，把叶片放在选定的穴位上，点燃线香隔叶片灸灼。灸灼致叶片干即可换叶片，每个穴位灸灼2~3片叶片。每天治疗1次，5次为1个疗程。

三、瘰 疬

瘰疬是指发生于颈部及耳之前后，亦可延及颌下、胸腋等处的一种外科常见的病症。因其结核累累如串珠之状，故名。该病多因情志郁结、肝气不舒、气郁化火、炼液为痰、痰火互结、气血凝滞而成。该病相当于西医学的颈部淋巴结核。

1. 针挑疗法

（1）方法一

部位选择：太冲、太白、行间，背部第一、第二侧线的7、8、9各挑点。

操作方法：太冲、太白、行间等穴采用轻挑、浅挑，使微出血。挑背部第一、第二侧线的7、8、9各挑点时，为了减轻患者在针挑时的不适，可先行局部麻醉，然后用慢挑、深挑、摇挑、点挑，挑出皮下纤维样物。如纤维样物柔韧不易挑断，可用小刀割之，反复挑割，至皮下纤维样物净尽为止。挑口以无菌敷料贴敷。针挑步骤，第一次挑第9点，第二次挑第8点，第三次挑第7点。如患部在左则挑左侧，患部在右则挑右侧，左右同患则双侧同时挑。每隔20天挑1次，一般1~3次痊愈。

（2）方法二

部位选择：大椎；背部上起自第七颈椎，下至肩胛骨下角，两侧至腋后线的范围内的小核点。

操作方法：慢挑、深挑，先挑净各小核点内纤维样物，再挑净大椎穴内纤维样物。隔15天挑治1次。

2. 壮医药线点灸疗法

（1）取穴：患处局部梅花形穴，结顶、养老、手三里。

（2）操作方法：每天点灸1次，至愈为度。

3. 火针疗法

按常规方法消毒患处，用烧红火针刺破肿大淋巴结基底部。隔天治疗

1次，中病即止。

4. 壮医熏洗疗法

（1）材料准备：丹皮、夏枯草、栀子、连翘、昆布、僵蚕、木香各适量。

（2）操作方法：上药加适量水煎至沸腾，趁水温较高有蒸气时熏蒸头部，待水温下降到患者能耐受的温度后，再用药液淋洗或浸泡全身。每天治疗1次，5次为1个疗程。

5. 壮医鲜花叶透穴疗法

（1）取穴：患处局部梅花形穴，结顶、养老、手三里。

（2）材料准备：新鲜荷叶、线香。

（3）操作方法：将新鲜荷叶剪成大小适合的小片，把叶片放在选定的穴位上，点燃线香隔叶片灸灼。灸灼致叶片干即可换叶片，每个穴位灸灼2~3片叶片。每天治疗1次，5次为1个疗程。

四、锁口疗

疔疮发于颜面口角者，因红肿疼痛影响口的张开，故称为锁口疗。即口角旁皮肤忽起一粟米粒样的脓头，红肿热痛，根深坚硬，如钉丁之状，随后肿势渐增，疼痛剧烈，常伴全身发热恶寒。如处理不当，或妄加挤压、不慎碰伤、过早切开等，则会引起疔疮顶陷色黑无脓，肿势扩散，疔毒走散，出现"走黄"现象。

1. 针挑疗法

（1）方法一

部位选择：肩背部小红点。

操作方法：轻挑、浅挑，使出血，再于挑口拔罐10分钟。一般2小时后患者即能开口，如不见效，应马上采取其他治疗措施。

（2）方法二

部位选择：患侧委中穴紫色血管。

操作方法：轻挑、浅挑，并挤出紫黑色血，至血色变鲜红为止。治疗1次即可。

2. 壮医药线点灸疗法

（1）取穴：患处局部梅花形穴，结顶、养老、手三里。

（2）操作方法：每天点灸1次，至愈为度。

3. 梅花针疗法

（1）部位选择：患处局部。

（2）操作方法：将上述部位按常规方法消毒好，采用事先消毒好的梅花针使用中等力度叩击，以微出血即可，可挤压排脓血，1次即可。

4. 壮医熏洗疗法

（1）材料准备：野菊花、蒲公英、石膏、知母、连翘、黄连各适量。

（2）操作方法：上药加适量水煎至沸腾，趁水温较高有蒸气时熏蒸头部，待水温下降到患者能耐受的温度后，再用药液淋洗或浸泡全身。每天治疗1次，5次为1个疗程。

5. 壮医鲜花叶透穴疗法

（1）部位选择：患处局部。

（2）材料准备：新鲜荷叶、线香。

（3）操作方法：将新鲜荷叶剪成大小适合的小片，把叶片放在选定的穴位上，点燃线香隔叶片灸灼。灸灼致叶片干即可换叶片，每个穴位灸灼2~3片叶片。每天治疗1次，5次为1个疗程。

五、指头疔

指头疔是指手指头肿胀疼痛之症，多属于疔疮疾患，如蛇眼疔、蛇头疔、蛇腹疔等，均属火毒之证。分别相当于西医学的甲沟炎、化脓性指头炎、化脓性腱鞘炎等。

1. 针挑疗法

（1）方法一

部位选择：肩胛部中央的黑色毛孔。

操作方法：深挑，挑尽皮下纤维样物，使出血为度。

（2）方法二

部位选择：前心窝部和后背心部的小红点，患部疔顶。

操作方法：先深挑，挑出各小红点内纤维，挤出紫黑色血；然后轻挑，挑破疔顶，再用竹烟筒油涂疔的四周，不涂疔顶。

（3）方法三

部位选择：患部疗顶。

操作方法：轻挑、点挑，挑破疗顶，然后取1只大的活蜘蛛放在挑口上，让蜘蛛吸吮其毒，至毒尽疗消为止。

2．壮医药线点灸疗法

（1）取穴：患处局部梅花形穴，结顶、养老、手三里。

（2）操作方法：每天点灸1次，至愈为度。

3．梅花针疗法

（1）部位选择：患处局部。

（2）操作方法：将上述部位按常规方法消毒好，采用事先消毒好的梅花针使用中等力度叩击，以微出血即可，可稍加挤压排脓血。

4．壮医熏洗疗法

（1）材料准备：野菊花、蒲公英、石膏、知母、连翘、黄连各适量。

（2）操作方法：上药加适量水煎至沸腾，趁水温较高有蒸气时熏蒸头部，待水温下降到患者能耐受的温度后，再用药液淋洗或浸泡全身。每天治疗1次，5次为1个疗程。

5．壮医鲜花叶透穴疗法

（1）部位选择：患处局部。

（2）材料准备：新鲜荷叶、线香。

（3）操作方法：将新鲜荷叶剪成大小适合的小片，把叶片放在选定的穴位上，点燃线香隔叶片灸灼。灸灼致叶片干即可换叶片，每个穴位灸灼2~3片叶片。每天治疗1次，5次为1个疗程。

六、羊毛疗

羊毛疗又名羊毛痧。其病名出于《证治准绳·外科》，症见头痛，全身寒热，状似伤寒，于前心区及后背部发现疹状红点，进而色变紫黑。若红淡者为嫩，色见紫黑者为老。将紫黑疹点用针挑之，可得羊毛状物者，故名。

1．针挑疗法

（1）部位选择：前心区及后背部紫黑疹点数处。

（2）操作方法：深挑、慢挑，挑净羊毛样物质，然后用黑豆、荞麦各等量研末涂之，并内服菊花饮。治疗 1 次即可。

菊花饮方：新鲜白菊花全株适量，洗净晾干，捣汁一茶盅，冲热酒服，或酒煎服。

2. 壮医药线点灸疗法

（1）取穴：患处局部梅花形穴，结顶、养老、手三里。

（2）操作方法：每天点灸 1 次，至愈为止。

3. 滚蛋疗法（冷滚法）

（1）材料准备：取生蛋 1 只，洗净备用。

（2）操作方法：先以盐水按男左女右的步骤搓揉患者头、腰、背及四肢，然后将准备好的生蛋反复揉搓用盐水搓过的部位。片刻后，即有又硬又韧的黑毛（久病的人会揉出白色的毛状物）从皮肤毛孔中出来。

（3）疗程：每天治疗 1~3 次，根据患者病情，治疗至症状缓解为止。一般揉出的"羊毛"越多，病愈就越快。

4. 梅花针疗法

（1）部位选择：足阳明胃经，大椎、曲池、合谷。

（2）操作方法：将上述部位按常规方法消毒好，采用事先消毒好的梅花针使用中等力度叩击，以叩击部位泛红即可。隔天治疗 1 次，5 次为 1个疗程。

5. 耳针疗法

（1）取穴：双侧耳朵穴位，取肺、大肠、胃、神门、肾上腺、内分泌、皮质下。

（2）操作方法：留针 30 分钟。每天治疗 1 次，5 天为 1 个疗程。

6. 壮医熏洗疗法

（1）材料准备：紫花地丁、野菊花、连翘各适量。

（2）操作方法：上药加适量水煎至沸腾，趁水温较高有蒸气时熏蒸头部，待水温下降到患者能耐受的温度后，再用药液淋洗或浸泡全身。每天治疗 1 次，5 次为 1 个疗程。

7. 壮医鲜花叶透穴疗法

（1）部位选择：患处，大椎、曲池、合谷。

（2）材料准备：新鲜荷叶、线香。

（3）操作方法：将新鲜荷叶剪成大小适合的小片，把叶片放在选定的

穴位上，点燃线香隔叶片灸灼。灸灼致叶片干即可换叶片，每个穴位灸灼2~3片叶片。每天治疗1次，5次为1个疗程。

七、红丝疗

红丝疗是发于四肢、皮肤呈红丝显露，迅速向上走窜的急性感染性疾病。可伴有恶寒发热等全身症状，邪毒重者可内攻脏腑，发生走黄。该病的发生多由皮肤破损感染毒邪，内有火毒凝聚，以致毒流经脉。该病相当于西医的急性淋巴管炎。

1. 针挑疗法

（1）方法一

部位选择：红丝所过或所属经脉的郄穴或井穴，淋巴管炎皮肤上反应的红丝上。

操作方法：轻挑、浅挑其郄穴或井穴使之出血，然后沿红丝每隔2~3寸轻挑使之出血。

（2）方法二

部位选择：背部夹脊两旁所见皮下血络明显处。

操作方法：轻挑、浅挑，使出血。

（3）方法三

部位选择：红丝尽处。

操作方法：轻挑、浅挑，使出血。

2. 壮医药线点灸疗法

（1）取穴：患处局部梅花形穴，结顶、养老、手三里。

（2）操作方法：每天点灸1次，至愈为度。

3. 滚蛋疗法（冷滚法）

（1）材料准备：取生蛋1只，洗净备用。

（2）操作方法：取患处局部，反复滚动。每天治疗1~3次。每治疗3天将生蛋煮熟，剥去蛋壳检查，至蛋黄、蛋白的层次分明，且根据患者病情，治疗至症状缓解为止。

4. 梅花针疗法

（1）取穴：大椎、合谷、曲池，足少阳胆经、足阳明胃经。

（2）操作方法：将上述部位按常规方法消毒好，采用事先消毒好的梅花针使用中等力度叩击，以叩击部位泛红即可。每天治疗1~2次，7天为1个疗程。

5．耳针疗法

（1）取穴：双侧耳朵穴位，取下屏尖、脑、神门、肾上腺、内分泌、皮质下。

（2）操作方法：留针30分钟。每天治疗1次，5天为1个疗程。

6．壮医熏洗疗法

（1）材料准备：黄连、黄芩、连翘、荷叶、蒲公英、大青叶、岗梅根、菊花各适量。

（2）操作方法：上药加适量水煎至沸腾，趁水温较高有蒸气时熏蒸头部，待水温下降到患者能耐受的温度后，再用药液淋洗或浸泡全身。每天治疗1次，5次为1个疗程。

7．壮医鲜花叶透穴疗法

（1）部位选择：大椎、合谷，患处。

（2）材料准备：新鲜荷叶、线香。

（3）操作方法：将新鲜荷叶剪成大小适合的小片，把叶片放在选定的穴位上，点燃线香隔叶片灸灼。灸灼致叶片干即可换叶片，每个穴位灸灼2~3片叶片。每天治疗1次，5次为1个疗程。

八、发际疮

发际疮是发生于项后发际肉厚多纹处的化脓性皮肤病。主要临床表现为，初起项后发际生散在性疮疡，其形小如粟米，大如蚕豆，疮疡有白色脓头，周边肉赤红晕，病者自感轻微疼痛，继而剧痛，状如锥刺，约经数日，白色脓头干涸结成黄色脓痂，痂落而愈。常因患者体虚、失眠不寐、或患有消渴，而反复发作。该病的发生多由脾经或腠理内蕴湿热，复感风毒之邪，风湿火热相互搏结于头项发际处而发疮疖肿毒。西医学中生于项后发际的急性、慢性单纯毛囊炎可参照该病治疗。

1．针挑疗法

（1）方法一

部位选择：脊背两侧距正中线 1.5~3 寸处。

操作方法：在此范围内，由大椎穴开始向下每隔 1 寸挑刺皮肤一下，并挤出血，两侧一般可挑 10 针左右。每周挑 1~3 次，4 周为 1 个疗程。

（2）方法二

部位选择：背部皮肤红褐斑点。

操作方法：轻挑，浅挑，挤压针孔周围，使出血。每次挑十几针，隔天挑 1 次。

2. 壮医药线点灸疗法

（1）取穴：患处局部梅花形穴，结顶、养老、手三里。

（2）操作方法：每天点灸 1 次，至愈为止。

3. 梅花针疗法

（1）部位选择：手太阴肺经、足少阳胆经。

（2）操作方法：将上述部位按常规方法消毒好，采用事先消毒好的梅花针使用中等力度叩击，以叩击部位泛红即可。隔天治疗 1 次，5 次为 1 个疗程。

4. 耳针疗法

（1）取穴：双侧耳朵穴位，取下屏尖、脑、肺、胆、神门、肾上腺、内分泌、皮质下。

（2）操作方法：留针 30 分钟。每天治疗 1 次，5 天为 1 个疗程。

5. 壮医熏洗疗法

（1）材料准备：紫花地丁、蒲公英各适量。

（2）操作方法：上药加适量水煎至沸腾，趁水温较高有蒸气时熏蒸头部，待水温下降到患者能耐受的温度后，再用药液淋洗或浸泡全身。每天治疗 1 次，5 次为 1 个疗程。

6. 壮医鲜花叶透穴疗法

（1）部位选择：大椎、合谷，患处。

（2）材料准备：新鲜荷叶、线香。

（3）操作方法：将新鲜荷叶剪成大小适合的小片，把叶片放在选定的穴位上，点燃线香隔叶片灸灼。灸灼致叶片干即可换叶片，每个穴位灸灼 2~3 片叶片。每天治疗 1 次，5 次为 1 个疗程。

九、发　瘤

发瘤病名出于《外科正宗》卷二，即在耳后发下生发软小高突、不痛不痒的肿块。该病的发生多由脾经或腠理内蕴湿热，痰湿火热相互搏结，气血凝滞于头项发际处而发。西医学中的皮脂腺囊肿可参照该病治疗。

1. 针挑疗法

（1）部位选择：患部。

（2）操作方法：深挑，挑破患部皮肤，挤尽瘤内白粉，用生肌散外敷。

生肌散方：象皮 3 克，珍珠母 2 克，黄丹 1.5 克，文蛤 1.5 克，京梅片 1 克，共研细末。

2. 梅花针疗法

（1）部位选择：患处，足太阴脾经、足厥阴肝经。

（2）操作方法：将上述部位按常规方法消毒好，采用事先消毒好的梅花针使用中等力度叩击，以叩击部位泛红即可。每天治疗 1~2 次，7 天为 1 个疗程。

3. 耳针疗法

（1）取穴：双侧耳朵穴位，取脾、肝、下屏尖、脑、神门、肾上腺、内分泌、皮质下。

（2）操作方法：留针 30 分钟。每天治疗 1 次，5 天为 1 个疗程。

4. 壮医鲜花叶透穴疗法

（1）取穴：大椎、大横、天枢、足三里、三阴交、太溪。

（2）材料准备：新鲜荷叶、线香。

（3）操作方法：将新鲜荷叶剪成大小适合的小片，把叶片放在选定的穴位上，点燃线香隔叶片灸灼。灸灼致叶片干即可换叶片，每个穴位灸灼 2~3 片叶片。每天治疗 1 次，5 次为 1 个疗程。

十、筋　瘤

筋瘤是以筋脉色紫，盘曲突起如蚯蚓状，形成以团块为主要表现的浅表静脉病变。该病的发生多由于长期站立负重，劳倦伤气；多次妊娠，气滞血瘀，筋脉纵横，血壅于下；寒湿侵袭，凝结筋脉；外伤筋脉，瘀血凝滞等，导致龙路不通，脉络阻塞而成块成瘤。筋瘤好发于下肢，相当于西医的下肢静脉曲张交错所形成的静脉团块。

1. 针挑疗法

（1）部位选择：患部。

（2）操作方法：先针刺瘤中心达瘤底为度，不留针；再以慢挑，挑出皮下纤维样物，挤出血。隔天挑 1 次，至愈为止。

2. 壮医药线点灸疗法

（1）取穴：患处梅花形穴、结顶、手三里。

（2）操作方法：每天点灸 1 次，连灸 5~7 天。

3. 足浴疗法

（1）材料准备：生姜、柳枝、桂枝、桃仁、红花、独活、羌活各 30 克。

（2）操作方法：上药加水 1 500 毫升煎煮 20 分钟，把药水倒入盆中。先用药水的蒸气熏脚，待温度合适后再泡脚。一般每次浸泡时间为 20~30 分钟，最好用深一点的盆，小腿也一起浸泡效果更好。药水在重复使用时，只需在泡脚前加热到药水沸腾即可。每天治疗 2 次，30 次为 1 个疗程。

4. 壮医熏洗疗法

（1）材料准备：当归尾、赤芍、桃仁、大黄、丹皮、瓜蒌仁各适量。

（2）操作方法：上药加适量水煎至沸腾，趁水温较高有蒸气时熏蒸头部，待水温下降到患者能耐受的温度后，再用药液淋洗或浸泡全身。每天治疗 1 次，5 次为 1 个疗程。

5. 壮医鲜花叶透穴疗法

（1）部位选择：患处。

（2）材料准备：新鲜荷叶、线香。

（3）操作方法：将新鲜荷叶剪成大小适合的小片，把叶片放在选定的穴位上，点燃线香隔叶片灸灼。灸灼致叶片干即可换叶片，每个穴位灸灼 2~3 片叶片。每天治疗 1 次，5 次为 1 个疗程。

十一、乳 痈

乳痈是指发于乳房部的痈肿，即西医学中的急性乳腺炎，往往好发生于初产、产后尚未满月的哺乳妇女，乳头破裂或乳汁郁滞者更易发生。发病初期，乳房疼痛，炎症部位红肿变硬，并有触痛，后期形成脓肿，最后可穿破皮肤而流脓，可伴有全身发热等症状。壮医认为，乳痈的发生多因为恣食厚味，胃经积热；忧思恼怒，肝气郁结；乳头破裂，外邪火毒侵入，致使乳房脉络阻塞，排乳不畅；湿热火毒内蕴，乳房龙路、火路不通，郁热火毒与积乳互凝从而结肿成痈而致。西医学的急性化脓性乳腺炎即属此证。

1. 针挑疗法

（1）方法一

部位选择：患者取坐位，在肩胛之间，第四至第七胸椎旁，可见到毛孔内陷处，约有小米粒大小、数目 7~10 个不等的小点，此即针挑部位。

操作方法：慢挑，入皮内 1~2 分，逐一挑完，挑刺即刻出针，不做手法，每天挑 1 次。

（2）方法二

部位选择：第七颈椎以下至第十二胸椎以上部位的皮下小红点。

操作方法：轻挑、浅挑，逐一挑破小红点，挤出微血。

（3）方法三

取穴：肩井。

操作手法：先用毫针针刺肩井穴 1.5 厘米深，捻转行针至乳部感到酸麻为度，再深挑，挑净穴内纤维样物，微微挤出血。

2. 壮医药线点灸疗法

（1）取穴：患处梅花形穴，结顶、手三里。

（2）操作方法：每天点灸 1 次，连灸 5~7 天。

3. 敷贴疗法

（1）材料与方法：去刺仙人掌适量，捣烂，加少许醋，烘热敷在患处，用胶布固定即可。

（2）疗程：每天换药 1 次，中病即止。

4. 梅花针疗法

（1）取穴：大椎、内关、中脘、足三里、合谷、曲池，督脉。

（2）操作方法：将上述部位按常规方法消毒好，采用事先消毒好的梅花针使用中等力度叩击，以叩击部位泛红即可。每天治疗 1~2 次，7 天为

1 个疗程。

5. 壮医熏洗疗法

（1）材料准备：紫花地丁、蒲公英、连翘、大青叶、古羊藤、岗梅根、各适量。

（2）操作方法：上药加适量水煎至沸腾，趁水温较高有蒸气时熏蒸头部，待水温下降到患者能耐受的温度后，再用药液淋洗或浸泡全身。每天治疗 1 次，5 次为 1 个疗程。

6. 壮医鲜花叶透穴疗法

（1）部位选择：患处。

（2）材料准备：新鲜荷叶、线香。

（3）操作方法：将新鲜荷叶剪成大小适合的小片，把叶片放在选定的穴位上，点燃线香隔叶片灸灼。灸灼致叶片干即可换叶片，每个穴位灸灼 2~3 片叶片。每天治疗 1 次，5 次为 1 个疗程。

7. 水火吹灸法

（1）部位选择：患处。

（2）操作方法：清水喷淋于疖肿面上，然后用艾火对着肿面熏灸，一边灸一边对着肿面吹风，施治时患者即有舒适感。每天治疗 1 次，7 次为 1 个疗程。

8. 针刺疗法

（1）取穴：手背二环 4 穴（TSBh2-4，双侧）、鹰嘴环 12 穴（TYZh-12，双侧）、足背一环 7 穴（DZBh1-7，双侧）、足背一环 8 穴（DZBh1-8，双侧）、足背二环 6 穴（DZBh2-6，双侧）、土坡穴（DTp，双侧）。

（2）操作方法：取 1 寸毫针，用 "8" 字环针法针刺。先针左侧手背二环 4 穴（TSBh2-4）、右侧足背一环 7 穴（DZBh1-7）和足背一环 8 穴（DZBh1-8）、左侧足背一环 7 穴（DZBh1-7）和足背一环 8 穴（DZBh1-8）、右侧手背二环 4 穴（TSBh2-4），直刺入 0.5~0.8 寸；然后针左侧鹰嘴环 12 穴（TYZh-12）、右侧足背二环 6 穴（DZBh2-6）、左侧足背二环 6 穴（DZBh2-6）、右侧鹰嘴环 12 穴（TYZh-12），直刺入 0.5~0.8 寸；最后针左、右侧土坡穴（DTp），直刺入 0.5~0.8 寸，以泄热。留针 30 分钟。每天治疗 1 次，中病则止。

治疗前或治疗后可用湿热毛巾外敷整个乳房，以缓解乳房胀痛，热敷后待乳头变软，可吸出一些乳汁，以加快胀痛缓解。

十二、乳癖（乳腺小叶增生）

乳癖是妇女乳房常见的慢性肿块，是乳房结构不良，乳腺疾病的早期病变。临床以乳房发生肿块和疼痛，且与月经相关为特点，好发于青、中年妇女，常有经前期乳痛症病史，疼痛及局部触痛为周期性，每因喜、怒等情绪变化而消长，常在月经前期加重，月经后缓解或消失；也有在整个月经周期持续性疼痛；还有部分患者无症状，仅在体检时或无意中发现肿块而就医。病变多为单侧，累及双侧者较少，扪诊可触到坚韧的圆形肿块，大小不等，活动度好，但多数边缘不清楚，仅触及扁平、颗粒状，密度增加的区域，经后也不消失，病变好发于乳腺外上部。多由于忧思恼怒、肝失条达、气血失调、痰湿阻滞乳络而成，或肝肾亏损、乳络失养而成。壮医认为，该病是由于"咪叠"（肝）气郁结，气机阻滞，蕴结于乳房，或气郁日久化热，灼津为痰，痰凝血瘀，或冲任失调，气滞血瘀，"三道两路"不通，三气不能同步而发病。乳癖相当于西医乳腺小叶增生、乳房纤维瘤和慢性乳房囊性增生等病。

1. 针挑疗法

（1）取穴：膻中、膺窗、乳根。

（2）操作方法：轻挑、浅挑，每穴挑3~5点，于挑口拔火罐，使出血。

2. 壮医药线点灸疗法

（1）取穴：梅花形穴、下关元、结顶、膻中、膺窗。

（2）随症配穴：胀痛者加丰隆；刺痛者加膈俞；伴胸胁痛者加太冲。

（3）操作方法：每天点灸1次。第一个疗程于月经来潮前10天开始施灸，每天治疗1次，连灸9天；第二个疗程于第二个月月经来潮前8天开始施灸，每天治疗1次，连灸7天；第三个疗程于第三个月月经来潮前6天开始施灸，每天治疗1次，连灸5天。

3. 竹罐疗法

（1）材料准备：红花、三七、蒲公英、紫花地丁、铺地稔等适量，水适量，按药物竹罐疗法中煮罐的步骤完成准备工作。

（2）取穴

任脉：膻中、中脘。

足太阳膀胱经：肝俞、脾俞、肾俞。

足阳明胃经：乳根、足三里、丰隆。

足少阳胆经：肩井。

足太阴脾经：血海、三阴交。

足厥阴肝经：太冲。

（3）操作方法：将以上穴位分为几组，交替选用，先用毫针针刺，得气后出针拔罐，留罐10分钟。煮罐时，可放数条毛巾于药水内与罐同煮，先用镊子将锅中的毛巾取出拧干，轻敷于患处，凉则换之，反复2~3次。隔天治疗1次，1个月为1个疗程，月经期停止治疗。

4. 佩药疗法

（1）材料准备：玫瑰花、藿香、佩兰、薄荷、白芷、肉桂、高良姜、冰片各20克。

（2）操作方法：将上述各味药做洁净处理，除去杂质，于烘箱60℃下干燥后，在洁净区内将药材混合粉碎至1 000目（采用微粉粉碎法），将粉碎的药粉包装成15克/袋，外加透气性强的布袋包装后制成香囊。

（3）疗程：每天佩戴香囊1个（白天把香囊挂在胸前，距鼻腔15厘米左右，晚间置于枕边），连续佩戴7天。

5. 梅花针疗法

（1）部位选择：足阳明胃经、足厥阴肝经，患处。

（2）操作方法：将上述部位按常规方法消毒好，采用事先消毒好的梅花针使用中等力度叩击，以叩击部位泛红即可。隔天治疗1次，5次为1个疗程。

6. 耳针疗法

（1）取穴：双侧耳朵穴位，取肝、胃、神门、肾上腺、内分泌、皮质下。

（2）操作方法：留针30分钟。每天治疗1次，5天为1个疗程。

7. 壮医熏洗疗法

（1）材料准备：仙茅、仙灵脾、当归、巴戟天、知母、益母草各适量。

（2）操作方法：加适量水后煎煮上述药物，水煎至沸腾，趁水温较高有蒸气时熏蒸头部，待水温下降到患者能耐受的温度后，再用药液淋洗或浸泡全身。每天治疗1次，5次为1个疗程。

8. 壮医鲜花叶透穴疗法

（1）部位选择：患处，气门、太冲、行间、三阴交、血海。

（2）材料准备：新鲜荷叶、线香。

（3）操作方法：将新鲜荷叶剪成大小适合的小片，把叶片放在选定的穴位上，点燃线香隔叶片灸灼。灸灼致叶片干即可换叶片，每个穴位灸灼2~3片叶片。每天治疗1次，5次为1个疗程。

9. 针刺疗法

（1）取穴：右侧内三杆（DNSg）、左侧前上桩（DQsz）、足背一环7穴（DZBh1-7）、足背一环8穴（DZBh1-8）、足背二环5穴（DZBh2-5）、足背中穴（DZBz）；乳房局部以灶为腧取1~2穴。

（2）操作方法：取1寸、2寸、3寸毫针，用"8"字环针法针刺。先针右侧内三杆（DNSg），直刺入2~2.5寸，针左侧前上桩（DQsz）；接着针右侧足背一环7穴（DZBh1-7）、足背一环8穴（DZBh1-8）、足背二环5穴（DZBh2-5）、足背中穴（DZBz），直刺入0.5~0.8寸；再针左侧足背一环7穴（DZBh1-7）、足背一环8穴（DZBh1-8）、足背二环5穴（DZBh2-5）、足背中穴（DZBz），直刺入0.5~0.8寸；最后针乳房局部，以灶为腧取1~2穴，顺着增生结块往外直刺入0.2~0.5寸（依肿块大小而定）。留针30分钟。每周治疗2~3次，4周为1个疗程，治疗1~3个疗程。

十三、脂肪瘤

脂肪瘤多发生在肩、背和臀部的皮下脂肪组织，为球状囊肿，质软，边界清楚，外表常可看到多叶的不规则的形状，由于叶和叶之间有纤维状组织间隔，而此间隔又和包膜及皮肤连着，因此若将瘤捏起，则皮肤就会出现凹陷和起皱。瘤的活动性很大，若挤压其边缘，则瘤就会溜开。脂肪瘤生长很慢，故可历时很久，也可长得很大。壮医认为，该病主要由于正气不足，气滞、血瘀、痰凝相互胶结，龙路、火路阻滞不通所致。

1. 壮医药线点灸疗法

（1）部位选择：患处，梅花穴、足三里。

（2）操作方法：每天点灸1次，20天为1个疗程。

2. 耳针疗法

（1）取穴：双侧耳朵穴位，取肝、脾、神门、肾上腺、内分泌、皮质下。

（2）操作方法：留针 30 分钟。每天治疗 1 次，5 天为 1 个疗程。

3. 壮医熏洗疗法

（1）材料准备：仙茅、仙灵脾、当归、川芎、红花、知母、益母草各适量。

（2）操作方法：上药加适量水煎至沸腾，趁水温较高有蒸气时熏蒸头部，待水温下降到患者能耐受的温度后，再用药液淋洗或浸泡全身。每天治疗 1 次，5 次为 1 个疗程。

4. 壮医鲜花叶透穴疗法

（1）部位选择：患处，太冲、行间、三阴交、血海。

（2）材料准备：新鲜荷叶、线香。

（3）操作方法：将新鲜荷叶剪成大小适合的小片，把叶片放在选定的穴位上，点燃线香隔叶片灸灼。灸灼致叶片干即可换叶片，每个穴位灸灼 2~3 片叶片。每天治疗 1 次，5 次为 1 个疗程。

十四、痔 疮

直肠下部、肛管和肛门缘的静脉曲张、扩大，形成一条柔软的静脉团，并由肛门部突出称为痔。临床根据发病部位可分为内痔、外痔和混合痔三类。生于肛门内（齿线以上），表面为黏膜所覆盖的称内痔，生于肛门外（齿线以下）外露于肛外肌肤的为外痔，混合痔则生于肛门内外（齿线上、下均有）。壮医认为，该病的发病多因饮食不节，过食厚味、辛辣之物或久坐久立，负重远行，致胃肠湿热内阻；因泻痢日久，长期便秘，妊娠多产等，以致湿热内生，"三道两路"受阻，气血运行不畅，经络阻滞，湿热、瘀血和浊气下注于肛门，肛部筋脉横懈而发此病。肾虚者也常有痔疮。西医认为，该病是由于直肠末端黏膜下和肛管皮下的静脉发生扩大、曲张而形成柔软的静脉团所致。

1. 针挑疗法

（1）方法一

部位选择：可在腰骶部寻找皮肤异点（微红色或粉白色，稍隆起如针帽大小）；未能找到皮肤异点时，可在气海俞、大肠俞等穴或上髎、中髎、下髎等穴挑治，或取长强穴旁开 1 寸处。

操作方法：慢挑、深挑，挑出皮下纤维样物。也可用挑提法，炎症期宜用截根法。本法对单纯性内痔（特别是炎症期）疗效佳，其余较差，如能结合他法，则挑数次而得长久效果。2~4 次为 1 个疗程，病复发可再如前法进行挑治。

（2）方法二

取穴：龈交。

操作方法：轻挑、浅挑，放血 1 滴。也可用小剪子或手术刀将其结节剪掉或切除，并使出血少许即可。

2. 壮医药线点灸疗法

（1）取穴

治疗内痔：孔最、次髎、中髎、下髎。

治疗外痔：孔最，痔顶。

治疗混合痔：孔最、长强、下髎，痔顶。

（2）随症配穴：痔疮出血者加孔最、承山、次髎、中髎。

（3）操作方法：每天点灸 1 次，7 天为 1 个疗程。

3. 梅花针疗法

（1）取穴：肺俞、肝俞、大肠俞、小肠俞、长强、承山。

（2）操作方法：将上述部位按常规方法消毒好，采用事先消毒好的梅花针，使用中等力度叩击，以叩击部位泛红即可。隔天治疗 1 次，5 次为 1 个疗程。

4. 耳针疗法

（1）取穴：双侧耳朵穴位，取大肠、小肠、肝、肺、神门、肾上腺、内分泌、皮质下。

（2）操作方法：留针 30 分钟。每天治疗 1 次，5 天为 1 个疗程。

5. 壮医熏洗疗法

（1）材料准备：苦参、菊花、蛇床子、金银花、地肤子各适量。

（2）操作方法：上药加适量水煎至沸腾，趁水温较高有蒸气时熏蒸头部，待水温下降到患者能耐受的温度后，再用药液淋洗或浸泡全身。每天治疗 1 次，5 次为 1 个疗程。

6. 壮医鲜花叶透穴疗法

（1）取穴：孔最、长强、下髎、痔顶、太冲、行间、三阴交、血海。

（2）材料准备：新鲜荷叶、线香。

（3）操作方法：将新鲜荷叶剪成大小适合的小片，把叶片放在选定的穴位上，点燃线香隔叶片灸灼。灸灼致叶片干即可换叶片，每个穴位灸灼2~3片叶片。每天治疗1次，5次为1个疗程。

7. 调痔疗法

（1）材料准备：大号缝衣针或三棱针、酒精、碘酒、棉签、纱布、胶布。

（2）挑点选择：在腰骶部寻找挑点。挑点特征为外形似丘疹，高出皮肤，有的不突起，如帽针头大小，圆形，略带光泽，呈灰白色、棕褐色或淡红色不等，压之不褪色。所选挑点要与色素痣、色素斑、毛囊炎相区别。找点困难时，未能找到皮肤异点时，可在气海俞、大肠俞等穴或上髎、中髎、下髎等穴挑治，或取长强穴旁开1寸处。

（3）操作方法：让患者反坐在靠背椅上，两手扶住背架，暴露腰骶部。常规消毒，以缝衣针或三棱针将挑治部位的表皮纵向挑破0.1~0.2厘米，然后深入向表皮下挑，将皮下白色纤维样物均挑断。操作时患者稍感疼痛，一般不出血，挑到一定程度，有阻力感或出血时，证实已挑尽。挑尽后，用碘酒消毒，贴上1平方厘米胶布即可。一般每次只挑1个痔点，若患者身体较好，可挑2~3个。治疗1次不愈者，可隔1~2周再行挑治，挑治部位及具体方法同上述。

第三章　骨伤科病症

一、急性腰扭伤

急性腰扭伤俗称闪腰，为腰部的常见病之一，是一种以腰部肌肉、韧带、关节囊、筋膜损伤为主的急性扭挫伤，其症状轻重不一，处理不当可遗留慢性腰痛。腰部扭伤多为遭受间接外力所致，其发病原因很多，主要是由于在劳动中用力过猛或在不良的姿势下突然用力，或在弯腰搬抬重物时用力过度，或突然用力扭转腰部，或动作不协调，或突然受到打击，或跌、扑、闪、挫、扭等，导致气滞瘀阻，经脉失畅，不通则痛。临床表现为局部疼痛，常伴有不同程度的功能障碍，局部压痛明显，腰背部肌肉痉挛，脊柱侧弯，放射性或牵拉性神经痛等。轻者可为棘肌和腰背筋膜不同程度的自起点撕裂，棘上、棘间韧带的撕裂，严重者可发生关节突骨折，伴有腰部持续性剧痛，不能行走和翻身，咳嗽、呼吸、腹部用力等均可加重疼痛。壮医认为，因外伤等导致"三道"受损，"两路"受阻，气血运行失调，脉络绌急，龙路不畅，腰府失养，火路不通，发为腰痛。

急性腰扭伤的诊断并不困难，根据其外伤史、临床症状及体征多能明确，必要时可 X 线摄片以排除骨损伤。

1. 针挑疗法

（1）取穴：腰部反应穴。

（2）操作方法：慢挑、深挑，挑净皮下纤维样物至有血出，再于挑口加拔罐吸出黑色瘀血。每 2~3 天针挑和拔罐 1 次，至痊愈为止。

2. 壮医药线点灸疗法

（1）取穴：腰梅、承山、后溪、人中、肾俞、合谷。

（2）操作方法：每天点灸 1 次或多次，一般治疗 3~5 天疼痛即可消失。如果治疗 3~5 天疼痛减轻未消失者，可继续点灸直至症状消失。

3. 竹罐疗法

（1）材料准备：艾叶、防风、杜仲、麻黄、木瓜、川椒、穿山甲、土鳖虫、羌活、独活、苍术、苏木、红花、桃仁、透骨草、千年健、海桐皮各10克，乳香、没药各5克，水适量，按药物竹罐疗法中煮罐的步骤完成准备工作。

（2）取穴

督脉：命门、腰阳关。

足少阳胆经：环跳、阳陵泉、悬钟。

局部：阿是穴。

（3）操作方法：根据患者病情选取6~8个穴位，采用梅花针扣刺拔罐法，留罐10~15分钟。煮罐时，放数条毛巾于药水内与罐同煮，启罐后，可用镊子将锅中的毛巾取出拧干，轻敷于所吸拔的部位上，凉则换之，反复2~3次。每天治疗1次，10次为1个疗程。

4. 滚蛋疗法

（1）扭伤发生24小时内，采用冷滚法。

材料准备：取洗净生蛋1只。

操作方法：取蛋在红肿局部和阿是穴上反复滚动。

（2）扭伤发生24小时后，采用热滚法。

材料准备：加入，按滚蛋疗法中准备材料的步骤完成准备工作。

操作方法：取煮好的温热蛋1只，趁热在患者阿是穴及局部经穴反复滚动热熨。

（3）疗程：根据患者病情，治疗至症状缓解以及蛋黄表面隆起的小点减少或消失为止。

5. 刮疗法

（1）部位选择

面部：刮督脉的人中穴。

腰背部：刮督脉，由命门穴处沿脊柱正中向下刮至腰阳关穴处；刮足太阳膀胱经，由肾俞穴处沿脊柱两侧向下刮至大肠俞穴处；刮局部阿是穴。

下肢：刮足太阳膀胱经的委中、承山、昆仑等穴；刮足少阳胆经，由阳陵泉穴处沿小腿外侧刮至绝骨穴处。

（2）刮拭顺序：先刮面部，然后刮腰背部，再刮下肢。

（3）操作方法：腰部手法宜轻柔，四肢肌肉丰厚处可适当加重手法，以出痧为宜。隔天治疗1次，7次为1个疗程。

6. 敷贴疗法

（1）材料与方法：乳香、没药各 10 克，共研成细末，加少许白酒调成糊状，烘热敷在腰部，用胶布固定即止。

（2）疗程：每天换药 1 次，中病即止。

7. 梅花针疗法

（1）部位选择：腰部反应点，双侧足太阳膀胱经。

（2）操作方法：将上述部位按常规方法消毒好，采用事先消毒好的梅花针使用中等力度叩击，以叩击部位泛红即可。一天治疗 1~2 次，7 天为 1 个疗程。

8. 耳针疗法

（1）取穴：双侧耳朵穴位，取腰区、神门、交感。

（2）操作方法：留针 30 分钟。每天治疗 1 次，5 天为 1 个疗程。

9. 壮医熏洗疗法

（1）材料准备：木瓜、川椒、土鳖虫、羌活、独活、苍术、苏木、红花、桃仁、透骨草、千年健、海桐皮各 30 克。

（2）操作方法：上药加适量水煎至沸腾，趁水温较高有蒸气时熏蒸头部，待水温下降到患者能耐受的温度后，再用药液淋洗或浸泡全身。每天治疗 1 次，5 次为 1 个疗程。

10. 壮医鲜花叶透穴疗法

（1）部位选择：腰部反应点，腰阳关、环跳、承山。

（2）材料准备：新鲜荷叶、线香。

（3）操作方法：将新鲜荷叶剪成大小适合的小片，把叶片放在选定的穴位上，点燃线香隔叶片灸灼。灸灼致叶片干即可换叶片，每个穴位灸灼 2~3 片叶片。每天治疗 1 次，5 次为 1 个疗程。

11. 壮医火功疗法

（1）材料准备：追骨风、牛耳风、过山香、大钻、五味藤、八角枫、当归藤、四方藤、吹风散等，切成 15~20 厘米长的枝段，晒干，和生姜、大葱、两面针、黄柏、防己一同放入白酒中浸泡（酒要浸过药面），7 天后取出晒干备用。

（2）部位选择：腰部反应点，腰阳关、环跳、承山。

（3）操作方法：取一盏酒精灯和 15~20 厘米长的上药药枝，把药枝的一端放在酒精灯上燃烧，明火熄灭后，把燃着暗火的药枝包裹于两层牛皮纸内，在患者上述穴位施灸，至患者所灸部位有温热感即可。每天治疗1次，中病即止。

12. 壮医热熨疗法

（1）部位选择：患处。

（2）材料准备：柑果叶、大罗伞、小罗伞、两面针、泽兰、香茅、曼陀罗、大风艾、五色花、土荆芥、土藿香、七叶莲、柚子叶各等量，米酒适量。

（3）操作方法：取上述草药1~5种或全部，切细，捣烂，加酒炒热用布包好，熨患处。每天2~3次，每次20~30分钟，中病即止。

二、慢性腰肌劳损

慢性腰肌劳损主要是指腰骶部肌肉、筋膜等软组织慢性损伤。在慢性腰痛中，该病占有相当的比重。常因劳动中姿势不良，或急性腰部软组织损伤后未及时治疗，或反复多次损伤，或由先天性畸形所致。临床表现为腰骶部一侧或两侧酸痛不适，反复发作，时轻时重，缠绵不愈。酸痛在劳累后加剧，休息后减轻，并与气候变化有关。劳损部位可有较广泛的压痛，脊椎活动多无异常。在急性发作时，各种症状均显著加重，并可有肌痉挛、腰脊柱侧弯、下肢牵扯作痛等症状出现。壮医认为，腰痛与肾的关系最为密切，肾气失充，或腰部感受风毒、寒毒、湿毒、热毒等外邪，或因外伤等引起气血运行失调、脉络绌急、龙路不畅、腰府失养、火路不通，发为腰痛。

1. 针挑疗法

（1）取穴：腰部反应穴。

（2）操作方法：慢挑、深挑。每3天针挑1次，至痊愈为止。

2. 壮医药线点灸疗法

（1）取穴：腰梅、承山、后溪、人中、肾俞、合谷。

（2）操作方法：每天点灸1次，20天为1个疗程。

3. 竹罐疗法

（1）材料准备：艾叶、防风、杜仲、麻黄、木瓜、川椒、穿山甲、土鳖虫、羌活、独活、苍术、苏木、红花、桃仁、透骨草、千年健、海桐皮各10克，乳香、没药各5克，水适量，按药物竹罐疗法中煮罐的步骤完成准备工作。

（2）取穴

督脉：命门、腰阳关。

足太阳膀胱经：肾俞、大肠俞、志室、委中。

足少阳胆经：环跳、阳陵泉、悬钟。

局部：阿是穴。

（3）操作方法：根据病情选取6~8个穴位，采用梅花针扣刺拔罐法，留罐10~15分钟。煮罐时，放数条毛巾于药水内与罐同煮，启罐后，可用镊子将锅中的毛巾取出拧干，轻敷于所吸拔的部位上，凉则换之，反复2~3次。每天治疗1次，10次为1个疗程。

4. 滚蛋疗法（热滚法）

（1）材料准备：艾叶、千斤拔、杜仲、透骨草、千年健各等量，按滚蛋疗法中准备材料的步骤完成准备工作。

（2）操作方法：取煮好的温热蛋1只，趁热在患者阿是穴及腰部经穴反复滚动热熨。

（3）疗程：每天治疗1~3次，持续治疗1个月。或根据患者病情，治疗至症状缓解，以及蛋黄表面隆起的小点减少或消失为止。

5. 刮疗法

（1）部位选择

面部：刮督脉的人中穴。

腰背部：刮督脉，由命门穴处沿脊柱正中向下，刮至腰阳关穴处；刮足太阳膀胱经，由肾俞穴处沿脊柱两侧向下刮至白环俞穴处；刮八髎穴，由志室穴沿脊柱两侧向下刮至秩边穴；刮局部阿是穴。

下肢：刮足太阳膀胱经的委中、承山、昆仑等穴；刮足少阳胆经，由阳陵泉穴处沿小腿外侧刮至绝骨穴处；刮足少阴肾经太溪穴。

（2）刮拭顺序：先刮面部，然后刮腰背部，再刮下肢。

（3）操作方法：腰部肌肉丰厚处可适当加重手法，骶部及四肢肌肉浅薄处用轻手法，以出痧为宜。隔天治疗1次，7次为1个疗程。

6. 经筋疗法

对于本病的施治，宜采用局部消灶与系列解锁的联合疗法，即对主要引起本病的病灶投以消灶法的根治，对累及损伤的腰、腹、腿的病症加以系统解锁，使之松解复原，标本并治，相辅相成，起效迅速，治愈率高。

（1）贯彻以灶为腧的诊治法则。

（2）施以脊、腰、臀、腿足太阳经筋循行线为主的理筋手法。

（3）对足少阳经、足少阴经、足阳明经循行所过的筋结病灶，同时施行多维解锁的理筋手法，达到全面的舒筋解结的目的。

（4）对背脊筋区、腰筋区、臀筋区、膝筋区、腘窝筋区等，分别用分段针刺消灶，施行针刺消灶解结。

（5）对腰侧及腹股沟之筋结病灶，运用新型针刺消灶法加以消灶，并加以多维的拔罐方法投拔罐治疗。

（6）按理筋法治疗，常规施加补遗治疗，并调整整体机能。

（7）疗程：每天治疗 1 次，5 次为 1 个疗程。

（8）注意事项：

①腰痛明显时应卧硬板床休息，起床活动时可用腰围保护，以减轻疼痛，缓解肌肉痉挛。

②慎起居，避风寒，注意腰部保暖。

③平时搬抬物体时，应量力而行，不可强行从事。

④平时注意纠正腰部不良姿势，加强腰背肌的锻炼。

⑤使用壮医滚蛋疗法时，应注意蛋的温度，以患者能忍受为度，避免烫伤。

7. 梅花针疗法

（1）部位选择：腰部反应点，双侧足太阳膀胱经。

（2）操作方法：将上述部位按常规方法消毒好，采用事先消毒好的梅花针使用中等力度叩击，以叩击部位泛红即可。每天治疗 1~2 次，7 天为 1 个疗程。

8. 耳针疗法

（1）取穴：双侧耳朵穴位，取腰区、脑、神门。

（2）操作方法：留针 30 分钟。每天治疗 1 次，5 天为 1 个疗程。

9. 壮医熏洗疗法

（1）材料准备：艾叶、千斤拔、杜仲、透骨草、千年健、川椒各适量。

（2）操作方法：上药加适量水煎至沸腾，趁水温较高有蒸气时熏蒸头部，待水温下降到患者能耐受的温度后，再用药液淋洗或浸泡全身。每天治疗1次，20次为1个疗程。

10. 壮医鲜花叶透穴疗法

（1）部位选择：腰部反应点，腰阳关、命门、肾俞、大肠俞、环跳、承山。

（2）材料准备：新鲜荷叶、线香。

（3）操作方法：将新鲜荷叶剪成大小适合的小片，把叶片放在选定的穴位上，点燃线香隔叶片灸灼。灸灼致叶片干即可换叶片，每个穴位灸灼2~3片叶片。每天治疗1次，5次为1个疗程。

11. 壮医火功疗法

（1）材料准备：追骨风、牛耳风、过山香、大钻、五味藤、八角枫、当归藤、四方藤、吹风散等，切成15~20厘米长的枝段，晒干，和生姜、大葱、两面针、黄柏、防己一同放入白酒中浸泡（酒要浸过药面），7天后取出晒干备用。

（2）部位选择：腰部反应点，腰阳关、命门、肾俞、大肠俞、环跳、承山。

（3）操作方法：取一盏酒精灯和15~20厘米长的上药药枝，把药枝的一端放在酒精灯上燃烧，明火熄灭后，把燃着暗火的药枝包裹于两层牛皮纸内，在患者上述穴位施灸，至患者所灸部位有温热感即可。每天治疗1次，中病即止。

12. 壮医热熨疗法

（1）部位选择：患处。

（2）材料准备：柑果叶、大罗伞、小罗伞、两面针、泽兰、香茅、曼陀罗、大风艾、五色花、土荆芥、土藿香、七叶莲、柚子叶各等量，米酒适量。

（3）操作方法：取上述草药1~5种或全部，切细，捣烂，加酒炒热用布包好，熨患处。每天2~3次，每次20~30分钟，中病即止。

三、外伤肿痛

外伤肿痛是指人体受外力作用而引起的一定部位的肿胀、疼痛，多由于皮下出血、水肿所致，可视其伤势轻重采用壮医外治法治疗或配合药物治疗。

1. 针挑疗法

（1）取穴：患部反应穴。

（2）操作方法：慢挑、深挑，挑净皮下纤维样物至有血出，再于挑口加拔罐吸出黑色瘀血。每2~3天针挑和拔罐1次，至痊愈为止。

2. 壮医药线点灸疗法

（1）取穴：患处梅花穴或葵花穴。

（2）随症配穴：手部可加手三里；踝部可加太冲、昆仑、太溪；头部可加上星、攒竹、阳白等。

（3）操作方法：每天点灸1次，疗程视具体病情而定。

3. 竹罐疗法

（1）材料准备：麻黄、木瓜、穿山甲、土鳖虫、红花、桃仁、透骨草、千年健、海桐皮各10克，乳香、没药各5克，加水适量，按药物竹罐疗法中煮罐的步骤完成准备工作。

（2）取穴

督脉：命门、腰阳关。

足少阳胆经：环跳、阳陵泉、悬钟。

局部：阿是穴。

（3）操作方法：根据患者病情选取6~8个穴位，采用梅花针扣刺拔罐法，留罐10~15分钟。煮罐时，放数条毛巾于药水内与罐同煮，启罐后，可用镊子将锅中的毛巾取出拧干，轻敷于所吸拔的部位上，凉则换之，反复2~3次。每天治疗1次，10次为1个疗程。

4. 滚蛋疗法

（1）外伤肿胀发生24小时内，采用冷滚法。

材料准备：取洗净生蛋1只。

操作方法：取蛋在患者红肿局部及阿是穴上反复滚动。

（2）外伤肿胀发生 24 小时后，采用热滚法。

材料准备：按滚蛋疗法中准备材料的步骤完成准备工作。

操作方法：取煮好的温热蛋 1 只，趁热在患者阿是穴及局部经穴反复滚动热熨。

（3）疗程：根据患者病情，治疗至症状缓解以及蛋黄表面隆起的小点减少或消失为止。

5. 刮疗法

（1）部位选择

面部：刮督脉的人中穴。

腰背部：刮督脉，由命门穴处沿脊柱正中向下刮至腰阳关穴处；刮足太阳膀胱经，由肾俞穴处沿脊柱两侧向下刮至大肠俞穴处；刮局部阿是穴。

下肢：刮足太阳膀胱经的委中、承山、昆仑等穴；刮足少阳胆经，由阳陵泉穴处沿小腿外侧刮至绝骨穴处。

（2）刮拭顺序：先刮面部，然后刮腰背部，再刮下肢。

（3）操作方法：腰部手法宜轻柔，四肢肌肉丰厚处可适当加重手法，以出痧为宜。隔天治疗 1 次，7 次为 1 个疗程。

6. 敷贴疗法

（1）材料与方法：乳香、没药各适量，共研成细末，加少许白酒调成糊状，烘热敷在患处，用胶布固定即可。

（2）疗程：每天换药 1 次，中病即止。

7. 梅花针疗法

（1）部位选择：患处。

（2）操作方法：将上述部位按常规方法消毒好，采用事先消毒好的梅花针使用中等力度叩击，以叩击部位微微出血、消毒后擦上红花油即可。隔 2 天治疗 1 次，3 次为 1 个疗程。

8. 壮医熏洗疗法

（1）材料准备：生栀子、侧柏叶、鲜荷叶各适量，少许黄酒。

（2）操作方法：加适量水后煎煮上药，水煎至沸腾，趁水温较高有蒸气时熏蒸头部，待水温下降到患者能耐受的温度后，再用药液淋洗或浸泡全身。每天治疗 1 次，5 次为 1 个疗程。

9. 壮医鲜花叶透穴疗法

（1）部位选择：患处。

（2）材料准备：新鲜荷叶、线香。

（3）操作方法：将新鲜荷叶剪成大小适合的小片，把叶片放在选定的穴位上，点燃线香隔叶片灸灼。灸灼致叶片干即可换叶片，每个穴位灸灼2~3片叶片。每天治疗1次，5次为1个疗程。

10. 壮医火功疗法

（1）材料准备：追骨风、牛耳风、过山香、大钻、五味藤、八角枫、当归藤、四方藤、吹风散等，切成15~20厘米长的枝段，晒干，和生姜、大葱、两面针、黄柏、防己一同放入白酒中浸泡（酒要浸过药面），7天后取出晒干备用。

（2）部位选择：患处。

（3）操作方法：取一盏酒精灯和15~20厘米长的上药药枝，把药枝的一端放在酒精灯上燃烧，明火熄灭后，把燃着暗火的药枝包裹于两层牛皮纸内，在患者上述穴位施灸，至患者所灸部位有温热感即可。每天治疗1次，中病即止。

11. 壮医热熨疗法

（1）部位选择：患处。

（2）材料准备：柑果叶、大罗伞、小罗伞、两面针、泽兰、香茅、曼陀罗、大风艾、五色花、土荆芥、土藿香、七叶莲、柚子叶各等量，米酒适量。

（3）操作方法：取上述草药1~5种或全部，切细，捣烂，加酒炒热用布包好，熨患处。每天2~3次，每次20~30分钟，中病即止。

四、扭挫伤

扭挫伤是指人体的四肢关节、经络、肌肉受外来暴力的撞击、强力扭转、牵拉压迫，或因不慎跌倒闪挫等原因引起的损伤，而无骨折、脱臼、皮肉破损的征候。扭挫伤主要为软组织受损，其主要临床表现有局部肿胀、疼痛、关节活动受限等。

1. 针挑疗法

（1）取穴：患部反应穴。

（2）操作方法：慢挑、深挑，挑净皮下纤维样物至有血出，再于挑口加拔罐吸出黑色瘀血。每 2~3 天针挑和拔罐 1 次，至痊愈为止。

2. 壮医药线点灸疗法

（1）取穴：依受损部位的不同而采用不同的穴位，一般取局部梅花穴和受损部位周边的穴位。

（2）操作方法：每天点灸 1~2 次，疗程视具体病情而定。

3. 竹罐疗法

（1）材料准备：麻黄、木瓜、穿山甲、土鳖虫、红花、桃仁、透骨草、千年健、海桐皮各 10 克，乳香、没药各 5 克，加水适量，按药物竹罐疗法中煮罐的步骤完成准备工作。

（2）取穴

督脉：命门、腰阳关。

足少阳胆经：环跳、阳陵泉、悬钟。

局部：阿是穴。

（3）操作方法：根据患者病情选取 6~8 个穴位，采用梅花针扣刺拔罐法，留罐 10~15 分钟。煮罐时，放数条毛巾于药水内与罐同煮，启罐后，可用镊子将锅中的毛巾取出拧干，轻敷于所吸拔的部位上，凉则换之，反复 2~3 次。每天治疗 1 次，10 次为 1 个疗程。

4. 滚蛋疗法

（1）外伤肿胀发生 24 小时内，采用冷滚法。

材料准备：取洗净生蛋 1 只。

操作方法：取蛋在患者红肿局部及阿是穴上反复滚动。

（2）外伤肿胀发生 24 小时后，采用热滚法。

材料准备：土牛膝 15 克，红花 15 克，土莪术 15 克，续断 20 克，按滚蛋疗法中准备材料的步骤完成准备工作。

操作方法：取煮好的温热蛋 1 只，趁热在阿是穴及局部经穴反复滚动热熨。

（3）疗程：根据患者病情，至症状缓解以及蛋黄表面隆起的小点减少或消失为止。

5. 刮疗法

（1）部位选择

面部：刮督脉的人中穴。

腰背部：刮督脉，由命门穴处沿脊柱正中向下刮至腰阳关穴处；刮足太阳膀胱经，由肾俞穴处沿脊柱两侧向下刮至大肠俞穴处；刮局部阿是穴。

下肢：刮足太阳膀胱经的委中、承山、昆仑等穴；刮足少阳胆经，由阳陵泉穴处沿小腿外侧刮至绝骨穴处。

（2）刮拭顺序：先刮面部，然后刮腰背部，再刮下肢。

（3）操作方法：腰背部手法宜轻柔，四肢肌肉丰厚处可适当加重手法，以出痧为宜。隔天治疗1次，7次为1个疗程。

6. 梅花针疗法

（1）部位选择：患处。

（2）操作方法：将上述部位按常规方法消毒好，采用事先消毒好的梅花针使用中等力度叩击，以叩击部位泛红即可。隔2天治疗1次，3次天为1个疗程。

7. 壮医熏洗疗法

（1）材料准备：防风、荆芥、肉桂、川椒各适量。

（2）操作方法：加适量水后煎煮上述药物，水煎至沸腾，趁水温较高有蒸气时熏蒸头部，待水温下降到患者能耐受的温度后，再用药液淋洗或浸泡全身。每天治疗1次，5次为1个疗程。

8. 壮医鲜花叶透穴疗法

（1）部位选择：患处压痛点。

（2）材料准备：新鲜荷叶、线香。

（3）操作方法：将新鲜荷叶剪成大小适合的小片，把叶片放在选定的穴位上，点燃线香隔叶片灸灼。灸灼致叶片干即可换叶片，每个穴位灸灼2~3片叶片。每天治疗1次，5次为1个疗程。

9. 壮医火功疗法

（1）材料准备：追骨风、牛耳风、过山香、大钻、五味藤、八角枫、当归藤、四方藤、吹风散等，切成15~20厘米长的枝段，晒干，和生姜、大葱、两面针、黄柏、防己一同放入白酒中浸泡（酒要浸过药面），7天后取出晒干备用。

（2）部位选择：患处压痛点。

（3）操作方法：取一盏酒精灯和15~20厘米长的上药药枝，把药枝的一端放在酒精灯上燃烧，明火熄灭后，把燃着暗火的药枝包裹于两层牛皮纸内，在患者上述穴位施灸，至患者所灸部位有温热感即可。每天治疗1次，中病即止。

10. 壮医热熨疗法

（1）部位选择：患处。

（2）材料准备：柑果叶、大罗伞、小罗伞、两面针、泽兰、香茅、曼陀罗、大风艾、五色花、土荆芥、土藿香、七叶莲、柚子叶各等量，米酒适量。

（3）操作方法：取上述草药1~5种或全部，切细，捣烂，加酒炒热用布包好，熨患处。每天2~3次，每次20~30分钟，中病即止。

11. 注意事项

（1）急性扭伤可采取相应的制动，抬高患肢或固定，以利于被损伤的组织修复。

（2）急性扭伤发生24~48小时内，不宜使用竹罐疗法，痛点禁用刮疗法。

（3）使用壮医滚蛋疗法时，应注意蛋的温度，以患者能忍受为度，避免烫伤。

（4）注意动静结合，积极进行功能锻炼，以促进功能恢复。

五、落　枕

落枕是指急性、单纯性颈项强痛，致活动受限的一种病症，又称失枕或颈部伤筋。该病无论男女老幼皆可发生，是临床常见多发病。多因体质虚弱、劳累过度，或睡眠时头颈部位置不当，或枕头高低不适、太硬，或因负重颈部扭转，使颈部肌肉（如胸锁突肌、斜方肌、肩胛提肌等）过长时间维持在过度伸展位或紧张状态而引起颈部肌肉静力性损伤或痉挛，或因患者事先无准备，致使颈部突然扭转，颈部肌肉扭伤，或因起居不当、严冬受寒、夏日贪凉、受寒湿邪侵袭，使肌肉气血凝滞、经脉痹阻，或风寒毒邪侵袭项背，局部脉络受损，经气不调，"两路"不通，三气不能同步所致。临床表现为早晨起床后，突然一侧颈项强直，头向患侧倾斜，一侧项背牵拉痛，活动受限，不能俯仰转侧，颈部肌肉痉挛、强直、酸胀疼痛，并可向同侧肩背部及上臂扩散，局部压痛明显，或兼有头痛、怕冷等症状，轻者 4~5 天可自愈，重者可延至数周。

壮医经筋依据临床病情程度，将之分成单纯局限型与广泛型。局限型仅于颈肩部的浅层，查到局部肌筋僵紧或细索样筋结病灶，触压疼痛，但以理筋手法揉拨或捏治时感到舒适；广泛型的病例，病变范围较广泛，可波及一侧颈肩部的浅、深肌筋层，产生牵涉性一侧头痛，形成筋性少阳经证的症状表现。

1. 针挑疗法

（1）取穴：风池、肩井、大椎、后溪、阿是穴。

（2）操作方法：轻挑、点挑，使微出血。于挑口加拔罐吸出黑色瘀血。2~3 天治疗 1 次，中病即止。

2. 壮医药线点灸疗法

（1）取穴：大椎、天柱、肩外俞、外劳宫、肩中俞、悬钟、后溪。

（2）操作方法：每天点灸 1 次，连灸 3 天。

3. 竹罐疗法

（1）材料准备：艾叶、防风、杜仲、麻黄、木瓜、川椒、穿山甲、土鳖虫、羌活、独活、苍术、苏木、红花、桃仁、透骨草、千年健、海桐皮各 10 克，乳香、没药各 5 克，水适量，按药物竹罐疗法中煮罐的步骤完成准备工作。

（2）取穴

经外奇穴：新设、颈百劳。

足少阳胆经：风池、肩井。

督脉：大椎。

手太阳小肠经：肩中俞、肩外俞、曲垣、秉风、天宗、臑俞。

手阳明大肠经：肩髃、曲池。

局部阿是穴。

（3）操作方法：根据患者病情选取 6~8 个穴位，采用梅花针扣刺拔罐法，留罐 10~15 分钟。煮罐时，放数条毛巾于药水内与罐同煮，启罐后，可用镊子将锅中的毛巾取出拧干，轻敷于所吸拔的部位上，凉则换之，反复2~3次。每天治疗1次，3次为1个疗程。

4. 刮疗法

（1）部位选择

背部：刮督脉，由风府穴处沿脊柱正中向下刮至陶道穴处；刮足太阳膀胱经，由天柱穴处沿脊柱两侧向下刮至肺俞穴处。

颈肩部：刮足少阳胆经，由风池穴处沿颈项部向下刮至肩背部的肩井穴处。

下肢：刮足少阳胆经，由阳陵泉穴处沿小腿外侧刮至绝骨穴处。

（2）刮拭顺序：先刮颈肩部，然后刮背部，再刮下肢。

（3）操作方法：可适当用重手法，以出痧为宜。隔天治疗1次，3次为1个疗程。

5. 经筋疗法

贯彻局部与整体相结合及分型辨证施治的治疗法则，运用综合疗法手段施治。

（1）整体机能调整：可灵活运用拍打、擦疗、颈肩背拔罐等方法，以祛风散寒、调理营卫，获得机体功能平衡，全身舒适；对于已经郁积化热，热邪较盛者，适当给予清热解毒饮片煎服。

（2）局部治疗：需查明病灶所处部位，以固灶行针法，刺治直达病所治疗。对于颈椎骨质增生形成颈肩臂反复疼痛的病例，按骨质增生的经筋综合疗法治疗，宜以较彻底治愈，达到巩固远期疗效。

6. 梅花针疗法

（1）取穴：颈夹脊。

（2）操作方法：将上述部位按常规方法消毒好，采用事先消毒好的梅花针使用中等力度叩击，以叩击部位泛红即可。隔天治疗1次，3次为1个疗程。

7. 耳针疗法

（1）取穴：双侧耳朵穴位，取颈椎区、神门、脑。

（2）操作方法：留针30分钟。每天治疗1次，5天为1个疗程。

8. 壮医火功疗法

（1）材料准备：追骨风、牛耳风、过山香、大钻、五味藤、八角枫、当归藤、四方藤、吹风散等，切成15~20厘米长的枝段，晒干，和生姜、大葱、两面针、黄柏、防己一同放入白酒中浸泡（酒要浸过药面），7天后取出晒干备用。

（2）取穴：颈夹脊、落枕穴。

（3）操作方法：取一盏酒精灯和15~20厘米长的上药药枝，把药枝的一端放在酒精灯上燃烧，明火熄灭后，把燃着暗火的药枝包裹于两层牛皮纸内，在患者上述穴位施灸，至患者所灸部位有温热感即可。每天治疗1次，中病即止。

9. 壮医热熨疗法

（1）部位选择：患处。

（2）材料准备：柑果叶、大罗伞、小罗伞、两面针、泽兰、香茅、曼陀罗、大风艾、五色花、土荆芥、土藿香、七叶莲、柚子叶各等量，米酒适量。

（3）操作方法：取上述草药1~5种或全部，切细，捣烂，加酒炒热用布包好，熨患处。每天2~3次，每次20~30分钟，中病即止。

10. 针刺疗法：

（1）取穴：手背一环9穴（TSBh1-9，双侧）、手背一环10穴（TSBh1-10，双侧）、手背二环2穴（TSBh2-2，双侧）、手背二环4穴（TSBh2-4，双侧）、地桩（DDz，双侧）、后下桩（DHxz，双侧）。

（2）操作方法：取1寸毫针，用"8"字环针法针刺。一侧病变取对侧穴，双侧受累者取双侧穴。先针手背二环2穴（TSBh2-2）、手背二环4穴（TSBh2-4）、手背一环9穴（TSBh1-9）、手背一环10穴（TSBh1-10），直刺入0.5~0.8寸；然后嘱患者活动颈肩部，尤以活动受限处为主，幅度由小渐大；再针地桩（DDz）、后下桩（DHXz），直刺入0.5~0.8寸。留针30分钟。隔天治疗1次，治疗2~5次。

六、颈椎病

颈椎病又称颈椎综合征，指颈椎退行性病变后引起的一组复杂的症候群，是中老年人的常见病、多发病。该病多因风寒、外伤、劳损（落枕、长期姿势不良）等因素，导致颈椎退行性改变、增生，压迫或刺激神经根、脊髓、椎动脉或颈部交感神经等而出现的一组复杂的症候群。临床发病缓慢，轻重不一。初起患者感觉颈肩部疼痛不适，颈项强直；若神经根受压迫，则出现颈肩部疼痛、颈枕部痛；若第五颈椎以下受压迫时可出现颈僵，活动受限，以及一侧或两侧颈、肩、臂放射痛，常伴有手指麻木、肢冷、上肢发沉无力、手中所持的器物不自主地坠落；若椎动脉受刺激和压迫时，常出现头晕、头痛、头昏、耳鸣等症状，多在头部转动时诱发并加重；若增生的颈椎压迫脊髓时，则出现四肢麻木、酸软无力、颈部发颤、肩臂发抖，严重者活动不便；若压迫交感神经干时可出现头沉头晕、偏头痛、心慌、胸闷、肢冷、皮肤发凉，个别患者可有听觉、视觉异常。临床上多为混合症状。壮医认为，该病多因机体正气虚损，外感风寒湿邪，筋骨劳倦，气血凝滞所致。

1. 针挑疗法

（1）取穴：风池、肩井、大椎、后溪、阿是穴。

（2）操作方法：轻挑，点挑，使微出血。于挑口加拔罐吸出黑色瘀血。2~3天治疗1次，中病即止。

2. 壮医药线点灸疗法

（1）取穴：局部梅花穴，大椎、天柱、肩外俞、外劳宫、肩中俞、悬钟、后溪。

（2）操作方法：每天点灸1次，10天为1个疗程。

3. 竹罐疗法

（1）材料准备：艾叶、防风、杜仲、麻黄、木瓜、川椒、穿山甲、土鳖虫、羌活、独活、苍术、苏木、红花、桃仁、透骨草、千年健、海桐皮各10克，乳香、没药各5克，水适量，按药物竹罐疗法中煮罐的步骤完成准备工作。

（2）取穴

经外奇穴：新设、颈百劳。

足少阳胆经：风池、肩井。

足太阳膀胱经：大杼、风门。

督脉：大椎。

手太阳小肠经：肩中俞、肩外俞、曲垣、秉风、天宗、臑俞。

手阳明大肠经：肩髃、曲池。

局部阿是穴。

（3）操作方法：根据患者病情选取6~8个穴位，采用梅花针扣刺或三棱针点刺拔罐法，留罐 10~15 分钟。煮罐时，放数条毛巾于药水内与罐同煮，启罐后，可用镊子将锅中的毛巾取出拧干，轻敷于所吸拔的部位上，凉则换之，反复 2~3 次。每天治疗 1 次，5 次为 1 个疗程。

4. 刮疗法

（1）部位选择

背部：刮督脉，由风府穴处沿脊柱正中向下刮至身柱穴处；刮足太阳膀胱经，由天柱穴处沿脊柱两侧向下刮至肺俞穴处。

颈肩部：刮足少阳胆经，由风池穴处沿颈项部向下刮至肩背部的肩井穴处。

上肢：刮手阳明大肠经，由肩髃穴处沿上肢前侧向下刮至合谷处。

下肢：刮足少阳胆经，由阳陵泉穴处沿小腿外侧刮至绝骨穴处。

（2）刮拭顺序：先刮颈肩部，然后刮背部，再刮四肢。

（3）操作方法：手法轻柔，以出痧为宜。隔天治疗 1 次，7 次为 1 个疗程。

5. 经筋疗法

（1）贯彻以灶为腧的诊治法则，按常规治疗的五个施治步骤进行治疗。

（2）对颈、肩、臂、肘的筋结，分别施以解结及解锁的理筋手法，达到筋结的紧张状态全面松解，患者获得显著的舒适感，肢体活动功能明显改善。

（3）视病情及患者的承受能力，分次以固灶行针方法，分别对颈、肩、臂、肘的筋结病灶，加以针刺治疗。

（4）针刺后拔火罐治疗。

（5）给予必要的辅助疗法。

（6）属于骨性病变所致者，需以整骨法处理。

6. 敷贴疗法

（1）材料与方法：三七、乳香、没药、白芷、杜仲各 15 克，共研成细末，用少量白酒调成糊状，烘热敷在患处，用胶布固定即可。

（2）疗程：每天换药 1 次，中病即可。

7. 梅花针疗法

（1）取穴：颈夹脊，患处反应点。

（2）操作方法：将上述部位按常规方法消毒好，采用事先消毒好的梅

花针使用中等力度叩击，以叩击部位泛红即可。每天治疗 1~2 次，7 天为1 个疗程。

8. **耳针疗法**

（1）取穴：双侧耳朵穴位，取颈椎区、神门、脑。

（2）操作方法：留针 30 分钟。每天治疗 1 次，5 天为 1 个疗程。

9. **壮医熏洗疗法**

（1）材料准备：伸筋草、透骨草、千斤拔、杜仲、刘寄奴、苏木、威灵仙各适量。

（2）操作方法：上药加适量水煎至沸腾，趁水温较高有蒸气时熏蒸头部，待水温下降到患者能耐受的温度后，再用药液淋洗或浸泡全身。每天治疗 1 次，5 次为 1 个疗程。

10. **壮医鲜花叶透穴疗法**

（1）部位选择：颈夹脊，患处压痛点。

（2）材料准备：新鲜荷叶、线香。

（3）操作方法：将新鲜荷叶剪成大小适合的小片，把叶片放在选定的穴位上，点燃线香隔叶片灸灼。灸灼致叶片干即可换叶片，每个穴位灸灼2~3 片叶片。每天治疗 1 次，5 次为 1 个疗程。

11. **壮医火功疗法**

（1）材料准备：追骨风、牛耳风、过山香、大钻、五味藤、八角枫、当归藤、四方藤、吹风散等，切成 15~20 厘米长的枝段，晒干，和生姜、大葱、两面针、黄柏、防己一同放入白酒中浸泡（酒要浸过药面），7 天后取出晒干备用。

（2）部位选择：颈夹脊，患处压痛点。

（3）操作方法：取一盏酒精灯和 15~20 厘米长的上药药枝，把药枝的一端放在酒精灯上燃烧，明火熄灭后，把燃着暗火的药枝包裹于两层牛皮纸内，在患者上述穴位施灸，至患者所灸部位有温热感即可。每天治疗 1次，中病即止。

12. **壮医热熨疗法**

（1）部位选择：患处。

（2）材料准备：柑果叶、大罗伞、小罗伞、两面针、泽兰、香茅、曼陀罗、大风艾、五色花、土荆芥、土藿香、七叶莲、柚子叶各等量，米酒适量。

（3）操作方法：取上述草药 1~5 种或全部，切细，捣烂，加酒炒热用布包好，熨患处。每天 2~3 次，每次 20~30 分钟，中病即止。

13. 针刺疗法

（1）取穴：手背一环 9 穴（TSBh1-9，双侧）、手背一环 10 穴（TSBh1-10，双侧）、手背二环 2 穴（TSBh2-2，双侧）、手背二环 4 穴（TSBh2-4，双侧）、地桩（DDz，双侧）、后下桩（DHxz，双侧）。

（2）操作方法：取 1 寸毫针，用"8"字环针法针刺。一侧病变取对侧穴，双侧受累者取双侧穴。先针手背二环 2 穴（TSBh2-2）、手背二环 4 穴（TSBh2-4）、手背一环 9 穴（TSBh1-9）、手背一环 10 穴（TSBh1-10），直刺入 0.5~0.8 寸；然后嘱患者活动颈肩部，尤以活动受限处为主，幅度由小渐大；再针地桩（DDz）、后下桩（DHxz），直刺入 0.5~0.8 寸。留针 30 分钟。每周治疗 2~3 次，2 周为 1 个疗程，治疗 1~3 个疗程。

七、肩周炎

肩周炎指肩关节周围软组织退行性炎性病变，以 50 岁左右为多见，故又称"五十肩"。起因多为肩部受凉、过度劳累、慢性劳损，或习惯性偏侧卧所致。临床主要表现为疼痛、功能活动受限，梳头、穿衣服等动作均难以完成，严重时屈肘时手不能摸肩。日久可以发生肌肉萎缩，出现肩峰突起、上臂上举不便、后伸不利等症状。该病可属于痹病范畴，又有漏肩风、冻结肩、肩痹、肩凝等名称。

1. 针挑疗法

（1）部位选择：患部反应穴（压痛点）；患侧足三里穴下 3 寸左右，胫骨外侧的反应穴（压痛点）。

（2）操作方法：患部反应穴采用轻挑、浅挑，使微出血。于挑口加拔罐吸出黑色瘀血。隔天挑 1 次，至愈为止。患侧胫骨外侧反应穴采用轻挑、深挑、点挑，挑至纤维样物净尽。

2. 壮医药线点灸疗法

（1）取穴：肩三针、手五里、曲池、手三里、阳池。

（2）操作方法：每天点灸 1 次，10 天为 1 个疗程。

3. 竹罐疗法

（1）材料准备：艾叶、防风、杜仲、麻黄、木瓜、川椒、穿山甲、土鳖虫、羌活、独活、苍术、苏木、红花、桃仁、透骨草、千年健、海桐皮各 10 克，乳香、没药各 5 克，水适量，按药物竹罐疗法中煮罐的步骤完成准备工作。

（2）取穴

足少阳胆经：风池、肩井。

足太阳膀胱经：大杼、风门。

督脉：大椎。

手太阳小肠经：肩中俞、肩外俞、曲垣、秉风、天宗、臑俞。

手少阳三焦经：肩髎、臑俞。

手阳明大肠经：肩髃、臂臑、曲池。

经外：肩前俞、局部阿是穴。

（3）操作方法：根据患者病情选取 6~8 个穴位，采用梅花针扣刺拔罐法，留罐 10~15 分钟。煮罐时，放数条毛巾于药水内与罐同煮，启罐后，可用镊子将锅中的毛巾取出拧干，轻敷于所吸拔的部位上，凉则换之，反复 2~3 次。每天治疗 1 次，10 次为 1 个疗程。

4. 刮疗法

（1）部位选择

颈部：刮督脉，由风府穴处沿脊柱正中向下刮至大椎穴处；刮足少阳胆经，由风池穴刮至肩井穴处。

肩关节局部：刮手太阳小肠经，由肩中俞穴处经肩外俞、曲垣、秉风、天宗、臑俞等穴刮至肩贞穴处；刮手少阳三焦经，由天髎穴处经肩髎穴刮至臑会穴处；刮手阳明大肠经，由肩髃穴处刮至臂臑穴处；刮肩前俞及肩关节局部阿是穴。

（2）刮拭顺序：先刮颈部，然后刮肩背部手太阳小肠经穴位，再刮手少阳三焦经穴位，最后刮手阳明大肠经穴位部及肩关节前侧穴位。

（3）操作方法：肌肉丰厚处可用重手法，肌肉浅薄处手法宜轻柔，以出痧为宜。隔天治疗 1 次，7 次为 1 个疗程。

5. 敷贴疗法

（1）材料与方法：生姜、葱白、川椒、乳香、没药各 20 克，共捣烂，加少许黄酒调成糊状，烘热敷在患处，用胶布固定即可。

（2）疗程：每次敷药7~8小时。隔10~12小时换药1次，中病即止。

6. 梅花针疗法

（1）部位选择：患处压痛点，手阳明经、足阳明经。

（2）操作方法：将上述部位按常规方法消毒好，采用事先消毒好的梅花针使用中等力度叩击，以叩击部位泛红即可。隔天治疗1次，5次为1个疗程。

7. 壮医熏洗疗法

（1）材料准备：防风、荆芥、桂枝、古羊藤、伸筋草、透骨草、桑枝、川椒各适量。

（2）操作方法：上药加适量水煎至沸腾，趁水温较高有蒸气时熏蒸头部，待水温下降到患者能耐受的温度后，再用药液淋洗或浸泡全身。每天治疗1次，5次为1个疗程。

8. 壮医火功疗法

（1）材料准备：追骨风、牛耳风、过山香、大钻、五味藤、八角枫、当归藤、四方藤、吹风散等，切成15~20厘米长的枝段，晒干，和生姜、大葱、两面针、黄柏、防己一同放入白酒中浸泡（酒要浸过药面），7天后取出晒干备用。

（2）取穴：压痛点，大椎、风门、中府、肩贞、手三里、曲池、合谷。

（3）操作方法：取一盏酒精灯和15~20厘米长的上药药枝，把药枝的一端放在酒精灯上燃烧，明火熄灭后，把燃着暗火的药枝包裹于两层牛皮纸内，在患者上述穴位施灸，至患者所灸部位有温热感即可。每天治疗1次，中病即止。

9. 壮医热熨疗法

（1）部位选择：患处。

（2）材料准备：柑果叶、大罗伞、小罗伞、两面针、泽兰、香茅、曼陀罗、大风艾、五色花、土荆芥、土藿香、七叶莲、柚子叶各等量，米酒适量。

（3）操作方法：取上述草药1~5种或全部，切细，捣烂，加酒炒热用布包好，熨患处。每天2~3次，每次20~30分钟，中病即止。

10. 针刺疗法

（1）取穴：手背一环 10 穴（TSBh1-10，双侧）、手背二环 2 穴（TSBh2-2，双侧）、手背二环 4 穴（TSBh2-4，双侧）、内三桩（DNSz，双侧）、足背一环 7 穴（DZBh1-7，双侧）、足背一环 8 穴（DZBh1-8，双侧）、患侧肩中穴（TJz）。

（2）操作方法：取 1 寸、2 寸、3 寸毫针，用"8"字环针法针刺。一侧病变取对侧穴，双侧受累者取双侧穴。先针左侧手背一环 10 穴（TSBh1-10）、手背二环 2 穴（TSBh2-2）、手背二环 4 穴（TSBh2-4），直刺入 0.5~0.8 寸，嘱患者轻轻活动肩部 1~2 分钟；接着取 2 寸或 3 寸毫针（视个体差异而定）针左、右侧内三桩（DNSz），直刺入 1.5~2.5 寸，嘱患者轻轻活动肩部 1~2 分钟，针左侧内三桩（DNSz），直刺入 1.5~2.5 寸，嘱患者轻轻活动肩部 1~2 分钟；再针右侧手背一环 10 穴（TSBh1-10）、手背二环 2 穴（TSBh2-2）、手背二环 4 穴（TSBh2-4），直刺入 0.5~0.8 寸；最后针患侧肩中穴（TJz），直刺入 1.5~2 寸，针左、右侧足背一环 7 穴（DZBh1-7）、足背一环 8 穴（DZBh1-8），直刺入 0.5~0.8 寸。留针 30 分钟。每周治疗 2~3 次，2 周为 1 个疗程，治疗 2~3 个疗程。

八、网球肘

网球肘即肱骨外上髁炎，可由多种原因引起，长时间反复屈伸肘腕关节及前臂旋前旋后活动是发生该病的直接原因，临床表现为肘关节外上髁部局限性持续疼痛，尤其当前臂旋转，腕关节主动背伸时疼痛加重，部分患者的疼痛可放射至前臂、腕部或上臂。前臂无力，屈肘时手不能提重物，肱骨外上髁压痛明显，遇寒受凉时加重。壮医认为，此病是由于肘部筋膜劳损、气血虚亏、血不养筋所致。

1. 针挑疗法

（1）取穴：曲池、肘髎、手三里、阿是穴。

（2）操作方法：慢挑、深挑，挑净皮下纤维样物至有血出，再于挑口加拔罐吸出黑色瘀血。每 2~3 天针挑和拔罐 1 次，至痊愈为止。

2. 壮医药线点灸疗法

（1）取穴：局部梅花穴，手五里、曲池、手三里、阳池。

（2）操作方法：每天点灸1次，10天为1个疗程。

3. 竹罐疗法

（1）材料准备：艾叶、防风、杜仲、麻黄、木瓜、川椒、穿山甲、土鳖虫、羌活、独活、苍术、苏木、红花、桃仁、透骨草、千年健、海桐皮各10克，乳香、没药各5克，加水适量，按药物竹罐疗法中煮罐的步骤完成准备工作。

（2）取穴

督脉：大椎。

手太阳小肠经：小海。

手少阳三焦经：清冷渊、天井、四渎、外关。

手阳明大肠经：肘髎、曲池、手三里。

手太阴肺经：尺泽。

手厥阴心包经：曲泽。

手少阴心经：刮少海。

局部阿是穴。

（3）操作方法：根据患者病情选取4~6个穴位，采用梅花针扣刺拔罐法，留罐10~15分钟。煮罐时，放数条毛巾于药水内与罐同煮，启罐后，可用镊子将锅中的毛巾取出拧干，轻敷于所吸拔的部位上，凉则换之，反复2~3次。每天治疗1次，10次为1个疗程。

4. 刮疗法

（1）部位选择

颈部：刮督脉，刮大椎穴处。

肘关节局部：刮手太阳小肠经，刮小海穴处；刮手少阳三焦经，由清冷渊穴处，经天井、四渎、外关等穴刮至阳池穴处；刮手阳明大肠经，由肘髎穴处，经曲池穴刮至手三里穴，刮合谷穴；刮手太阴肺经，刮尺泽穴。刮手厥阴心包经，刮曲泽穴；刮手少阴心经，刮少海穴；刮肘关节局部阿是穴。

（2）刮拭顺序：先刮颈部，然后按手太阳小肠经、手少阳三焦经、手阳明大肠经、手太阴肺经、手厥阴心包经、手少阴心经的顺序刮拭肘关节附近的穴位。

（3）操作方法：手法宜轻柔，以出痧为宜。隔天治疗1次，7次为1

个疗程。

5. 壮医热熨疗法

（1）部位选择：患处。

（2）材料准备：柑果叶、大罗伞、小罗伞、两面针、泽兰、香茅、曼陀罗、大风艾、五色花、土荆芥、土藿香、七叶莲、柚子叶各等量，米酒适量。

（3）操作方法：取上述草药1~5种或全部，切细，捣烂，加酒炒热用布包好，熨患处。每天2~3次，每次20~30分钟，中病即止。

6. 壮医鲜花叶透穴疗法

（1）取穴：曲池、手三里、患处压痛点。

（2）材料准备：新鲜荷叶、线香。

（3）操作方法：将新鲜荷叶剪成大小适合的小片，把叶片放在选定的穴位上，点燃线香隔叶片灸灼。灸灼致叶片干即可换叶片，每个穴位灸灼2~3片叶片。每天治疗1次，5次为1个疗程。

7. 壮医火功疗法

（1）材料准备：追骨风、牛耳风、过山香、大钻、五味藤、八角枫、当归藤、四方藤、吹风散等，切成15~20厘米长的枝段，晒干，和生姜、大葱、两面针、黄柏、防己一同放入白酒中浸泡（酒要浸过药面），7天后取出晒干备用。

（2）取穴：曲池、手三里、患处压痛点。

（3）操作方法：取一盏酒精灯和15~20厘米长的上药药枝，把药枝的一端放在酒精灯上燃烧，明火熄灭后，把燃着暗火的药枝包裹于两层牛皮纸内，在患者上述穴位施灸，至患者所灸部位有温热感即可。每天治疗1次，中病即止。

第四章 皮肤科病症

一、扁平疣

扁平疣多见于青年人，尤以青春期少女为多。好发于面部和手背，皮损为表面光滑的扁平丘疹，如针头、米粒到黄豆粒大小，呈淡红、褐色或正常皮肤颜色。数目很多，散在分布或簇聚成群，有的互相融合，有的由于搔抓，新的损害沿着表面剥蚀处发生，形成一串。一般无自觉症状，成批发出时，偶有瘙痒感，有时皮疹可自行消失，然后不久又可复发。该病多由风热毒邪侵于肌肤而发，或因肝热血燥，肌肤不润，"两路"不通，天、地、人三气不能同步所致。

1. 针挑疗法

（1）部位选择：患处。

（2）操作方法：先用毫针直刺疣体中心至底部，出针。再深挑，挑净其中纤维，挤出微血。隔天挑刺1次，至愈为止。

2. 壮医药线点灸疗法

（1）取穴：疣顶，患处莲花穴。

（2）操作方法：每天点灸1次，7天为1个疗程。

3. 敷贴疗法

（1）材料与方法：金银花、板蓝根、薏苡仁、紫草、百部、苦参各50克，煎煮成药水。

（2）操作方法：用药水湿敷患处，早、晚各1次，每次敷药30分钟，10次为1个疗程。

4. 耳针疗法

（1）取穴：双侧耳朵穴位，取肺、肝、脾、神门、肾上腺、内分泌、皮质下。

（2）操作方法：留针30分钟。每天治疗1次，5次为1个疗程。

5. 壮医熏洗疗法

（1）材料准备：防风、荆芥、贯众叶、大青叶、苦参、蛇床子、蜂房、菊花等各适量。

（2）操作方法：上药加适量水煎至沸腾，趁水温较高有蒸气时熏蒸头部，待水温下降到患者能耐受的温度后，再用药液淋洗或浸泡全身。每天治疗1次，5次为1个疗程。

6. 壮医鲜花叶透穴疗法

（1）部位选择：大椎、风门、肺俞、合谷、养老、外关，患处。

（2）材料准备：新鲜荷叶、线香。

（3）操作方法：将新鲜荷叶剪成大小适合的小片，把叶片放在选定的穴位上，点燃线香隔叶片灸灼。灸灼致叶片干即可换叶片，每个穴位灸灼2~3片叶片。每天治疗1次，5次为1个疗程。

7. 梅花针疗法

（1）部位选择：患处，大椎、风门、血海、足三里、太冲、行间。

（2）操作方法：将上述部位按常规方法消毒好，采用事先消毒好的梅花针使用中等力度叩击，以叩击部位微微出血即可。隔天治疗1次，3次为1个疗程。

二、圆　癣

该病皮损多呈圆形，故名圆癣。该病初起为丘疹或水疱，逐渐形成边界清楚的钱币形红斑，其上覆盖细薄鳞屑。以后病灶中央常有自愈倾向，而向四周蔓延，有丘疹、水疱、脓疱结痂等损害。日久形成环形、多环形或同心环形等多种形态。该病有不同程度的瘙痒感，好发于面部、颈部、躯干、四肢等处，亦有发于近腹股沟的大腿内侧、外阴、臀部、会阴、肛门周围等处者。多因患处温度较高、潮湿多汗、易受摩擦，故常见糜烂、渗液、结痂，亦可蔓延到耻骨下腹部、阴囊。因剧烈搔抓而使皮肤呈苔藓样变。有时无中心自愈倾向。多在夏季发作或加重，入冬则痊愈或减轻。常见于青壮年及男性。该病多因感染真菌，复因风毒、热毒、湿毒等外邪侵袭，淫于皮肤，郁于腠理所致。

1. 壮医药线点灸疗法

（1）取穴：莲花形穴、曲池、合谷、足三里。加耳穴的相应部位，神门、皮质下。

（2）操作方法：每天点灸1次，疗程视具体病情而定。

2. 敷贴疗法

（1）材料与方法：大蒜、雄黄、白附子各适量，共捣烂，加少许醋，烘热敷在患处上，用胶布固定即止。

（2）疗程：每天换药1次，中病即止。

3. 壮医熏洗疗法

（1）材料准备：土槿皮、丁香、老姜皮各适量。

（2）操作方法：上药加适量水煎至沸腾，趁水温较高有蒸气时熏蒸患处，待水温下降到患者能耐受的温度后，再用药液淋洗或浸泡患处。每天治疗1次，5次为1个疗程。

4. 壮医鲜花叶透穴疗法

（1）部位选择：患处。

（2）材料准备：新鲜荷叶、线香。

（3）操作方法：将新鲜荷叶剪成大小适合的小片，把叶片放在选定的穴位上，点燃线香隔叶片灸灼。灸灼致叶片干即可换叶片，每个穴位灸灼2~3片叶片。每天治疗1次，5次为1个疗程。

5. 梅花针疗法

（1）部位选择：患处，大椎、风门、肺俞、大肠俞、血海、足三里。

（2）操作方法：将上述部位按常规方法消毒好，采用事先消毒好的梅花针使用中等力度叩击，以叩击部位微微出血即可。隔天治疗1次，3次为1个疗程。

三、牛皮癣

牛皮癣又称银屑病，是一种慢性鳞屑性皮肤病。最初为针头或米粒大的红色丘疹，表面有少量白色鳞屑。随后丘疹逐渐扩大并融合，成为指甲、钱币或手掌大小不等的斑块，表面的鳞屑逐渐增厚。好发部位为四肢、头皮、颈项部、骶部和躯干。多对称发生。自觉症状轻微，有时可有轻度瘙痒。病程慢，反复发作，可迁延数年以至数十年。西医认为该病发生可能与多种因素有关，如感染后的变态反应、精神神经因素、酶代谢紊乱、外伤后反应、寒冷潮湿、内分泌和遗传因素等。银屑病临床上分为寻常型、红皮病型、脓疱型和关节炎型四种类型，其中寻常型银屑病最为常见，其主要临床表现为皮肤出现红色斑丘疹，表面覆盖多层银白色鳞屑，多发于四肢伸侧、头皮、发际等部位，多伴瘙痒。壮医认为，该病初起多由风毒、热毒、湿毒等外邪侵袭，阻于皮肤，蕴结不散而发，或恣食辛辣肥甘之品，损伤"咪隆"（脾）、"咪腰"（肾），热毒内生，蕴于血分，"两路"受阻，感邪而发。该病迁延日久多耗伤营血，阴血亏虚，生风化燥，或病程日久致气滞血瘀，肌肤失养。

壮医临床可采用药物竹罐疗法和药线点灸疗法治疗。

1. 壮医药线点灸疗法

（1）取穴：患处葵花形穴。加耳穴的相应部位，神门、皮质下。

（2）操作方法：每天点灸1次，20次为1个疗程。

2. 竹罐疗法

（1）材料准备：蛇床子、生大黄、大枫子、白鲜皮、鹤虱草各15克，苦参30克，黄柏、生杏仁、枯矾、朴硝、蝉衣、蜂房各9克，丹皮12克，水适量，按药物竹罐疗法中煮罐的步骤完成准备工作。

（2）取穴

第一组：督脉取大椎；足太阳膀胱经取风门、肝俞。

第二组：督脉取身柱；足太阳膀胱经取肺俞、脾俞。

（3）操作方法：以上两组穴，每次选用一组。局部常规消毒后，用三棱针点刺2~3下后拔罐，留罐10~15分钟。煮罐时，放数条毛巾于药水内与罐同煮，启罐后，可用镊子将锅中的毛巾取出拧干，待稍凉，温度适宜后轻敷于穴位上，亦可敷于皮损局部，凉则换之，反复2~3次。每天治疗1次，10次为1个疗程。

3. 敷贴疗法

（1）材料与方法：生半夏60克，雄黄30克，共研成细末，加少许醋调糊，烘热敷在患处，用纱布和胶布固定即止。

（2）疗程：每天换药1次，中病即止。

4. 壮医熏洗疗法

（1）材料准备：晚蚕沙 500 克，韭菜 250 克。

（2）操作方法：上药加适量水煎至沸腾，待水温下降到患者能耐受的温度后，用药液淋洗或浸泡全身。每天治疗 1 次，10 次为 1 个疗程。

5. 壮医鲜花叶透穴疗法

（1）部位选择：患处。

（2）材料准备：新鲜荷叶、线香。

（3）操作方法：将新鲜荷叶剪成大小适合的小片，把叶片放在选定的穴位上，点燃线香隔叶片灸灼。灸灼致叶片干即可换叶片，每个穴位灸灼 2~3 片叶片。每天治疗 1 次，5 次为 1 个疗程。

6. 梅花针疗法

（1）部位选择：患处，大椎、风门、血海、足三里。

（2）操作方法：将上述部位按常规方法消毒好，采用事先消毒好的梅花针使用中等力度叩击，以叩击部位微微出血即可。隔天治疗 1 次，3 次为 1 个疗程。

四、湿　疮

湿疮是指皮损呈多种形态，发无定位，易于湿烂渗液的瘙痒性渗出性皮肤病症，是一种常见的过敏性、炎症性皮肤病。其特点为多形性皮疹，倾向湿润，对称分布，患者自觉剧烈瘙痒，易于反复发作。好发于面部、肘窝、腘窝、四肢屈侧及躯干等处。由于患病部位不同而有各种不同的名称：如浸淫遍体，抓浸黄水，瘙痒无度，称为"浸淫疮"；以丘疹为主的称为血风疮；发于阴囊部的称为肾囊风；发生于下肢弯曲部的称为"四弯风"；婴幼儿发于面部的称为"奶癣"。该病男女老少均可发病，无明显季节性，临床特点为皮损呈多样性，奇痒难忍，局部有渗出液，患处潮红或有红斑、丘疹、水疱、糜烂、痂皮、抓痕。壮医认为其病因主要为湿热毒邪蕴阻，导致"三道两路"受阻而发病；血虚风燥，化燥生风，肌肤失于濡养也可导致该病的发生。该病相当于西医的湿疹。

1. 针挑疗法

（1）取穴：尺泽、委中。

（2）操作方法：轻挑、浅挑，使血液自然流出。每天治疗 1 次，10 次 1 个疗程。

2. 壮医药线点灸疗法

（1）取穴：患处局部梅花穴、血海、手三里。

（2）操作方法：每天点灸 1 次，疗程视具体病情而定。

3. 竹罐疗法

（1）材料准备：金银花 50 克，野菊花 50 克，蛇床子 30 克，地肤子 30 克，两面针 120 克（鲜品），十大功劳 50 克，水适量，按药物竹罐疗法中煮罐的步骤完成准备工作。

（2）取穴

督脉：大椎。

足太阳膀胱经：膈俞、肝俞、脾俞、肾俞。

手阳明大肠经：曲池、合谷。

手厥阴心包经：内关。

足太阴脾经：血海、阴陵泉、三阴交。

局部阿是穴。

（3）操作方法：经穴采用出拔罐法，根据患者病情，每次选取 4~6 个穴位，针刺得气后出针拔罐，留罐 10~15 分钟。局部阿是穴采用梅花针扣刺后拔罐，留罐 10~15 分钟。煮罐时，放数条毛巾于药水内与罐同煮，启罐后，可用镊子将锅中的毛巾取出拧干，待稍凉，温度适宜后轻敷于阿是穴上，凉则换之，反复 2~3 次。隔天治疗 1 次，10 次为 1 个疗程。

4. 壮医熏洗疗法

（1）材料准备：金银花 50 克，野菊花 50 克，蛇床子 30 克，地肤子 30 克，两面针 120 克（鲜品），十大功劳 50 克。

（2）操作方法：上药加适量水煎至沸腾，趁水温较高有蒸气时熏蒸头部，待水温下降到患者能耐受的温度后，再用药液淋洗或浸泡全身。每天治疗 1 次，10 次为 1 个疗程。

5. 壮医鲜花叶透穴疗法

（1）部位选择：大椎、风门、肺俞、合谷、血海，患处。

（2）材料准备：新鲜荷叶、线香。

（3）操作方法：将新鲜荷叶剪成大小适合的小片，把叶片放在选定的

穴位上，点燃线香隔叶片灸灼。灸灼致叶片干即可换叶片，每个穴位灸灼2~3片叶片。每天治疗1次，5次为1个疗程。

6. 针刺疗法

（1）取穴：前三杆（DQSg，双侧），内下桩（DNxz，双侧），臂上穴（TBs）、鹰嘴环12穴（TYZh-12，双侧），膝二环11穴（DXh2-11，双侧）；局部耳尖。

（2）操作方法：选取1寸、1.5寸、2.5寸毫针及三棱针（或一次性注射器针头）。首次治疗可先在耳尖局部点刺放血数滴，再行针刺。用"8"字环针法，先针左侧鹰嘴环12穴（TYZh-12）、臂上穴（TBs），直刺入0.8~1.2寸，针右侧膝二环11穴（DXh2-11）、左侧膝二环11穴（DXh2-11），直刺入1~1.5寸；然后针右侧臂上穴（TBs）、鹰嘴环12穴（TYZh-12），直刺入0.8~1.2寸，针左侧前三杆（DQSg），直刺入1.5~2寸；再针右侧内下桩（DNxz）、左侧内下桩（DNxz），直刺入0.8~1.2寸；最后针右侧前三杆（DQSg），直刺入1.5~2寸。急性湿疹留针30分钟左右，慢性湿疹留针可延长至60分钟。每周治疗2~3次，耳尖局部点刺放血可每周1次，4周为1个疗程，治疗2~3个疗程。

五、风瘾疹

风瘾疹也称风疹、瘾疹、赤疹、鬼风疙瘩等，是一种过敏性皮肤病。其临床特点是起病迅速，可发生于身体的任何部位，任何年龄均可患病，发作无定时，或现或隐，消退后不留痕迹。其主要症状为全身出现大小不等、形态不一的风团，多呈红色或苍白色，分布既可稀疏散在，又可相互融合成片似地图状，此起彼伏，奇痒无比。重症可兼见有恶心、呕吐、咽喉不利、腹痛腹泻等症状。壮医认为该病主要是由于正虚、风热毒邪内侵，郁于肌肤腠理所致。该病相当于现代医学的荨麻疹。

1. 针挑疗法

（1）部位选择：耳背静脉。

（2）操作方法：先按摩耳廓，使耳背静脉充血，常规消毒后，轻挑、浅挑，使血液自然流出。每周治疗2次，10次为1个疗程。

2. 壮医药线点灸疗法

（1）取穴：长子、血海、曲池、手三里。

（2）操作方法：每天点灸 1 次，疗程视具体病情而定。

3. 竹罐疗法

（1）材料准备：金银花 50 克，野菊花 50 克，白鲜皮 30 克，蛇床子 30 克，地肤子 30 克，紫花地丁 30 克，水适量，按药物竹罐疗法中煮罐的步骤完成准备工作。

（2）取穴

督脉：大椎。

任脉：神阙。

手阳明大肠经：曲池、合谷。

手少阳三焦经：外关。

足太阴脾经：血海、三阴交。

局部阿是穴。

（3）操作方法：神阙穴采用直接拔罐法，留罐至罐松动为止，一般为 20~30 分钟。余穴采用梅花针扣刺拔罐法，留罐 10~15 分钟。煮罐时，放数条毛巾于药水内与罐同煮。启罐后，可用镊子将锅中的毛巾取出拧干，待稍凉，温度适宜后轻敷于局部阿是穴上，凉则换之，反复 2~3 次。每天治疗 1 次，10 次为 1 个疗程。

4. 耳针疗法

（1）取穴：双侧耳朵穴位，取心、脾、胆、肺、神门、肾上腺、内分泌、皮质下。

（2）操作方法：留针 30 分钟。每天治疗 1 次，5 次为 1 个疗程。

5. 壮医熏洗疗法

（1）材料准备：防风、荆芥、大青叶、菊花、蛇床子、百部各适量。

（2）操作方法：上药加适量水煎至沸腾，趁水温较高有蒸气时熏蒸头部，待水温下降到患者能耐受的温度后，再用药液淋洗或浸泡全身。每天治疗 1 次，5 次为 1 个疗程。

6. 壮医鲜花叶透穴疗法

（1）取穴：风池、大椎、合谷、风门、肺俞、长子、血海、曲池、手三里。

（2）材料准备：新鲜荷叶、线香。

（3）操作方法：将新鲜荷叶剪成大小适合的小片，把叶片放在选定的穴位上，点燃线香隔叶片灸灼。灸灼致叶片干即可换叶片，每个穴位灸灼2~3片叶片。每天治疗1次，5次为1个疗程。

六、皮肤瘙痒症

皮肤瘙痒症为一种无原发皮疹，是以阵发性皮肤瘙痒为主症的病症。多发于成年人，尤其是老年人。好发于身体大部分或全身。瘙痒程度和持续时间因人而异。常因皮肤瘙痒剧烈，反复搔抓后出现抓痕和血痂，也可见湿疹样变，甚至出现皮肤肥厚或苔藓样变及色素沉着等继发皮损。该病在临床上有泛发性和局限性两种。局限性者以阴部、肛门周围最为多见，本处所指主要为泛发性者。该病的病因主要为禀性不耐，又因六淫外邪或情志内伤而致。

1. 壮医药线点灸疗法

（1）取穴：长子、手三里、足三里、梁丘、血海、神门。

（2）操作方法：每天点灸1次，疗程视具体病情而定。

2. 敷贴疗法

（1）材料与方法：当归、川芎、蛇床子、地肤子、白芷、防风各10克，共研成细末，加少许蜂蜜调成糊状，烘热敷在肚脐眼上，纱布和胶布固定。

（2）疗程：每次敷药7~8小时。隔8~12小时敷药1次，中病即止。

3. 梅花针疗法

（1）取穴：患处，大椎、风门、血海、足三里。

（2）操作方法：将上述部位按常规方法消毒好，采用事先消毒好的梅花针使用中等力度叩击，以叩击部位微微出血即可。隔天治疗1次，3次为1个疗程。

4. 耳针疗法

（1）取穴：双侧耳朵穴位，取肺、脾、胆、神门、肾上腺、内分泌、皮质下。

（2）操作方法：留针30分钟。每天治疗1次，5次为1个疗程。

5. 壮医熏洗疗法

（1）材料准备：蚕沙500克。

（2）操作方法：上药加适量水煎至沸腾，趁水温较高有蒸气时熏蒸头部，待水温下降到患者能耐受的温度后，再用药液淋洗或浸泡全身。每天治疗1次，5次为1个疗程。

6. 壮医鲜花叶透穴疗法

（1）部位选择：大椎、风门、肺俞，患处。

（2）材料准备：新鲜荷叶、线香。

（3）操作方法：将新鲜荷叶剪成大小适合的小片，把叶片放在选定的穴位上，点燃线香隔叶片灸灼。灸灼致叶片干即可换叶片，每个穴位灸灼2~3片叶片。每天治疗1次，5次为1个疗程。

七、带状疱疹

带状疱疹俗称缠腰龙，是由疱疹病毒侵犯神经，引起该神经支配区疼痛及皮肤疱疹为特征的一种疼痛性疾病。多发生在胸背部和腰腹部，其次是颌面部，有时腿部也可累及，其临床特点为胸背或腰腹部出现集簇疱疹，成簇水疱呈带状排列，沿周围神经分布，常为单侧，伴剧烈疼痛为主要症状。因多缠腰而发，且累累如串珠状，故中医称之为蛇串疮、缠腰火丹、白蛇串等，壮医则称为蛇丹、缠腰龙、火腰带毒等。一年四季均可发病，多发于春秋季节，好发于老年人、青壮年人及体质虚弱者，发病前常伴有一些全身症状，如倦怠、少食、发热、头痛等，其潜伏期7~12天。初起均为发病部位辣痛，渐起为炎性红斑、红疹，并迅速转变为水疱，状似珍珠，疱液透亮，周围绕以红晕，数个或更多的水疱组成簇集状，排列成带状，伴有瘙痒、辣痛等症。经1周左右，疱液浑浊，或部分溃破、糜烂和渗液，最后干燥结痂，待皮损脱落后，遗留瘢痕，部分患者有后遗神经痛症，达数月或数年之久。该病病愈后可获终身免疫，很少再复发。壮医认为，湿热内蕴，复感火毒热邪为其发病之源；饮食失调或脾失健运，湿浊内生，外发肌肤，聚于肌表；情志不遂，郁久化热；湿热内蕴，火热之毒雍于肌肤，流窜"三道两路"，阻滞不通则是其发病之本，故临床红斑、丘疱疹和剧痛等症并见。

1. 壮医药线点灸疗法

（1）取穴：局部葵花穴（以疱疹为穴），手三里、关元、血海、足三里、气海、三阴交、太冲。

（2）操作方法：每天点灸1次，每穴点灸1~3壮，5天为1个疗程。

2. 竹罐疗法

（1）材料准备：十大功劳30克，大青叶50克，野菊花50克，兰花柴胡50克，忍冬藤100克（鲜品），加水适量，按药物竹罐疗法中煮罐的步骤完成准备工作。

（2）取穴

督脉：大椎、身柱。

足太阳膀胱经：肝俞、脾俞，皮损相应节段的背俞。

手阳明大肠经：曲池、合谷。

足阳明胃经：足三里。

足太阴脾经：血海、三阴交。

局部阿是穴。

（3）操作方法：采用出针拔罐法，根据患者病情，每次选取4~6个穴位，针刺得气后出针拔罐，留罐10~15分钟。局部阿是穴采用梅花针扣刺后拔罐，留罐10~15分钟。煮罐时，放数条毛巾于药水内与罐同煮，启罐后，可用镊子将锅中的毛巾取出拧干，待稍凉，温度适宜后轻敷于局部阿是穴上，凉则换之，反复2~3次。每天治疗1次，10次为1个疗程。

3. 耳针疗法

（1）取穴：双侧耳朵穴位，取脾、肝、肺、神门、肾上腺、内分泌、皮质下。

（2）操作方法：留针30分钟。每天治疗1次，5次为1个疗程。

4. 壮医鲜花叶透穴疗法

（1）部位选择：大椎、风门、肺俞，皮损周围。

（2）材料准备：新鲜荷叶、线香。

（3）操作方法：将新鲜荷叶剪成大小适合的小片，把叶片放在选定的穴位上，点燃线香隔叶片灸灼。灸灼致叶片干即可换叶片，每个穴位灸灼2~3片叶片。每天治疗1次，5次为1个疗程。

八、带状疱疹后遗神经痛

带状疱疹后遗神经痛是皮肤科和疼痛科临床较常见的疾病。带状疱疹是由水痘—带状疱疹病毒引起的，主要侵犯周围神经和皮肤，以周围神经疼痛和被侵犯神经所支配区域皮肤的红斑、丘疹、簇集性水疱瘩为临床特征的皮肤感染性疾病。临床上常以局部神经痛为首发症状，不同的患者发病期出现疼痛的性质及持续时间可以不一样，有的可彻底治愈，有的则皮疹消退后仍有持续的慢性疼痛，即通常所称的带状疱疹后遗神经痛。带状疱疹后神经痛是带状疱疹最为常见和最严重的并发症，好发于中老年人及免疫力低下患者，常持续数月后发展为难治性的神经痛，因疼痛剧烈持续时间长，对患者的生活质量造成严重影响。9%~34% 的带状疱疹患者会发生带状疱疹后遗神经痛，且其发生率随年龄增加而增加。

1. 针挑疗法

（1）取穴：局部梅花穴（以疼痛处神经丛走向及周围为穴）。

（2）操作方法：轻挑、浅挑，使之出血。

2. 壮医药线点灸疗法

（1）取穴：局部葵花穴（以疼痛处神经丛走向及周围为穴），足三里、关元、气海、三阴交、太冲；耳穴的耳尖、相应部位、内分泌。

（2）操作方法：每 2 天点灸 1 次，每穴点灸 1~3 壮，20 天为 1 个疗程。

3. 竹罐疗法

（1）材料准备：救必应 30 克，两面针 16 克，鸡骨香 30 克，十大功劳 18 克，重楼 20 克，加水适量，按药物竹罐疗法中煮罐的步骤完成准备工作。

（2）取穴：局部梅花穴（以疼痛处神经丛走向及周围为穴）。

（3）操作方法：采用刺络、拔罐法，用三棱针快速点刺 1~3 下后，使之出血，煮好药罐拔罐，留罐 10~15 分钟。每天治疗 1 次，5 次为 1 个疗程，待症状缓解后，隔天 1 次。

4. 梅花针疗法

（1）部位选择：皮损周围，病灶有关的脊神经根所分布的区域。

（2）操作方法：将上述部位按常规方法消毒好，采用事先消毒好的梅

花针使用中等力度叩击，以叩击部位泛红即可。每天治疗1~2次，7天为1个疗程。

5. 耳针疗法

（1）取穴：双侧耳朵穴位，取肺、神门、肾上腺、内分泌、皮质下。

（2）操作方法：留针30分钟。每天治疗1次，5次为1个疗程。

6. 壮医熏洗疗法

（1）材料准备：蚕沙500克。

（2）操作方法：上药加适量水煎至沸腾，趁水温较高有蒸气时熏蒸头部，待水温下降到患者能耐受的温度后，再用药液淋洗或浸泡全身。每天治疗1次，5次为1个疗程。

7. 壮医鲜花叶透穴疗法

（1）部位选择：大椎、风门、肺俞，患处。

（2）材料准备：新鲜荷叶、线香。

（3）操作方法：将新鲜荷叶剪成大小适合的小片，把叶片放在选定的穴位上，点燃线香隔叶片灸灼。灸灼致叶片干即可换叶片，每个穴位灸灼2~3片叶片。每天治疗1次，5次为1个疗程。

九、痤　疮

痤疮是一种毛囊与皮脂腺的慢性炎症性皮肤病。因其初起损害多有粉刺，故又称粉刺。常好发于青春期男女，其临床主要表现为颜面、胸、背等处出现粟米粒样丘疹，如刺，有些融合成片，红肿或者有脓头，可挤出白色或黄白色碎米样粉汁，可伴有轻微瘙痒或疼痛。痤疮的病程往往较长，常此起彼伏，部分青春期后可逐渐痊愈，但一些患者由于治疗不当或不注意卫生，可发为暗疮。壮医认为，痤疮的发生多由于素体阳热偏盛，肺经蕴热，复感风湿热毒之邪熏蒸面部或脾胃湿热上蒸颜面，湿热瘀痰凝滞肌肤致"三道两路"受阻而发病。

1. 针挑疗法

（1）方法一

部位选择：臀部小疙瘩。

操作方法：慢挑、深挑，挑出皮下纤维样物。隔天挑治1次。

（2）方法二

部位选择：耳后毛细血管。

操作方法：轻挑、浅挑，挑破毛细血管，使出血。每天挑治1次。

2. 壮医药线点灸疗法

（1）取穴：长子、手三里、太冲。加耳穴、相应部位，肺神门、肾上腺、皮质下。

（2）操作方法：每天点灸1次，疗程视具体病情而定。

3. 敷贴疗法

（1）材料与方法：青瓜1根，捣烂，加少许醋，敷在患处。

（2）疗程：每次敷药30分钟。每天治疗1次，5次为1个疗程。

4. 梅花针疗法

（1）部位选择：大椎、风门、肺俞，患处。

（2）操作方法：将上述部位按常规方法消毒好，采用事先消毒好的梅花针使用中等力度叩击，以叩击部位微微出血即可，针后可加拔火罐，留罐8分钟。隔天治疗1次，3次为1个疗程。

5. 耳针疗法

（1）取穴：双侧耳朵穴位，取肝、肺、神门、肾上腺、内分泌、皮质下。

（2）操作方法：留针30分钟。每天治疗1次，5天为1个疗程。

6. 壮医鲜花叶透穴疗法

（1）部位选择：大椎、风门、肺俞、太阳，患处。

（2）材料准备：新鲜荷叶、线香。

（3）操作方法：将新鲜荷叶剪成大小适合的小片，把叶片放在选定的穴位上，点燃线香隔叶片灸灼。灸灼致叶片干即可换叶片，每个穴位灸灼2~3片叶片。每天治疗1次，5次为1个疗程。

十、鸡　眼

鸡眼主要生于足部，因摩擦挤压出现角质增生而形成的小圆硬块，其形态像鸡的眼睛，故而名之。鸡眼一般如豆粒大小或更大，表面粗糙并与皮面平或稍有隆起，境界清楚，呈淡黄或深黄色，中心有倒圆锥状的角质栓，嵌入真皮。由于其尖端压迫神经末梢，故行走时引起疼痛。多见于足跖前中部、小趾外侧或拇趾内侧缘，也见于趾背。壮医认为，鸡眼的发生多因"两路"受阻、局部气血凝滞而成，其诱因常为外伤或肌肤与相关物（如鞋子等）摩擦而致。

1. 针挑疗法

（1）部位选择：患部。

（2）操作方法：先用毫针向鸡眼中心直刺，缓缓进针，以穿透基底为度，出针，再深挑，挑净其中纤维样物，挤出微血。隔天挑治1次，至鸡眼脱落为止。

2. 壮医药线点灸疗法

（1）取穴：局部梅花穴。

（2）操作方法：每天点灸1次，疗程视具体病情而定。

3. 足浴疗法

（1）材料准备：醋2 000毫升。

（2）操作方法：将醋倒入盆中，把患侧足放到盆中浸泡。每天治疗2~3次，中病即止。

4. 敷贴疗法

（1）材料与方法：生姜、葱白、蒜头、川椒各适量，共捣烂，加少许醋，烘热敷在患处，用胶布固定即可。

（2）疗程：连续敷药3天。

5. 梅花针疗法

（1）部位选择：患处。

（2）操作方法：将上述部位按常规方法消毒好，采用事先消毒好的梅花针，使用中等力度叩击，以叩击部位泛红即可。每天治疗1~2次。

6. 壮医鲜花叶透穴疗法

（1）部位选择：患处。

（2）材料准备：新鲜荷叶、线香。

（3）操作方法：将新鲜荷叶剪成大小适合的小片，把叶片放在选定的穴位上，点燃线香隔叶片灸灼。灸灼致叶片干即可换叶片，每个穴位灸灼2~3片叶片。每天治疗1次，5次为1个疗程。

第五章　妇科病症

一、月经不调

月经不调是指月经周期、经量、经色等发生改变，并伴有其他症状。常见的有月经先期、月经后期、月经先后无定期等。月经先期是指月经周期提前 7 天以上，甚至 10 余天一行，如仅提前 3~5 天，且无其他明显症状者，属正常范围。月经先期的主要病因为气虚不摄或血热妄行。月经后期是指月经周期延后 7 天以上，甚或 40~50 天一行，若仅延后 3~5 天，且无其他不适者，不作病论。月经后期的病因主要有阳气虚衰，血源不足，或气郁、寒凝、冲任受阻。月经先后无定期是指时提前时延后达 7 天以上，主要病机在于气血失调而导致血海蓄溢失常，其病因多由肝气郁滞或肾气虚衰所致。该病相当于西医功能失调性子宫出血范畴。

1. 针挑疗法

（1）取穴：在阳关穴至腰俞穴间任选一点，以位置较低者为好。

（2）操作方法：重挑、深挑，挑出纤维样物。每月治疗 1 次，3 次为 1 个疗程。

2. 壮医药线点灸疗法

（1）取穴：下关元、腰俞、三阴交。

（2）随症配穴：月经先期加太冲、太溪；月经后期加血海、归来；月经先后无定期加脾俞、肾俞、交感、足三里。

（3）操作方法：每天点灸 1 次，10 天为 1 个疗程。

3. 竹罐疗法

（1）材料准备：益母草 60 克，泽兰 45 克，香附 30 克，红花 45 克，千斤拔 30 克，玫瑰花 40 克，水适量，按药物竹罐疗法中煮罐的步骤完成准备工作。

（2）取穴

足太阳膀胱经：肝俞、脾俞、肾俞、气海俞、关元俞。

任脉：中脘、气海、关元。

足阳明胃经：足三里。

足太阴脾经：血海、三阴交。

（3）操作方法：将以上穴位分成几组，交替拔罐治疗。每天或隔天治疗1次，3~5次为1个疗程。

4. 刮疗法

（1）部位选择

背部：刮督脉，由至阳穴处沿脊柱正中向下刮至腰俞穴处；刮足太阳膀胱经，由膈俞穴处沿脊柱两侧向下刮至次髎穴处。

腹部：刮任脉，由中脘穴处沿前正中线向下，避开神阙穴，刮至曲骨穴处。

下肢：刮足三阴经，由血海穴处沿小腿内侧向下，经阴陵泉、曲泉、地机、三阴交等穴刮至太溪穴处。

（2）刮拭顺序：先刮背部，然后刮腹部，再刮下肢。

（3）操作方法：手法宜轻柔。

5. 耳针疗法

（1）取穴：双侧耳朵穴位，取子宫、神门、肾上腺、内分泌、皮质下、肝、脾、肾。

（2）操作方法：留针30分钟。每天治疗1次，5次为1个疗程。

6. 敷贴疗法

（1）材料与方法：仙鹤草根20克，鸡血藤10克，三七粉2克，共捣烂，加少许芝麻油调糊，烘热敷在肚脐眼上，用胶布固定即可。

（2）疗程：每天换药1次，中病即止。

7. 壮医熏洗疗法

（1）材料准备：鸡血藤、枫叶、艾叶、仙鹤草根各适量。

（2）操作方法：上药加适量水煎至沸腾，趁水温较高有蒸气时熏蒸头部，待水温下降到患者能耐受的温度后，再用药液淋洗或浸泡全身。每天治疗1次，5次为1个疗程。

8. 壮医鲜花叶透穴疗法

（1）取穴：气海、关元、归来、肝俞、脾俞、肾俞、血海、足三里、三阴交。

（2）材料准备：新鲜荷叶、线香。

（3）操作方法：将新鲜荷叶剪成大小适合的小片，把叶片放在选定的穴位上，点燃线香隔叶片灸灼。灸灼致叶片干即可换叶片，每个穴位灸灼2~3片叶片。每天治疗1次，5次为1个疗程。

9. 壮医火功疗法

（1）材料准备：追骨风、牛耳风、过山香、大钻、五味藤、八角枫、当归藤、四方藤、吹风散等，切成15~20厘米长的枝段，晒干，和生姜、大葱、两面针、黄柏、防己一同放入白酒中浸泡（酒要浸过药面），7天后取出晒干备用。

（2）取穴：气海、关元、归来、肝俞、脾俞、肾俞、血海、足三里、三阴交。

（3）操作方法：取一盏酒精灯和15~20厘米长的上药药枝，把药枝的一端放在酒精灯上燃烧，明火熄灭后，把燃着暗火的药枝包裹于两层牛皮纸内，在患者上述穴位施灸，至患者所灸部位有温热感即可。每天治疗1次，中病即止。

10. 壮医热熨疗法

（1）部位选择：腹部、腰骶部。

（2）材料准备：柑果叶、大罗伞、小罗伞、两面针、泽兰、香茅、曼陀罗、大风艾、五色花、土荆芥、土藿香、七叶莲、柚子叶各20克，米酒适量。

（3）操作方法：取上述草药1~5种或全部，切细，捣烂，加酒炒热用布包好，熨腹部、腰骶部。每天治疗2次，10次为1个疗程。

二、闭　经

女子年逾18周岁月经尚未初潮，或已行经而又中断达6个月以上，称为闭经。妊娠期、哺乳期或更年期暂时性的停经，经期的停经或有些少女初潮后一段时间内有停经等，均属生理现象，不作闭经论。也有妇女由于生活环境的突然改变，偶见1~2次月经不来潮，又无其他不适者，亦可暂不作病论。闭经的原因可分全身和局部两种。全身的主要原因有慢性疾病、贫血、营养不良和内分泌失调。局部的主要原因有先天性生殖器发育不全、生殖器结粒、肿瘤和子宫萎缩。属全身性原因引起的闭经，可以用药线点灸疗法治疗。壮医认为，该病原因可分为虚、实两类。虚者多由房事不节，多产久病或忧思过度伤及"咪隆"（脾），致使"咪隆"（脾）、"咪腰"（肾）及冲任生理功能失调，阴血耗伤过甚，血源枯竭而致血枯经闭；实者多由受寒饮冷，寒毒客于胞中，或情志抑郁、气机不畅、痰湿阻滞、瘀血凝结、"三道两路"不通，而致血滞经闭。

1. 壮医药线点灸疗法

（1）取穴：气海、中极、肾俞、三阴交、石门、归来、期门。

（2）随症配穴：身体虚弱者，加下关元、足三里；身体壮实者，加地机、血海；伴腰部酸痛者，加上髎、次髎、中髎、下髎；属血枯经闭者，加脾俞、足三里；属血滞经闭者，加合谷、血海、行间。

（3）操作方法：每天点灸 1 次，10 天为 1 个疗程。

2. 竹罐疗法

（1）材料准备：一匹绸 40 克，益母草 60 克，泽兰 45 克，香附 30 克，红花 45 克，水适量，按药物竹罐疗法中煮罐的步骤完成准备工作。

（2）取穴

足太阳膀胱经：肝俞、脾俞、肾俞、气海俞、关元俞。

任脉：中脘、气海、关元。

督脉：大椎、身柱、命门。

足阳明胃经：足三里。

足太阴脾经：血海、三阴交。

（3）操作方法：将以上穴位分成几组，交替选用，先用毫针针刺，得气后出针拔罐。每天或隔天治疗 1 次，5 次为 1 个疗程。

3. 滚蛋疗法（热滚法）

（1）材料准备：艾叶、一匹绸、千斤拔各 35 克，按滚蛋疗法中准备材料的步骤完成准备工作。

（2）操作方法：取煮好的温热蛋 1 只，趁热在患者腹部（主要在子宫以及附件体表投影区）及腰部反复滚动热熨。

（3）疗程：每天治疗 1 次，14 天 1 个疗程。可以反复数个疗程，以促进子宫、卵巢功能恢复。

4. 刮疗法

（1）部位选择

背部：刮督脉，由命门穴处沿脊柱正中向下刮至腰阳关穴处；刮足太阳膀胱经，由膈俞穴处沿脊柱两侧向下刮至次髎穴处。

腹部：刮任脉，由中脘穴沿前正中线向下，避开神阙穴，刮至关元穴处；刮足阳明胃经的水道穴、归来穴。

下肢：刮足三阴经，由血海穴处沿小腿内侧向下，经阴陵泉、曲泉、地机、三阴交等穴刮至太溪穴处。

（2）刮拭顺序：先刮背部，然后刮腹部，再刮下肢。

（3）操作方法：手法宜轻柔。

5. 敷贴疗法

（1）材料与方法：丹参、当归、乳香、没药、川椒各 5 克，生姜 2 克（捣烂），加少许盐，烘热敷在肚脐眼上，用胶布固定即可。

（2）疗程：每天换药 1 次，中病即止。

6. 梅花针疗法

（1）取穴：气海、关元、归来、脾俞、肝俞、肾俞、血海、足三里、三阴交。

（2）操作方法：将上述部位按常规方法消毒好，采用事先消毒好的梅花针使用中等力度叩击，以叩击部位泛红即可。每天治疗 1 次，7 次为 1 个疗程。

7. 耳针疗法

（1）取穴：双侧耳朵穴位，取子宫、卵巢、神门、肾上腺、内分泌、肝、脾、肾。

（2）操作方法：留针 30 分钟。每天治疗 1 次，5 次为 1 个疗程。

8. 壮医熏洗疗法

（1）材料准备：威灵仙、土大黄、茜草各适量。

（2）操作方法：上药加适量水煎至沸腾，趁水温较高有蒸气时熏蒸头部，待水温下降到患者能耐受的温度后，再用药液淋洗或浸泡全身。每天治疗 1 次，5 次为 1 个疗程。

9. 壮医鲜花叶透穴疗法

（1）取穴：气海、关元、归来、肝俞、脾俞、肾俞、血海、足三里、三阴交。

（2）材料准备：新鲜荷叶、线香。

（3）操作方法：将新鲜荷叶剪成大小适合的小片，把叶片放在选定的穴位上，点燃线香隔叶片灸灼。灸灼致叶片干即可换叶片，每个穴位灸灼2~3片叶片。每天治疗1次，5次为1个疗程。

10. 壮医火功疗法

（1）材料准备：追骨风、牛耳风、过山香、大钻、五味藤、八角枫、当归藤、四方藤、吹风散等，切成15~20厘米长的枝段，晒干，和生姜、大葱、两面针、黄柏、防己一同放入白酒中浸泡（酒要浸过药面），7天后取出晒干备用。

（2）取穴：气海、关元、归来、肝俞、脾俞、肾俞、血海、足三里、三阴交。

（3）操作方法：取一盏酒精灯和15~20厘米长的上药药枝，把药枝的一端放在酒精灯上燃烧，明火熄灭后，把燃着暗火的药枝包裹于两层牛皮纸内，在患者上述穴位施灸，至患者所灸部位有温热感即可。每天治疗1次，中病即止。

三、痛　经

妇女正值经期或行经前后，出现周期性小腹疼痛，或痛引腰骶，甚则剧痛昏厥，称为痛经，亦称经行腹痛。该病以青年女性较为多见。主症是以行经第一、第二天或经前1~2天小腹疼痛，随后逐渐减轻或消失。若经尽后始发病的，亦在1~2天内痛可自止。疼痛位于下腹部，也可以掣及全腹或腰骶，或伴有外阴、肛门坠痛，或伴有恶心、呕吐、尿频、便秘、腹泻等症状。剧烈腹痛大多于月经来潮时即开始，常为阵发性绞痛，患者出现面色苍白、冷汗淋漓、手足厥冷，甚至昏厥、虚脱等症状。痛经的主要病因有情志所伤、起居不慎或六淫为害等，并与素体及经期、经期前后特殊的生理环境有关。其主要病机为冲任瘀阻，不通则痛，或正气不足，胞脉失养，不荣则痛。

1. 针挑疗法

（1）方法一

部位选择：肚脐眼四挑点、肚脐眼下部各线挑点。

操作方法：重挑、深挑、行挑，挑出纤维样物；或用轻挑、浅挑、疾挑、跃挑，不必挑出纤维样物。

（2）方法二

取穴：关元、中极、归来、大赫、上髎、次髎。

操作方法：重挑、深挑、行挑，挑出纤维样物；或用轻挑、浅挑、疾挑、跃挑，不必挑出纤维样物。每次选择 2 个挑点，连续 2~3 天。用于防治痛经，可以在经期前 3 天、后 3 天各挑 1 次，每次 1~2 点。

2. 壮医药线点灸疗法

（1）取穴：气海、中极、承山、三阴交。

（2）随症配穴：实证加次髎、地机；虚证加命门、肾俞、关元、足三里、大赫。

（3）操作方法：月经前 1 周、后 1 周开始点灸治疗，每天治疗 1 次。

3. 竹罐疗法

（1）材料准备：益母草 60 克，泽兰 45 克，香附 30 克，红花 45 克，五月艾 60 克，生姜 60 克，水适量，按药物竹罐疗法中煮罐的步骤完成准备工作。

（2）取穴

足太阳膀胱经：肝俞、脾俞、胃俞、肾俞、气海俞、关元俞。

任脉：中脘、气海、关元。

足阳明胃经：足三里。

足太阴脾经：血海、三阴交。

（3）操作方法：将以上穴位分成几组，交替拔罐治疗。一般在行经前 2~3 天开始施治，每天治疗 1 次，直至痛经缓解或消失为止。下一个月经周期亦如此施治。

4. 滚蛋疗法（热滚法）

（1）材料准备：艾叶、桂枝、红花各等量，按滚蛋疗法中准备材料的步骤完成准备工作。

（2）操作方法：取煮好的温热蛋 1 只，趁热在患者腹部及腰部反复滚动热熨。

（3）疗程：经间期每天治疗 1 次，坚持数月，可预防痛经发作。经期发作时，可治疗至症状缓解。

5. 刮疗法

（1）部位选择

背部：刮督脉，由至阳穴处沿脊柱正中向下刮至腰俞穴处。刮足太阳膀胱经，由膈俞穴处沿脊柱两侧向下刮至次髎穴处。

腹部：刮任脉，由中脘穴处沿前正中线向下，避开神阙穴，刮至曲骨穴处。

下肢：刮足三阴经，由血海穴处沿小腿内侧向下，经阴陵泉、曲泉、地机、三阴交等穴刮至太溪穴处。

（2）刮拭顺序：先刮背部，然后刮腹部，再刮下肢。

（3）操作方法：手法宜轻柔。

6. 佩药疗法

（1）材料准备：苍术、藿香、佩兰、薄荷、白芷、高良姜、防风各 10 克。

（2）操作方法：将上述各味药做洁净处理，除去杂质，于烘箱 60 ℃下干燥后，在洁净区内将药材混合粉碎至 1 000 目（采用微粉粉碎法），将粉碎的药粉包装成 15 克 / 袋，外加透气性强的布袋包装后制成香囊。

（3）用法：每天佩戴香囊 1 个（白天把香囊挂在胸前，距鼻腔 15 厘米左右，晚间置于枕边），连续佩戴 7 天。

7. 足浴疗法

（1）材料准备：元胡、白芷、当归、川芎、鸡血藤、艾叶、羌活各 30 克，葱白少许。

（2）操作方法：上药加水 1 500 毫升煎煮 20 分钟，把药水倒入盆中。先用药水的蒸汽熏脚，待温度合适后再泡脚。每次浸泡时间一般为 20~30 分钟，最好用深一点的盆，小腿也一起浸泡效果更好。药水在重复使用时，只需在泡脚前加热到药水沸腾即止。每天治疗 2~3 次，中病即止。

8. 敷贴疗法

（1）材料与方法：肉桂、茴香、干姜、元胡各适量，共研成细末，加少许盐，烘热敷在肚脐眼上，用胶布固定即可。

（2）疗程：每天换药 1 次，中病即止。

9. 梅花针疗法

（1）取穴：督脉、肾俞。

（2）操作方法：将上述部位按常规方法消毒好，采用事先消毒好的梅花针使用中等力度叩击，以叩击部位泛红即可。隔天治疗1次，中病即止。

10. 耳针疗法

（1）取穴：双侧耳朵穴位，取子宫、神门、肾上腺、内分泌、皮质下。

（2）操作方法：留针30分钟。每天治疗1次，5次为1个疗程。

11. 壮医熏洗疗法

（1）材料准备：防风、荆芥、艾叶、鸡血藤、当归、川芎各适量。

（2）操作方法：上药加适量水煎至沸腾，趁水温较高有蒸气时熏蒸头部，待水温下降到患者能耐受的温度后，再用药液淋洗或浸泡全身。每天治疗1次，5次为1个疗程。

12. 壮医鲜花叶透穴疗法

（1）取穴：气海、关元、神阙、归来、百会、内关、足三里、三阴交。

（2）材料准备：新鲜荷叶、线香。

（3）操作方法：将新鲜荷叶剪成大小适合的小片，把叶片放在选定的穴位上，点燃线香隔叶片灸灼。灸灼致叶片干即可换叶片，每个穴位灸灼2~3片叶片。每天治疗1次，5次为1个疗程。

13. 壮医热熨疗法

（1）部位选择：腹部、腰骶部。

（2）材料准备：柑果叶、大罗伞、小罗伞、两面针、泽兰、香茅、曼陀罗、大风艾、五色花、土荆芥、土藿香、七叶莲、柚子叶各20克，米酒适量。

（3）操作方法：取上述草药1~5种或全部，切细，共捣烂，加酒炒热用布包好，熨腹部、腰骶部。每天治疗2次，10次为1个疗程。

14. 针刺疗法

（1）取穴：咪肠穴（TMc，单侧）、足背中穴（DZBz，单侧）、腹三环6穴（RFh3-6）、腹四环6穴（RFh4-6）、内三桩（DNSz，双侧）。

（2）操作方法：取1寸毫针，用"8"字环针法针刺。先针左（或右）侧咪肠穴（TMc），直刺入0.2~0.3寸；接着针足背中穴（DZBz）（右侧或左侧及拇尺穴对侧）、腹三环6穴（RFh3-6），直刺入0.5~0.8寸；再针左侧内三桩（DNSz）、右侧内三桩（DNSz），直刺入 1.5~2 寸；最后针腹四环 6 穴（RFh4-6），直刺入 0.5~0.8 寸。留针 30~45 分钟。腹环穴可加用艾灸或温疗法。每周治疗 2~3 次，4 周为 1 个疗程，治疗 3~5 个疗程。

四、崩　漏

妇女非周期子宫出血，称为崩漏。崩与漏在发病程度上有轻重缓急之不同。凡发病急骤，暴下如注，大量出血，为崩；发病势缓，经血量少，淋漓不尽或经期血来量少而持续不断，为漏。崩和漏可互相转化，血崩经急救止血处理，有时可转变为漏下；漏下时间较久，也可转为崩。该病的发病机理主要是冲任损伤，不能制约经血，故经血从胞宫非时妄行。常见病因有血热、肾虚、脾虚、血瘀等。可突然发作，亦可由月经失调发展而来。常缠绵难愈。

1. 针挑疗法

（1）取穴：大敦。

（2）操作方法：用灯心草蘸香油点燃，反复烧灼大敦穴 10 次，可止。若止而又崩，即轻挑，挑破烧灼点的水泡，再烧灼原烧灼点，并从患者头顶中心处寻找紫红色头发，拔出后烧成炭，冲酒服，血崩便止。

2. 壮医药线点灸疗法

（1）取穴：崩证取曲骨、梁丘、阳陵泉。漏证取中极、梁丘、阳陵泉。

（2）随症配穴：属实热者，加血海、水泉；属阴虚者，加内关、太溪；属气虚者，加脾俞、足三里；虚脱者加百会、气海。

（3）操作方法：每天点灸 1 次或数次，连灸 5 天，并结合采取其他治疗措施。

3. 竹罐疗法

（1）材料准备：益母草 60 克，香附 30 克，红花 45 克，千斤拔 40 克，黄花倒水莲 50 克，水适量，按药物竹罐疗法中煮罐的步骤完成准备工作。

（2）穴位选择

取穴：血海、三阴交、关元、膈俞。

随症配穴：血热内扰者，加曲池、隐白；气不摄血者，加气海、脾俞、隐白、足三里；肾阳虚者，加肾俞、子宫；肾阴虚者，加太溪、阴谷；瘀滞胞官者，加中极、隐白。

（3）操作方法：将以上穴位分成几组，交替拔罐治疗。每天或隔天治疗1次，3~5次为1个疗程。

4. 刮疗法

（1）部位选择

背部：刮足太阳膀胱经，由膈俞穴处沿脊柱两侧向下刮至次髎穴处。

腹部：刮任脉，由气海穴处沿前正中线向下刮至曲骨穴处。

下肢：刮足三阴经，由血海穴处沿小腿内侧向下，经阴陵泉、曲泉、地机、三阴交等穴刮至太溪穴处。

（2）刮拭顺序：先刮背部，然后刮腹部，再刮下肢。

（3）操作方法：手法宜轻柔。

5. 梅花针疗法

（1）取穴：带脉、命门、腰阳关、肾俞。

（2）操作方法：将上述部位按常规方法消毒好，采用事先消毒好的梅花针使用中等力度叩击，以叩击部位泛红即可。每天治疗1~2次，7天为1个疗程。

6. 耳针疗法

（1）取穴：双侧耳朵穴位，取子宫、肝、肾、脾、神门、肾上腺、内分泌、皮质下。

（2）操作方法：留针30分钟。每天治疗1次，5次为1个疗程。

7. 壮医鲜花叶透穴疗法

（1）取穴：神阙、关元、三阴交、足三里、肾俞、脾俞、肝俞。

（2）材料准备：新鲜荷叶、线香。

（3）操作方法：将新鲜荷叶剪成大小适合的小片，把叶片放在选定的穴位上，点燃线香隔叶片灸灼。灸灼致叶片干即可换叶片，每个穴位灸灼2~3片叶片。每天治疗1次，5次为1个疗程。

五、带下病

妇女阴道分泌物增多，连绵不断，伴有色、质、气味异常，出现全身或局部症状，称为带下病。在某些生理情况下也可出现带下明显增多，如妇女在月经期前后、排卵期、妊娠期而无其他不适者，为生理性带下，不作病论。带下病常见于阴道炎、宫颈炎、盆腔炎和子宫颈癌等疾病。该病的病因病机主要是由于湿邪影响任脉、带脉，以致带脉失约，任脉不固。药线点灸疗法治疗白带有一定疗效。如出现黄带或赤带等，应做妇科检查，明确诊断，以便对症治疗。

1. 壮医药线点灸疗法

（1）取穴：下关元、中极、曲骨、会阴、三阴交。

（2）操作方法：每天点灸1次，7次为1个疗程。

2. 竹罐疗法

（1）材料准备：白及150克，蛇床子30克，薄荷30克（后下），水适量，按药物竹罐疗法中煮罐的步骤完成准备工作。

（2）取穴

足太阳膀胱经：次髎。

足太阴脾经：三阴交。

（3）操作方法：先用毫针针刺，刺次髎穴时，针尖朝下肢方向45°角斜刺，快速进针，得气直达少腹或前阴部，然后采用留针拔罐法，留罐15分钟；刺三阴交穴得气后出针拔罐。每天治疗1次，7次为1个疗程。

3. 刮疗法

（1）部位选择

背部：刮督脉，由至阳穴处沿脊柱正中向下刮至腰俞穴处；刮足太阳膀胱经，由膈俞穴处沿脊柱两侧向下刮至次髎穴处。

腹部：刮任脉，由气海穴沿前正中线向下，刮至曲骨穴处；刮足阳明胃经，由天枢穴处向下刮至气冲穴处。

（2）刮拭顺序：先刮背部，再刮腹部。

（3）操作方法：手法宜轻柔。

4. 敷贴疗法

（1）材料与方法：艾叶、芡实、石榴皮各适量，共捣烂，加少许醋，烘热敷在肚脐眼上，用胶布固定即可。

（2）疗程：每天换药1次，中病即可。

5. 耳针疗法

（1）取穴：双侧耳朵穴位，取子宫、神门、肾上腺、内分泌、皮质下、三焦。

（2）操作方法：留针 30 分钟。每天治疗 1 次，5 次为 1 个疗程。

6. 壮医熏洗疗法

（1）材料准备：蛇床子、地肤子、威灵仙、苦参各 100 克，猪胆 1 个。

（2）操作方法：上药加适量水煎至沸腾，趁水温较高有蒸气时熏蒸头部，待水温下降到患者能耐受的温度后，再用药液淋洗或浸泡全身。每天治疗 1 次，5 次为 1 个疗程。

7. 壮医鲜花叶透穴疗法

（1）取穴：肝俞、脾俞、肾俞、气海、关元、三阴交。

（2）材料准备：新鲜荷叶、线香。

（3）操作方法：将新鲜荷叶剪成大小适合的小片，把叶片放在选定的穴位上，点燃线香隔叶片灸灼。灸灼致叶片干即可换叶片，每个穴位灸灼 2~3 片叶片。每天治疗 1 次，5 次为 1 个疗程。

六、阴　痒

阴痒是妇科疾病中较常见的扰人难忍的症状。瘙痒最常发生的部分是阴蒂及小阴唇区域，严重者大阴唇、整个阴道口、会阴部、肛门及肛门后部甚至大腿内侧均可波及。阴痒的病因多为湿热下注，蕴热生虫，或久居阴湿之地，或外阴失于清洁，均可致虫扰阴部导致阴痒；肝肾阴虚，不能荣养阴部，阴虚化燥亦可致阴痒。该病见于西医的外阴瘙痒症、外阴炎和阴道炎等。该病在使用壮医药线点灸治疗的同时，注意前阴的清洁卫生对治疗和预防有重要意义。

1. 壮医药线点灸疗法

（1）取穴：下关元、中极、曲骨、会阴、血海。

（2）操作方法：每天点灸 1 次，7 天为 1 个疗程。

2. 竹罐疗法

（1）材料准备：益母草 60 克，十大功劳 30 克，万寿菊 45 克，救必应 40 克，泽泻 50 克，水适量，按药物竹罐疗法中煮罐的步骤完成准备工作。

（2）取穴

主穴：中极、三阴交、阴陵泉。

随症配穴：湿热下注者，加行间、曲泉；虫毒蚀阴者，加曲骨、蠡沟；阴血亏虚者，加太溪、肾俞、肝俞。

（3）操作方法：主穴直接用药竹罐拔罐，行间、曲泉、蠡沟三穴先用三棱针点刺出血，然后用药竹罐拔罐，留置5~10分钟。每天治疗1次，7次为1个疗程。

3. 壮医熏洗疗法

（1）材料准备：防风、荆芥、贯众叶、大青叶、苦参、蛇床子、白鲜皮、土茯苓各适量。

（2）操作方法：上药加适量水煎至沸腾，趁水温较高有蒸气时熏蒸头部，待水温下降到患者能耐受的温度后，再用药液淋洗或浸泡全身。每天治疗1次，5次为1个疗程。

4. 针刺疗法

（1）取穴：咪肠穴（TMc，单侧）、膝二环11穴（DXh2-11，双侧）、肩环2穴（TJh-2，双侧）、肩环3穴（TJh-3，双侧）、足背一环7穴（DZBh1-7，双侧）、足背一环8穴（DZBh1-8，双侧）、内三杆（DNSg，双侧）。

（2）操作方法：取0.5寸、1寸、2寸、3寸毫针，用"8"字环针法针刺。先针左侧咪肠穴（TMc），直刺入0.2~0.3寸；然后针右、左侧膝二环11穴（DXh2-11），直刺入1~1.5寸，针左侧肩环2穴（TJh-2）、肩环3穴（TJh-3），直刺入0.3~0.5寸；再针右侧足背一环7穴（DZBh1-7）和足背一环8穴（DZBh1-8）、左侧足背一环7穴（DZBh1-7）和足背一环8穴（DZBh1-8），直刺入0.5~0.8寸，针右、左侧肩环2穴（TJh-2）、肩环3穴（TJh-3），直刺入0.3~0.5寸；最后针左、右侧内三杆（DNSg），直刺入1.8~2.5寸。留针30分钟。每周治疗2~3次，4周为1个疗程，治疗1~3个疗程。

七、更年期综合征

更年期综合征是指妇女于45~55岁之间，由于卵巢功能的退行性改变，月经逐渐停止来潮进入绝经期所出现的一系列内分泌失调和植物神经功能紊乱征候。主要表现为经行紊乱，面部潮红，易出汗，烦躁易怒，精神疲倦，头晕耳鸣，心悸失眠，甚至情志异常。有的还伴有尿频、尿急、食欲不振等，可延续 2~3 年之久。壮医认为，该病乃肾阴不足，阳失潜藏或肾阳虚衰，经脉失其濡养所致。

1. 壮医药线点灸疗法

（1）取穴：脐周穴、下关元、肾俞、脾俞、肝俞、气海、三阴交、足三里。

（2）操作方法：每天点灸 1 次，疗程视具体病情而定。

2. 刮疗法

（1）部位选择

头部：刮督脉，由百会沿后正中线刮至风府穴处。

颈肩部：刮足少阳胆经，由风池穴处沿颈部刮至肩井穴处。

背部：刮督脉，由大椎穴处沿脊柱正中向下刮至腰俞穴处；刮足太阳膀胱经，由厥阴俞穴处沿脊柱两侧向下刮至次髎穴处。

腹部：刮任脉，由中脘穴处沿前正中线向下，避开神阙穴，刮至关元穴处；刮足阳明胃经的水道穴、归来穴。

下肢：刮足三阴经，由血海穴处沿小腿内侧向下，经阴陵泉、曲泉、地机、三阴交、太溪等穴。刮至太冲穴处。

（2）刮拭顺序：先刮头部，然后刮颈肩背部，再刮腹部，最后刮下肢。

（3）操作方法：手法宜轻柔。

3. 竹罐疗法

（1）材料准备：益母草 60 克，柴胡 30 克，香附 30 克，红花 45 克，水适量，按药物竹罐疗法中煮罐的步骤完成准备工作。

（2）取穴

足太阳膀胱经：肝俞、脾俞、肾俞。

任脉：膻中、中脘、气海、关元。

督脉：命门。

足阳明胃经：足三里。

足太阴脾经：血海、三阴交。

（3）操作方法：将以上穴位分成几组，交替选用。先用毫针针刺，得气后出针拔罐。每天或隔天治疗 1 次，5 次为 1 个疗程。

4. 佩药疗法

（1）材料准备：苍术、藿香、佩兰、薄荷、白芷、肉桂、高良姜、冰片、防风各 10 克。

（2）操作方法：将上述各味药做洁净处理，除去杂质，于烘箱 60 ℃干燥后，在洁净区内将药材混合粉碎至 1 000 目（采用微粉粉碎法），将粉碎的药粉包装成 15 克 / 袋，外加透气性强的布袋包装后制成香囊。

（3）疗程：每天佩戴香囊 1 个（白天把香囊挂在胸前，距鼻腔 15 厘米左右，晚间置于枕边），连续佩戴 7 天。

5. 足浴疗法

（1）材料准备：夜交藤、合欢皮、桑寄生、郁金、木香、杜仲、牛膝各 50 克。

（2）操作方法：上药加水 1 500 毫升煎煮 20 分钟，把药水倒入盆中。先用药水的蒸气熏脚，等温度合适后再泡脚。每次浸泡时间一般为 20~30 分钟，最好用深一点的盆，小腿也一起浸泡效果更好。药水在重复使用时，只需在泡脚前加热到药水沸腾即可。每天治疗 2~3 次，中病即止。

6. 梅花针疗法

（1）部位选择：带脉、任脉，肾俞、肝俞、脾俞、太冲、行间。

（2）操作方法：将上述部位按常规方法消毒好，采用事先消毒好的梅花针使用中等力度叩击，以叩击部位泛红即可。隔天治疗 1 次，3 次为 1 个疗程。

7. 耳针疗法

（1）取穴：双侧耳朵穴位，取子宫、神门、肾上腺、内分泌、肾、脾、肝、心。

（2）操作方法：留针 30 分钟。每天治疗 1 次，5 次为 1 个疗程。

8. 壮医鲜花叶透穴疗法

（1）取穴：百会、气海、关元、肾俞、肝俞、脾俞、三阴交、足三里、涌泉、太溪。

（2）材料准备：新鲜荷叶、线香。

（3）操作方法：将新鲜荷叶剪成大小适合的小片，把叶片放在选定的穴位上，点燃线香隔叶片灸灼。灸灼致叶片干即可换叶片，每个穴位灸灼

2~3 片叶片。每天治疗 1 次，5 次为 1 个疗程。

9. 针刺疗法

（1）取穴：选天宫穴（TTg）、面环 12 穴（TMh-12）、手背二环 4 穴（TSBh2-4，双侧）、臂内三穴（TBNSx，单侧）、腹三环 6 穴（RFh3-6）、腹四环 6 穴（RFh4-6）、内三杆（DNSg）、内三桩（DNSz，单侧）、足背一环 7 穴（DZBh1-7，双侧）、足背一环 8 穴（DZBh1-8，双侧）。

（2）操作方法：取 1 寸、2.5 寸、3 寸毫针，用 "8" 字环针法针刺。先针天宫穴（TTg），向前斜刺入 0.3~0.5 寸；接着针左侧手背二环 4 穴（TSBh2-4），直刺入 0.5~0.8 寸，针右侧内三杆（DNSg），直刺入 1.5~2.5 寸，针左侧内三桩（DNSz），直刺入 1.5~2 寸，针右侧足背一环 7 穴（DZBh1-7）和足背一环 8 穴（DZBh1-8）、左侧足背一环 7 穴（DZBh1-7）和足背一环 8 穴（DZBh1-8），直刺入 0.5~0.8 寸，针腹三环 6 穴（RFh3-6），直刺入 0.5~0.8 寸；再针右侧手背二环 4 穴（TSBh2-4），直刺入 0.5~0.8 寸，针左侧臂内三穴（TBNSx），直刺入 0.5~1.2 寸，针腹四环 6 穴（RFh4-6），直刺入 0.5~0.8 寸；最后针面环 12 穴（TMh-12），向下斜刺入 0.5~0.8 寸。留针 30~45 分钟。每周治疗 2~3 次，4 周为 1 个疗程，治疗 3~5 个疗程。

八、产后腹痛

产妇分娩后，发生小腹和脘腹疼痛为主症者，称产后腹痛。但以小腹疼痛者，俗称儿枕痛。该病于初产妇较为多见，主要病机是产后气血运行不畅，"不通则痛"。有因失血过多，胞脉空虚而痛者，有因产时不慎，感受风寒而痛者，或因产后饮食不节，食滞而痛者。

1. 针挑疗法

（1）取穴：聚泉。

（2）操作方法：轻挑、浅挑，使出血。

2. 壮医药线点灸疗法

（1）取穴：下关元、三阴交、地机、太冲、曲泉、足三里。

（2）操作方法：每天点灸 1 次，疗程视具体病情而定（如剖宫产手术施灸时注意避开腹部手术切口，防止施灸不当导致切口感染）。

3. 竹罐疗法

（1）材料准备：益母草 60 克，千斤拔 30 克，红花 50 克，救必应 40 克，水适量，按药物竹罐疗法中煮罐的步骤完成准备工作。

（2）取穴

主穴：中极、三阴交、关元、合谷。

随症配穴：血热内扰者，加阴都、阴谷、行间；气滞血瘀者，加地机、次髎。

（3）操作方法：取上穴，先用毫针刺各穴位，留置 15~20 分钟，起针后，再用煮好的药罐拔罐。留置 10~15 分钟。每天治疗 1 次，5 次为 1 个疗程。

4. 耳针疗法

（1）取穴：双侧耳朵穴位，取内生殖器、脾、肝、神门、肾上腺、内分泌、皮质下。

（2）操作方法：留针 30 分钟。每天治疗 1 次，5 次为 1 个疗程。

5. 壮医熏洗疗法

（1）材料准备：防风、荆芥、鸡血藤、艾叶、当归、川芎各适量。

（2）操作方法：上药加适量水煎至沸腾，趁水温较高有蒸气时熏蒸头部，待水温下降到患者能耐受的温度后，再用药液淋洗或浸泡全身。每天治疗 1 次，5 次为 1 个疗程。

6. 壮医鲜花叶透穴疗法

（1）取穴：百会、大椎、神阙、肝俞、脾俞、肾俞、命门、腰阳关、血海、三阴交、太冲、行间。

（2）材料准备：新鲜荷叶、线香。

（3）操作方法：将新鲜荷叶剪成大小适合的小片，把叶片放在选定的穴位上，点燃线香隔叶片灸灼。灸灼致叶片干即可换叶片，每个穴位灸灼 2~3 片叶片。每天治疗 1 次，5 次为 1 个疗程。

7. 壮医热熨疗法

（1）部位选择：腹部、腰骶部。

（2）材料准备：柑果叶、大罗伞、小罗伞、两面针、泽兰、香茅、曼陀罗、大风艾、五色花、土荆芥、土藿香、七叶莲、柚子叶各 20 克，米酒适量。

（3）操作方法：取上述草药 1~5 种或全部，切细，共捣烂，加酒炒热用布包好，熨腹部、腰骶部。每天治疗 2 次，10 次为 1 个疗程。

第六章　儿科病症

一、百日咳

百日咳是感染百日咳杆菌引起的一种急性呼吸道传染病，流行于冬春季节，其主要症状是阵发性、痉挛性咳嗽，咳时每次十几声或几十声连续不断，直至咳出一些稠痰才停止，每次咳到最后，有特殊的吸氧性吼声（即鸡鸣样回声）。该病具有强烈的传染性，多发于 5 岁以下的婴幼儿，新生儿也可发病，年龄越小病情越重。其病程较长，可持续 2~3 个月或更久。体质虚弱的患儿可并发肺炎、惊厥（中毒性脑病），严重着可致死亡。壮医认为，其病因病机是痧瘴毒气侵犯"咪钵"（肺），夹痰交结阻滞气道，气机不畅，气逆上冲音户，发为咳嗽。

1. 壮医药线点灸疗法

（1）取穴：水突、天突、肺俞、四缝。

（2）操作方法：每天点灸 1 次，7 天为 1 个疗程。

2. 竹罐疗法

（1）材料准备：一点红 50 克，鱼腥草 50 克，枇杷叶 50 克，鹅不食草 30 克，水适量，按药物竹罐疗法中煮罐的步骤完成准备工作。

（2）取穴

任脉：膻中。

督脉：大椎、身柱。

足太阳膀胱经：肺俞、风门。

（3）操作方法：以上穴位采用轻刺激手法用毫针浅刺，出针后拔罐，留罐 5~10 分钟。每天治疗 1 次。

3. 梅花针疗法

（1）取穴：风池、大椎、风门、肺俞、脾俞、肾俞、定喘、四缝。

（2）操作方法：将上述部位按常规方法消毒好，采用事先消毒好的梅花针使用中等力度叩击，以叩击部位泛红即可。隔 2 天治疗 1 次，3 次为

1个疗程。

　　4. 耳针疗法

　　（1）取穴：双侧耳朵穴位，取咽喉、气管、肺、神门、肾上腺、内分泌、皮质下。

　　（2）操作方法：留针30分钟。每天治疗1次，5次为1个疗程。

　　5. 壮医鲜花叶透穴疗法

　　（1）取穴：大椎、风门、肺俞、太阳、合谷、天突、四缝。

　　（2）材料准备：新鲜荷叶、线香。

　　（3）操作方法：将新鲜荷叶剪成大小适合的小片，把叶片放在选定的穴位上，点燃线香隔叶片灸灼。灸灼致叶片干即可换叶片，每个穴位灸灼2~3片叶片。每天治疗1次，5次为1个疗程。

二、慢惊风

　　慢惊风是相对于急惊风而言的，又称慢脾风，指发病缓慢，病程日久，以虚证、寒证为主的抽搐征候。该病多见于1~5岁小儿，常继发于他病之后。临床以起病缓慢、病程长、无热或身热起伏不定、抽搐时发时止、缓缓无力或蠕蠕震颤、形瘦等为主要症状。壮医认为，慢惊风的病因多由吐泻日久；大病久病之后，气血阴阳俱伤；急惊风迁延不愈、失治误治转化而来。病机多为正虚筋脉失养，正气暗耗，邪气留恋，以致虚风内动，经脉拘急，风毒阻滞龙路、火路，使体内天、地、人三气不能同步运行所致；亦有因小儿胎禀不足，脾肾素虚，病后而形成慢惊风者。

　　1. 针挑疗法

　　（1）部位选择：大椎、脊柱两侧、行间、足三里。

　　（2）操作方法：轻挑、浅挑，使出血。

　　2. 壮医药线点灸疗法

　　（1）取穴：附分、膏肓俞、腰俞、内关、神门。

　　（2）随症配穴：牙关紧闭者，加启闭；痰多者，加丰隆；食滞者，加内庭、公孙、足三里。

　　（3）操作方法：每天点灸1次，10天为1个疗程。

3. 敷贴疗法

（1）材料与方法：栀子适量，捣烂，加少许盐，烘热敷在肚脐眼上，用胶布固定即可。

（2）疗程：每天换药 1 次，中病即止。

4. 梅花针疗法

（1）取穴：风池、大椎、合谷、曲池、百会、足三里、太冲、行间。

（2）操作方法：将上述部位按常规方法消毒好，采用事先消毒好的梅花针使用中等力度叩击，以叩击部位泛红即可。每天治疗 1~2 次，7 天为 1 个疗程。

5. 耳针疗法

（1）取穴：双侧耳朵穴位，取肝、脾、肾、神门、肾上腺、内分泌、皮质下。

（2）操作方法：留针 30 分钟。每天治疗 1 次，5 次为 1 个疗程。

6. 壮医鲜花叶透穴疗法

（1）取穴：百会、大椎、风门、肝俞、脾俞、肾俞、命门、腰阳关、足三里、涌泉。

（2）材料准备：新鲜荷叶、线香。

（3）操作方法：将新鲜荷叶剪成大小适合的小片，把叶片放在选定的穴位上，点燃线香隔叶片灸灼。灸灼致叶片干即可换叶片，每个穴位灸灼 2~3 片叶片。每天治疗 1 次，5 次为 1 个疗程。

7. 壮医火功疗法

（1）材料准备：追骨风、牛耳风、过山香、大钻、五味藤、八角枫、当归藤、四方藤、吹风散等，切成 15~20 厘米长的枝段，晒干，和生姜、大葱、两面针、黄柏、防己一同放入白酒中浸泡（酒要浸过药面），7 天后取出晒干备用。

（2）取穴：百会、大椎、风门、肝俞、脾俞、肾俞、命门、腰阳关、足三里、涌泉。

（3）操作方法：取一盏酒精灯和 15~20 厘米长的上药药枝，把药枝的一端放在酒精灯上燃烧，明火熄灭后，把燃着暗火的药枝包裹于两层牛皮纸内，在患者上述穴位施灸，至患者所灸部位有温热感即可。每天治疗 1 次，中病即止。

三、痄腮

痄腮即流行性腮腺炎，壮医又称猪头肥，是由腮腺炎病病毒所引起的急性传染病。壮医认为，该病是由于感受风热时毒后而引起的急性传染病。临床表现以耳下腮部非化脓性肿大疼痛为主症，常伴有发热，多先一侧发病，1~2 天后波及对侧，或两侧同时发病，常延及颏下、颈部，每致咀嚼困难，并有口干、涎少等症。一般流行于冬、春季节，以儿童为多见。多因风热毒邪从口鼻而入，致龙路、火路不通，邪毒与气血相搏壅滞颊腮，天、地、人三气不能同步而引发该病。中医对该病又有颌肿、蛤蟆瘟之称，认为是时行瘟病之一，也可参考该病治疗。

1. 针挑疗法

（1）取穴：耳尖；少商、关冲、商阳；少商、合谷；角孙；少商、少泽、大敦、合谷、关元。

（2）操作方法：以上 5 组穴位，每次选 1 组，采用轻挑、浅挑，使出血，局部用手挤压，放血 3~5 滴。

2. 壮医药线点灸疗法

（1）取穴：患处梅花穴，手三里、曲池。

（2）操作方法：每天点灸 1 次，5 天为 1 个疗程。

3. 竹罐疗法

（1）材料准备：金银花 50 克，野菊花 50 克，鬼针草 50 克，板蓝根 50 克，雷公根 50 克，水适量，按药物竹罐疗法中煮罐的步骤完成准备工作。

（2）取穴

督脉：大椎。

手阳明大肠经：曲池、合谷。

手少阳三焦经：外关。

足阳明胃经：颊车。

足少阳胆经：风池。

（3）操作方法：上穴位用三棱针点刺后拔罐，留罐 5~10 分钟。煮罐时，可放数条毛巾于药水内与罐同煮，先用镊子将锅中的毛巾取出拧干，稍凉后轻敷于患处，5~10 分钟后换之，反复 2~3 次。每天治疗 1 次。

4. 滚蛋疗法（冷滚法）

（1）材料准备：取生蛋 1 只，洗净备用。

（2）操作方法：取蛋在患处局部反复滚动。

（3）疗程：每天治疗 1~3 次，每治疗 3 天将生蛋煮熟，剥去蛋壳检查，至蛋黄、蛋白的层次分明，且根据患者病情，至症状缓解为止。

5. 敷贴疗法

（1）材料与方法：藕节 15 克，绿豆 10 克，共磨成粉，加少许冰片，敷在患处，用胶布固定即可。

（2）疗程：每天换药 1 次，中病即止。

6. 耳针疗法

（1）取穴：双侧耳朵穴位，腮腺、肺、神门、内分泌。

（2）操作方法：留针 30 分钟。每天治疗 1 次，5 次为 1 个疗程。

7. 壮医熏洗疗法

（1）材料准备：荷叶、大青叶、连翘、岗梅根、菊花等各适量。

（2）操作方法：上药加适量水煎至沸腾，趁水温较高有蒸气时熏蒸头部，待水温下降到患者能耐受的温度后，再用药液淋洗或浸泡全身。每天治疗 1 次，5 次为 1 个疗程。

8. 壮医鲜花叶透穴疗法

（1）取穴：大椎、风门、肺俞、夹车、翳风、合谷。

（2）材料准备：新鲜荷叶、线香。

（3）操作方法：将新鲜荷叶剪成大小适合的小片，把叶片放在选定的穴位上，点燃线香隔叶片灸灼。灸灼致叶片干即可换叶片，每个穴位灸灼 2~3 片叶片。每天治疗 1 次，5 次为 1 个疗程。

9. 壮医热熨疗法

（1）部位选择：患处。

（2）材料准备：野菊花、蒲公英、紫花地丁、金银花各 50 克。

（3）操作方法：取上药加白酒适量，炒热后装入药袋，热熨患处。每天 2~3 次，每次 20~30 分钟，中病即止。

四、小儿厌食症

厌食是指小儿长时间食欲不振，甚至拒食的一种病症。各个年龄段都可发病，尤以 1~6 岁小儿多见。患儿一般除食欲不振外，其他状况良好。但若长期不愈者，可日渐消瘦而成为疳病。壮医认为，该病的发生是由于喂养不当，或者他病及脾，伤及脾胃，损及谷道，导致胃不失纳而成。

1. 针挑疗法

（1）取穴：四缝、鱼际。

（2）操作方法：轻挑，挑出黄白色黏液，挤至净尽，挑口盖以消毒纱布，防止感染。正四缝穴位于四指中节横纹中央；下四缝穴位于四指第三节横纹中央；上四缝穴位于四指第一节横纹中央。不分男女，双手均挑。隔天轻挑 1 次，至痊愈为止。

2. 壮医药线点灸疗法

（1）取穴：四缝、中脘、脐周四穴。

（2）操作方法：每天点灸 1 次，7 次为 1 个疗程。

3. 竹罐疗法

（1）材料准备：鹅不食草 60 克，紫背金牛 40 克，骨碎补 40 克，金钱草 60 克，独脚疳 20 克，水适量，按药物竹罐疗法中煮罐的步骤完成准备工作。

（2）取穴

任脉：中脘。

足太阳膀胱经：脾俞、胃俞。

足阳明胃经：天枢、足三里。

（3）操作方法：以上穴位采用刺络拔罐法，留罐 10 分钟。可配合三棱针点刺四缝穴。隔天治疗 1 次，5 次为 1 个疗程。

4. 刮疗法

（1）部位选择

背部：刮足太阳膀胱经，由脾俞穴处沿脊柱两侧向下刮至胃俞穴处；刮大肠俞穴处。

胸部：刮任脉，由中脘穴处沿前正中线向下刮至下脘穴处。

腹部：刮足阳明胃经天枢穴。

上肢：刮四缝穴。

下肢：刮足阳明胃经，由足三里穴处刮至上巨虚穴处；刮足太阴脾经，由公孙穴处刮至太白穴处。

（2）刮拭顺序：先刮背部，然后刮胸腹部，再刮四肢。

（3）操作方法：刮拭背部的脾俞、胃俞、大肠俞，用平补平泻法拉长刮拭，再加强刮拭这些穴位，刮至皮肤红热，并轻微出痧；刮拭腹部的穴位，用补法轻缓刮拭；刮拭上肢手掌侧的四缝穴，可用刮板棱角点刮，用中等力量刮至红热，刮拭下肢穴位，用补法，刮拭至皮肤红热或微微出痧。

5. 佩药疗法

（1）材料准备：苍术、藿香、佩兰、薄荷、白芷、肉桂、高良姜各10克。

（2）操作方法：将上述各味药做洁净处理，除去杂质，于烘箱60℃下干燥后，在洁净区内将药材混合粉碎至1 000目（采用微粉粉碎法），将粉碎的药粉包装成15克/袋，外加透气性强的布袋包装后制成香囊。

（3）用法：每天佩戴香囊1个（白天把香囊挂在胸前，距鼻腔15厘米左右，晚间置于枕边），连续佩戴7天。

6. 敷贴疗法

（1）材料与方法：生姜20克（捣烂取汁），木香、丁香、肉桂各适量，共研成细末，用姜汁调成糊状，烘热敷在中脘穴上，用胶布固定即可。

（2）疗程：每天换药1次，中病即可。

7. 梅花针疗法

（1）取穴：中脘、肝俞、脾俞、足三里、四缝。

（2）操作方法：将上述部位按常规方法消毒好，采用事先消毒好的梅花针使用轻力度叩击，以叩击部位泛红即可。隔天治疗1次，3次为1个疗程。

8. 耳针疗法

（1）取穴：双侧耳朵穴位，取脾、胃、肝、神门、内分泌。

（2）操作方法：留针30分钟。每天治疗1次，5次为1个疗程。

9. 壮医鲜花叶透穴疗法

（1）取穴：中脘、四缝、足三里。

（2）材料准备：新鲜荷叶、线香。

（3）操作方法：将新鲜荷叶剪成大小适合的小片，把叶片放在选定的穴位上，点燃线香隔叶片灸灼。灸灼致叶片干即可换叶片，每个穴位灸灼2~3片叶片。每天治疗1次，5次为1个疗程。

10. 壮医热熨疗法

（1）取穴：中脘、下脘、天枢、脐周四穴、足三里。

（2）材料：老姜头、老葱头各500克。

（3）操作方法：将上药加米酒炒热，装入布袋，热熨治疗。每天4~5次，每次5分钟，5次为1个疗程。

五、小儿积滞

小儿积滞是指小儿宿食不化，气滞不行，停聚中脘所致的一种慢性消化功能障碍的综合征，是小儿常见多发病。多因乳食不节，过食生冷，损及脾胃，伤及谷道，或先天禀赋不足，脾胃虚弱，以致消化功能障碍，脾虚失运，积滞中脘所致。临床表现为不思乳食、食而不化、脘腹胀满、嗳腐吞酸，甚至吐泻酸臭乳食或便秘，可伴有夜间哭闹、烦躁不安等症，久之必成疳积。该病相当于现代医学中的慢性消化不良。

1. 壮医药线点灸疗法

（1）取穴：四缝、中脘、脐周四穴、太冲。

（2）操作方法：每天点灸1次，7天为1个疗程。

2. 竹罐疗法

（1）材料准备：山楂叶60克，山楂45克，淮山50克，金银花45克，葛根30克，青皮30克，水适量，按药物竹罐疗法中煮罐的步骤完成准备工作。

（2）取穴

足太阳膀胱经：脾俞、胃俞、大肠俞。

足阳明胃经：天枢、足三里。

（3）操作方法：以上穴位分为两组，采用梅花针扣刺后拔罐，留罐10分钟。可配合三棱针点刺四缝穴。隔天治疗1次，5次为1个疗程。

3. 刮疗法

（1）部位选择

背部：刮足太阳膀胱经，由脾俞穴处沿脊柱两侧向下刮至大肠俞穴处；

胸部：刮任脉，由中脘穴处沿前正中线向下刮至下脘穴处。

腹部：刮足阳明胃经天枢穴。

上肢：刮四缝穴。

下肢：刮足阳明胃经，由足三里穴处刮至上巨虚穴处；刮足太阴脾经，由三阴交穴经公孙穴刮至太白穴处。

（2）刮拭顺序：先刮背部，然后刮胸腹部，再刮四肢。

（3）操作方法：刮拭背部的脾俞、胃俞、大肠俞，用平补平泻法拉长刮拭，再加强刮拭这些穴位，刮至皮肤红热，并轻微出痧；刮拭腹部的穴位，用补法轻缓刮拭；刮拭上肢手掌侧的四缝穴，可用刮板棱角点刮，用中等力量刮至红热，刮拭下肢穴位，用平补平泻法，刮拭至皮肤红热或微微出痧。

4. 佩药疗法

（1）材料准备：苍术、藿香、佩兰、薄荷、白芷、肉桂、高良姜各20克。

（2）操作方法：将上述各味药做洁净处理，除去杂质，于烘箱60 ℃下干燥后，在洁净区内将药材混合粉碎至1 000目（采用微粉粉碎法），将粉碎的药粉包装成15克/袋，外加透气性强的布袋包装后制成香囊。

（3）用法：每天佩戴香囊1个（白天把香囊挂在胸前，距鼻腔15厘米左右，晚间置于枕边），连续佩戴7天。

5. 足浴疗法

（1）材料准备：山楂叶60克，山楂45克，金银花45克，葛根30克，青皮30克。

（2）操作方法：上药加水加入1 500毫升煎煮20分钟，把药水倒入盆中。先用药水的蒸气熏脚，待温度合适后再泡脚。每次浸泡时间一般为20~30分钟，最好用深一点的盆，小腿也一起浸泡效果更好。药水在重复使用时，只需在泡脚前加热至药水沸腾即可。每天2~3次，中病即止。

6. 敷贴疗法

（1）材料与方法：生姜、山楂各适量，共捣烂，加少许盐，烘热敷在肚脐眼上，用胶布固定即可。

（2）疗程：每天换药 1 次，中病即止。

7. 梅花针疗法

（1）部位选择：足阳明胃经、太阴脾经。

（2）操作方法：将上述部位按常规方法消毒好，采用事先消毒好的梅花针使用中等力度叩击，以叩击部位泛红即可。每天治疗 1~2 次，7 天为 1 个疗程。

8. 耳针疗法

（1）取穴：双侧耳朵穴位，取脾、胃、神门、肝、内分泌、皮质下。

（2）操作方法：留针 30 分钟。每天治疗 1 次，5 天为 1 个疗程。

9. 壮医熏洗疗法

（1）材料准备：山楂叶 500 克。

（2）操作方法：上药加适量水煎至沸腾，趁水温较高有蒸气时熏蒸头部，待水温下降到患者能耐受的温度后，再用药液淋洗或浸泡全身。每天治疗 1 次，5 次为 1 个疗程。

10. 壮医鲜花叶透穴疗法

（1）取穴：中脘、足三里、太冲、四缝。

（2）材料准备：新鲜荷叶、线香。

（3）操作方法：将新鲜荷叶剪成大小适合的小片，把叶片放在选定的穴位上，点燃线香隔叶片灸灼。灸灼致叶片干即可换叶片，每个穴位灸灼 2~3 片叶片。每天治疗 1 次，5 次为 1 个疗程。

11. 壮医热熨疗法

（1）取穴：中脘、下脘、天枢、脐周四穴、下关元。

（2）材料准备：老姜头、老葱头各 500 克。

（3）操作方法：将上药加米酒炒热，装入布袋，热熨治疗。每天 4~5 次，每次 5 分钟，5 天为 1 个疗程。

12. 针刺疗法

（1）取穴：手心二环 11 穴（TSXh2-11，双侧）、手心二环 12 穴（TSXh2-12，双侧）、手心二环 1 穴（TSXh2-1，双侧）、手心二环 2 穴（TSXh2-2，双侧）、前上桩（DQsz，双侧）。

（2）操作方法：选用三棱针（或一次性注射器针头）点刺，然后针左、右侧前上桩（DQsz）、直刺入 0.8~1 寸。不留针。

六、小儿遗尿

小儿遗尿又称遗溺、尿床，是小儿在睡眠状态下小便自遗出，醒后方知的一种病症。在婴幼儿时期，由于生理上经脉未盛，气血未充，脏腑未坚，智力未全，对排尿的自控能力较差，这不属病态；学龄儿童也常因白日游戏过度、精神疲劳、睡前多饮等原因，亦可偶然发生遗尿，这也不属病态。但如果超过3岁，特别是5岁以上的儿童，仍不能自主控制排尿，熟睡时仍有经常遗尿，轻者一夜1次，重者可一夜数次，则为病理状态。

遗尿症多自幼得病，但也有在儿童时期发生者，可以为一时性，也有持续数月后消失，而后又再出现者，有的持续数年到性成熟时才消失，有的成人也有遗尿者。遗尿者若长期不愈，会使儿童遭受精神上的威胁而产生自卑感，且小儿的智力、体格发育等都会受到影响。

遗尿与尿失禁的区别在于前者是在睡眠状态下发生的，后者是在清醒状态下发生的。壮医认为该病多为中气不足，固摄失常或下元不足，"咪腰"（肾）功能失常，不能制约"咪小肚"（膀胱）所致。

诊断要点：该病主要发生于3~12岁的儿童，常在睡眠中遗尿，数天1次，或每夜遗尿，甚则一夜数次。该病在临床上没有排尿困难或剩余尿，小便检查正常。

1. 壮医药线点灸疗法

（1）取穴：关元、阴陵泉、三阴交。加耳穴的肾、膀胱、内分泌。

（2）操作方法：每天点灸1~2次，7天为1个疗程。

2. 竹罐疗法

（1）材料准备：土黄芪75克，桑螵蛸60克，桑葚60克，水适量，按药物竹罐疗法中煮罐的步骤完成准备工作。

（2）取穴

任脉：气海、关元、中极。

足太阳膀胱经：脾俞、肾俞、膀胱俞。

足阳明胃经：足三里。

足太阴脾经：三阴交。

（3）操作方法：以上穴位分为两组，先用毫针针刺，得气后出针拔罐，留罐 5~10 分钟。煮罐时，可放数条毛巾于药水内与罐同煮，先用镊子将锅中的毛巾取出拧干，轻敷于腰部或下腹部，凉则换之，反复 2~3 次。隔天治疗 1 次，10 次为 1 个疗程。

3. 刮疗法

（1）部位选择

背部：刮督脉，由百会穴处沿后正中向下刮至腰俞穴处；刮足太阳膀胱经，由大杼穴处沿脊柱两侧向下刮至次髎穴处。

胸腹部：刮任脉，由膻中穴处沿前正中线向下，避开神阙穴，刮至中极穴处。

上肢：刮手太阴肺经，由尺泽穴处沿前臂前内侧刮至太渊穴处；刮手少阴心经的通里、神门等穴。

下肢：刮足三阴经，由阴陵泉、曲泉穴处沿小腿内侧向下，经地机、三阴交、复溜、太溪、大钟等穴刮至太冲穴处。

（2）刮拭顺序：先刮背部，然后刮胸腹部，再刮四肢。

（3）操作方法：刮拭背部俞穴用平补平泻法，刮至皮肤红热，并轻微出痧；刮拭胸腹部及四肢部穴位，用补法轻缓刮拭，以微微出痧为宜。

4. 敷贴疗法

（1）材料与方法：小茴香、丁香、肉桂各 3 克，共研成细末，加少许黄酒，烘热敷在关元穴上，用胶布固定即可。

（2）疗程：每天换药 1 次，中病即止。

5. 梅花针疗法

（1）部位选择：双侧太阳膀胱经、督脉。

（2）操作方法：将上述部位按常规方法消毒好，采用事先消毒好的梅花针使用中等力度叩击，以叩击部位泛红即可。每天治疗 1~2 次，7 天为 1 个疗程。

6. 耳针疗法

（1）取穴：双侧耳朵穴位，取脾、肾、膀胱、肺、神门、肾上腺、内分泌、皮质下。

（2）操作方法：留针 30 分钟。每天治疗 1 次，5 次为 1 个疗程。

7. 壮医鲜花叶透穴疗法

（1）取穴：脾俞、肾俞、肺俞、三焦、命门、腰阳关、气海、关元、足三里。

（2）材料准备：新鲜荷叶、线香。

（3）操作方法：将新鲜荷叶剪成大小适合的小片，把叶片放在选定的穴位上，点燃线香隔叶片灸灼。灸灼致叶片干即可换叶片，每个穴位灸灼2~3片叶片。每天治疗1次，5次为1个疗程。

8. 针刺疗法

（1）取穴：天宫穴（TTg）、天一环3穴（TTh1-3）、天一环9穴（TTh1-9）、腹三环6穴（RFh3-6）、腹四环6穴（RFh4-6）。

（2）操作方法：取1寸毫针，用"8"字环针法针刺。先针天宫穴（TTg）、天一环3穴（TTh1-3）、天一环9穴（TTh1-9），斜刺入0.5寸；再针腹三环6穴（RFh3-6）、腹四环6穴（RFh4-6），直刺入0.5寸。一般不留针。

第七章　五官科病症

一、麦粒肿

麦粒肿又称偷针眼，是由于睫毛囊、皮脂腺或睑板腺被化脓性细菌感染所引起的急性化脓性炎症，主要表现为眼睑部位生小疖肿，形如麦粒，故而名之。可伴有局部红肿疼痛或恶寒发热等症状。根据受累腺组织的不同，可分为外麦粒肿和内麦粒肿。外麦粒肿是睫毛毛囊的皮脂腺受感染，因其位于眼睑皮肤，故又称睑边疖；内麦粒肿为睑板腺急性化脓性炎症，又称睑板腺炎。壮医认为，该病主要是多因脾胃积热，循经上攻胞睑；风邪外袭，客于胞睑，致气血凝滞，局部酿脓；热毒、火毒上攻眼睑，气血瘀滞，火热结聚所致"两路"受阻而致病。

1. 针挑疗法

（1）方法一

部位选择：脊背部两侧第一、第二侧线的 2 点和 3 点处小红点。如无小红点者，取第三至第五胸椎棘突旁两横指处。

操作方法：深挑，挑净纤维样物，使微出血。如果未发现小红点，亦可先用竹片刮该部皮肤，使出现红点，然后挑之。

（2）方法二

取穴：少泽。

操作方法：轻挑，使出血。

2. 壮医药线点灸疗法

（1）取穴：二间、身柱、隐白。

（2）操作方法：每天点灸 1 次，5 天为 1 个疗程。

3. 竹罐疗法

（1）材料准备：蒲公英 90 克，金银花 60 克，野菊花 60 克，水适量，按药物竹罐疗法中煮罐的步骤完成准备工作。

（2）取穴

经外奇穴：太阳。

督脉：大椎、身柱。

足太阳膀胱经：心俞、肝俞。

手阳明大肠经：曲池、合谷。

（3）操作方法：以上穴位可用三棱针点刺后拔罐，留罐 10~15 分钟。每天治疗 1 次。

4. 敷贴疗法

（1）材料与方法：蒲公英 20 克，金银花 20 克，野菊花 20 克，大青叶 20 克，加适量水煮沸上药及医用纱布，待水温下降到 35℃时，用纱布湿敷患处。

（2）疗程：每天敷药 4~5 次，每次敷 5~8 分钟，中病即止。

5. 壮医熏洗疗法

（1）材料准备：大青叶、连翘、紫花地丁、蒲公英、野菊花等各适量。

（2）操作方法：上药加适量水煎至沸腾，趁水温较高有蒸气时熏蒸头部，待水温下降到患者能耐受的温度后，再用药液淋洗或浸泡全身。每天 2 次，3 次为 1 个疗程。

6. 壮医鲜花叶透穴疗法

（1）部位选择：患处，曲池、合谷。

（2）材料准备：新鲜荷叶、线香。

（3）操作方法：将新鲜荷叶剪成大小适合的小片，把叶片放在选定的穴位上，点燃线香隔叶片灸灼。灸灼致叶片干即可换叶片，每个穴位灸灼 2~3 片叶片。每天治疗 1 次，5 次为 1 个疗程。

二、红眼病

红眼病即急性结膜炎，其主要症状为睑结膜及球结膜充血发红，分泌物增多，自觉灼热、怕光、发痒、目赤而痛、流泪及异物感等，常累及双眼。由于该病能迅速传染并引起广泛流行，故有天行赤眼之称。发病多在夏秋之季，患者常有红眼病接触史。壮医认为，红眼病的病因多为感受风热邪毒之气，上攻于目，以致"勒答"（眼睛）经脉闭阻、气滞血壅，龙路、火路不通所致。该病相当于西医学的急性结膜炎、流行性结膜角膜炎等。

1. 针挑疗法

（1）方法一

部位选择：在椎骨的上、下、左、右各1寸处。

操作方法：轻挑、浅挑，使出血；再于挑口拔罐，留罐10分钟。

（2）方法二

取穴：内迎香穴（在鼻孔内的外侧黏膜上）。

操作方法：轻挑、浅挑，使出血。每天挑1次。

（3）方法三

部位选择：鼻山根（位于两眼内眦之中点处）、耳背部青筋。

操作方法：轻挑、浅挑，使出血。挑耳背部青筋时，先用拇、食两指捻患者耳后，青筋即显露。隔天挑1次。

（4）方法四

部位选择：太阳、鱼腰等穴，耳背部青筋。

操作方法：轻挑、浅挑，使出血。挑耳背部青筋时，先用拇、食两指捻患者耳后，青筋即显露。隔天挑1次。

2. 壮医药线点灸疗法

（1）取穴：攒竹、鱼腰、太阳。加耳穴的相应部位，肺、神门、皮质下。

（2）操作方法：每天点灸1次，7天为1个疗程。

3. 竹罐疗法

（1）材料准备：菊花60克，桑叶60克，夏枯草40克，水适量，按药物竹罐疗法中煮罐的步骤完成准备工作。

（2）取穴

经外奇穴：太阳。

督脉：大椎、身柱。

足太阳膀胱经：肺俞、肝俞。

手阳明大肠经：曲池、合谷。

（3）操作方法：以上穴位可用三棱针点刺后拔罐，留罐10~15分钟。每天治疗1次。

4. 敷贴疗法

（1）材料与方法：夏枯草20克，蒲公英20克，金银花20克，野菊花 20 克，大青叶 20 克。加适量水煮沸上药及医用纱布，待水温下降到 35℃时，用纱布湿敷患处。

（2）疗程：每天敷药 4~5 次，每次敷 5~8 分钟，中病即止。

5. 耳针疗法

（1）取穴：双侧耳朵穴位，取肺、大肠、肝、目、肾上腺、内分泌。

（2）操作方法：留针 30 分钟。每天治疗 1 次，5 次为 1 个疗程。

6. 壮医熏洗疗法

（1）材料准备：板蓝根、银花、连翘、大青叶、岗梅根、菊花等各适量。

（2）操作方法：上药加适量水煎至沸腾，趁水温较高有蒸气时熏蒸头部，待水温下降到患者能耐受的温度后，再用药液淋洗或浸泡全身。每天治疗 1 次，5 次为 1 个疗程。

7. 壮医鲜花叶透穴疗法

（1）取穴：曲池、三阴交、太溪、太阳、合谷。

（2）材料准备：新鲜荷叶、线香。

（3）操作方法：将新鲜荷叶剪成大小适合的小片，把叶片放在选定的穴位上，点燃线香隔叶片灸灼。灸灼致叶片干即可换叶片，每个穴位灸灼 2~3 片叶片。每天治疗 1 次，5 次为 1 个疗程。

8. 壮医温刮缚扎刺

（1）准备工作：三棱针、纱布，桐油、生姜或老蒜、艾条各适量。

（2）操作方法：患者取正坐或侧卧位，暴露胸背部及上肢，医者站在患者的左侧或右侧，两手分别在患者的胸背部由轻到重，从上至下均匀地刮，刮至皮肤微红为宜，继而刮至肩肘部，然后以浸过油烘热（适度）的纱布，自肩部环绕缚扎至距指端 2~3 厘米处，用生姜或老蒜消毒指端皮肤，以三棱针针刺放血少许，松开纱布按摩缚扎处 3 分钟。接着用烘热的桐油擦胸口（膻中处）和足心（涌泉处），最后用艾条温和灸此二穴，令全身微微出汗为宜。隔天治疗 1 次，2 次为 1 个疗程。

三、椒疮

椒疮是指胞睑内面颗粒累累，色红而坚，状若花椒的眼病。该病初起微有痒感，逐渐加后重涩痛，多泪，畏明，甚则胞睑肿硬，颗粒累累连片，形成疙瘩，隐隐摩擦眼球，引起星点或云翳。该病的发生与环境卫生、个人卫生、生活条件等有关。多双眼发病，病程较长，可迁延数年，具有传染性。壮医认为该病多由于外感风热毒邪，内有脾胃积热，内外邪毒上壅胞睑，脉络阻滞，气血失和，与邪毒瘀积而成。椒疮相当于西医学中的沙眼。

1. 针挑疗法

（1）部位选择：大椎穴上方高骨处。

（2）操作方法：深挑、慢挑，挑净皮下纤维样物，挤出少量血液。隔3天挑1次，至痊愈为止。

2. 敷贴疗法

（1）材料与方法：夏枯草20克，蒲公英20克，金银花20克，野菊花20克，大青叶20克。加适量水煮沸上药及医用纱布，待水温下降到35℃时，用纱布湿敷患处。

（2）疗程：每天敷药4~5次，每次敷5~8分钟，中病即止。

3. 耳针疗法

（1）取穴：双侧耳朵穴位，取肺、大肠、肝、目、肾上腺、内分泌。

（2）操作方法：留针30分钟。每天治疗1次，5次为1个疗程。

4. 壮医熏洗疗法

（1）材料准备：板蓝根、金银花、连翘、大青叶、岗梅根、菊花各适量。

（2）操作方法：上药加适量水煎至沸腾，趁水温较高有蒸气时熏蒸头部，待水温下降到患者能耐受的温度后，再用药液淋洗或浸泡全身。每天治疗1次，5次为1个疗程。

5. 壮医鲜花叶透穴疗法

（1）取穴：曲池、三阴交、太溪、太阳、合谷。

（2）材料准备：新鲜荷叶、线香。

（3）操作方法：将新鲜荷叶剪成大小适合的小片，把叶片放在选定的穴位上，点燃线香隔叶片灸灼。灸灼致叶片干即可换叶片，每个穴位灸灼2~3片叶片。每天治疗1次，5次为1个疗程。

四、过敏性鼻炎

过敏性鼻炎是鼻腔黏膜的变态反应性疾病，是以突然和反复发作鼻塞、鼻痒、喷嚏、流清涕为特征的病症。临床表现为突然发作，鼻塞、鼻痒、喷嚏、流大量清涕、鼻黏膜苍白水肿，或阵发性鼻咽部、眼部干燥发痒，频频打喷嚏，鼻塞，随后流出大量水样鼻涕，常伴有嗅觉障碍为特点。通常于早晨醒来，或环境气温发生急剧变化以及接触某种致敏物质时发病。呈突发性，起病急，症状持续时间甚短，症状消失后一切如常。常反复发作，病程一般较长。壮医认为，该病多因为风寒毒邪、异气之邪侵袭鼻窍，或肺肾气虚而致"咪钵"（肺）功能失常，卫表不固，复而感受外邪，肺气失宣，上冲鼻窍所致。西医学中的过敏性鼻炎可参考该病治疗。

1. 针挑疗法

（1）取穴：迎香、上星、百会、肺俞、风门、孔最。

（2）操作方法：用平挑法加平刺法。每5天治疗1次。

2. 壮医药线点灸疗法

（1）取穴：印堂、鼻通、耳尖、迎香。加耳穴的内鼻、肺、风溪、肾上腺、内分泌。

（2）操作方法：每天点灸1次，10天为1个疗程。

3. 竹罐疗法

（1）材料准备：仙鹤草60克，旱莲草80克，山栀子60克，水适量，按药物竹罐疗法中煮罐的步骤完成准备工作。

（2）取穴

经外奇穴：印堂。

足太阳膀胱经：肺俞、风门、脾俞、肾俞。

足阳明胃经：足三里。

足太阴脾经：三阴交。

（3）操作方法：以上穴位可用针刺得气出针后拔罐，留罐10~15分钟。隔天治疗1次，10次为1个疗程。

4. 梅花针疗法

（1）取穴：督脉、脾俞、肾俞、合谷、曲池。

（2）操作方法：将上述部位按常规方法消毒好，采用事先消毒好的梅花针使用中等力度叩击，以叩击部位泛红即可。每天治疗1~2次，7天为1个疗程。

5.　耳针疗法

（1）取穴：双侧耳朵穴位，取胃、肺、神门、内鼻、肾上腺、内分泌、皮质下。

（2）操作方法：留针30分钟。每天治疗1次，5次为1个疗程。

6.　壮医鲜花叶透穴疗法

（1）取穴：大椎、风门、肺俞、迎香、印堂、足三里、合谷。

（2）材料准备：新鲜荷叶、线香。

（3）操作方法：将新鲜荷叶剪成大小适合的小片，把叶片放在选定的穴位上，点燃线香隔叶片灸灼。灸灼致叶片干即可换叶片，每个穴位灸灼2~3片叶片。每天治疗1次，5次为1个疗程。

五、萎缩性鼻炎

萎缩性鼻炎是一种发展缓慢的鼻腔萎缩性炎症，主要是鼻黏膜萎缩，有时鼻甲也萎缩。主要表现为嗅觉减退或消失、鼻内干燥、鼻塞、鼻出血、头痛、头昏、鼻道宽大，或见鼻气腥臭等。该病主要是由于燥邪侵犯"咪钵"（肺）、耗伤精液，"咪隆"（脾）亏虚，湿热熏灼，鼻失濡养所致。

1.　针挑疗法

（1）取穴：迎香、上星、百会、肺俞、风门、孔最。

（2）操作方法：用平挑法加平刺法。每5天治疗1次。

2.　壮医药线点灸疗法

（1）取穴：印堂、鼻通、下迎香、上星、新设。加耳穴的肺、内鼻、下屏尖。

（2）操作方法：每天点灸1次，10天为1个疗程。

3.　刮疗法

（1）部位选择

头部：刮督脉，由印堂穴处向上，经上星穴刮至百会穴处。

面部：由鼻通穴处沿鼻唇沟刮至迎香穴处。

背部：刮足太阳膀胱经，由大杼穴处沿脊柱两侧向下刮至脾俞穴处。

上肢：刮手太阴肺经，由尺泽穴处沿前臂前内侧向下刮至鱼际穴处。

（2）刮拭顺序：先刮头部及面部，然后刮背部，再刮上肢。

（3）操作方法：头部及颜面部手法较轻，背部及上肢部用平补平泻法，刮至皮肤微微发红，以出痧为宜。

4. 敷贴疗法

（1）材料与方法：苍耳子、辛夷花、当归、川椒各适量，共研成细末，加少许盐，烘热敷在肚脐眼上，用胶布固定即可。

（2）疗程：每天换药 1 次，中病即止。

5. 耳针疗法

（1）取穴：双侧耳朵穴位，取内鼻、外鼻、神门、肾上腺、内分泌、皮质下。

（2）操作方法：留针 30 分钟。每天治疗 1 次，5 次为 1 个疗程。

6. 壮医鲜花叶透穴疗法

（1）取穴：印堂、迎香、攒竹、通天、上星、合谷、大椎、肾俞、命门、腰阳关、足三里。

（2）材料准备：新鲜荷叶、线香。

（3）操作方法：将新鲜荷叶剪成大小适合的小片，把叶片放在选定的穴位上，点燃线香隔叶片灸灼。灸灼致叶片干即可换叶片，每个穴位灸灼 2~3 片叶片。每天治疗 1 次，5 次为 1 个疗程。

六、慢性鼻炎

慢性鼻炎一般分为单纯性慢性鼻炎、肥厚性鼻炎、干燥性鼻炎等。该病多继发于急性鼻炎反复发作或未经彻底治疗；或受邻近器官（副鼻窦、扁桃体等）炎症的长期影响；或受外界不良因素，如尘埃、有害气体、干燥、高温等长期作用。临床上可见鼻塞、干燥、分泌物增多及嗅觉障碍等症状。急性者则有发热、疲乏、头痛、头昏、打喷嚏等。慢性单纯性鼻炎，主要症状为鼻塞和鼻分泌物增多，若有化脓性细菌繁殖，则分泌物可能是黏液脓性。鼻塞常时轻时重，或双侧交替性鼻塞，反复发作，经久不愈，甚至引起嗅觉失灵。壮医认为，该病的病因多为"咪钵"（肺）"咪隆"（脾）

功能失调，肺络受阻，壅滞鼻窍；或脾肺虚弱，气血瘀滞，客于鼻窍，阻塞"气道"，邪毒滞留鼻窍，引起"三道两路"不通所致。该病可见于西医学中的慢性鼻炎、鼻窦炎、鼻甲肥大、鼻咽癌等。

1. 针挑疗法

（1）取穴：患侧内迎香穴。

（2）操作方法：轻挑、浅挑，使微出血。

2. 壮医药线点灸疗法

（1）取穴：印堂、鼻通、下迎香。加入耳穴的肺、内鼻、下屏尖。

（2）操作方法：每天点灸1次，10天为1个疗程。

3. 竹罐疗法

（1）材料准备：土黄芪60克，鹅不食草30克，桂枝30克，苍耳子30克，紫苏叶30克，生姜9片，水适量，按药物竹罐疗法中煮罐的步骤完成准备工作。

（2）取穴

督脉：大椎、身柱。

足太阳膀胱经：肺俞、风门。

足阳明胃经：足三里。

（3）操作方法：以上穴位可用三棱针点刺后拔罐，留罐10~15分钟。隔天治疗1次，10次为1个疗程。

4. 刮疗法

（1）部位选择

头部：刮督脉，由印堂穴处向上，经上星穴刮至百会穴处。

面部：由鼻通穴处沿鼻唇沟刮至迎香穴处。

背部：刮足太阳膀胱经，由大杼穴处沿脊柱两侧向下刮至脾俞穴处。

上肢：刮手太阴肺经，由尺泽穴处沿前臂前内侧向下刮至鱼际穴处。

（2）刮拭顺序：先刮头部及面部，然后刮背部，再刮上肢。

（3）操作方法：头部及颜面部手法较轻，背部及上肢部用平补平泻法，刮至皮肤微微发红，以出痧为宜。

5. 足浴疗法

（1）材料准备：生姜、紫苏、荆芥、防风、麻黄、苍耳子、辛夷花、当归各30克。

（2）操作方法：上药加水1 500毫升煎煮20分钟，把药水倒入盆中。先用药水的蒸气熏脚，待温度合适后再泡脚。每次浸泡时间一般为20~30分钟，最好用深一点的盆，小腿也一起浸泡效果更好。药水在重复使用时，只需在泡脚前加热到药水沸腾即止。每天治疗2~3次，20次为1个疗程。

6. 梅花针疗法

（1）取穴：风池、大椎、合谷、曲池，迎香、鼻通、印堂、肺俞、脾俞、肝俞、肾俞、中脘。

（2）操作方法：将上述部位按常规方法消毒好，采用事先消毒好的梅花针使用中等力度叩击，以叩击部位泛红即可。隔天治疗1次，5次为1个疗程。

7. 耳针疗法

（1）取穴：双侧耳朵穴位，取内鼻、外鼻、肺、神门、肾上腺、内分泌、皮质下。

（2）操作方法：留针30分钟。每天治疗1次，5次为1个疗程。

8. 壮医鲜花叶透穴疗法

（1）取穴：大椎、风门、肺俞、合谷、中脘、气海、关元、丰隆。

（2）材料准备：新鲜荷叶、线香。

（3）操作方法：将新鲜荷叶剪成大小适合的小片，把叶片放在选定的穴位上，点燃线香隔叶片灸灼。灸灼致叶片干即可换叶片，每个穴位灸灼2~3片叶片。每天治疗1次，5次为1个疗程。

9. 壮医火功疗法

（1）材料准备：追骨风、牛耳风、过山香、大钻、五味藤、八角枫、当归藤、四方藤、吹风散等，切成15~20厘米长的枝段，晒干，和生姜、大葱、两面针、黄柏、防己一同放入白酒中浸泡（酒要浸过药面），7天后取出晒干备用。

（2）取穴：大椎、风门、肺俞、合谷、中脘、气海、关元、丰隆。

（3）操作方法：取一盏酒精灯和15~20厘米长的上药药枝，把药枝的一端放在酒精灯上燃烧，明火熄灭后，把燃着暗火的药枝包裹于两层牛皮纸内，在患者上述穴位施灸，至患者所灸部位有温热感即可。每天治疗1次，中病即止。

七、急性咽喉炎

急性咽喉炎主要指咽部咽腭弓、舌腭弓部位的炎症，由病毒或细菌感染所致，常与扁桃腺炎同时并发。急性咽喉炎的主要临床表现为咽痛，吞咽困难，发冷或发热。壮医认为，该病多属风火实热，或外感风热毒邪，或"咪钵"（肺）"咪胴"（胃）郁热上攻所致。

1. 针挑疗法

（1）方法一

取穴：少商、商阳、关冲。

操作方法：轻挑、浅挑，使出血数滴。每天治疗1次。

（2）方法二

取穴：少商。

操作方法：医者先以两手从患者手臂自上而下捋按数十次，最后齐捋至拇指，即以绳扎拇指根部，轻挑少商穴，使微出血。

2. 壮医药线点灸疗法

（1）取穴：少商、合谷、商阳、肺俞、风池、内庭。加耳穴的咽喉、扁桃体、轮1~6。

（2）操作方法：每天点灸1次，疗程视具体病情而定。

3. 竹罐疗法

（1）材料准备：鱼腥草90克，鬼针草90克，山豆根60克，水适量，按药物竹罐疗法中煮罐的步骤完成准备工作。

（2）取穴

督脉：大椎。

足太阳膀胱经：风门、肺俞。

手阳明大肠经：曲池、合谷。

手太阴肺经：尺泽、鱼际。

（3）操作方法：以上穴位可用三棱针点刺后拔罐，留罐10~15分钟。每天治疗1次。

4. 滚蛋疗法（冷滚法）

（1）材料准备：取生蛋1只，洗净备用。

（2）操作方法：取蛋在患者颈前相应穴位反复滚动。

（3）疗程：每天治疗 1~3 次。每治疗 3 天将生蛋煮熟，剥去蛋壳检查，至蛋黄、蛋白的层次分明，且根据患者病情，至症状缓解为止。

5. 刮疗法

（1）部位选择

背部：刮督脉的大椎穴；刮足太阳膀胱经，由大杼穴处沿脊柱两侧向下刮至肺俞穴处。

胸部：刮任脉的天突穴。

上肢：刮手阳明大肠经，由曲池穴处沿臂前外侧向下刮至合谷穴处；刮手太阴肺经，由尺泽穴处沿前臂前内侧刮至鱼际穴处。

下肢：刮足阳明胃经的内庭穴；刮足少阴肾经的太溪穴。

（2）刮拭顺序：先刮背部，然后刮胸部，再刮四肢。

（3）操作方法：刮拭背部穴位用泻法，刮至皮肤红热，以出痧为宜；刮拭胸部及四肢穴位用平补平泻法，以微微出痧为宜。

6. 梅花针疗法

（1）取穴：风池、大椎、合谷、曲池、太溪、照海。

（2）操作方法：将上述部位按常规方法消毒好，采用事先消毒好的梅花针使用中等力度叩击，以叩击部位泛红即可。每天治疗 1~2 次，7 天为 1 个疗程。

7. 耳针疗法

（1）取穴：双侧耳朵穴位，取咽喉、口、肺、胃、扁桃体、神门、肾上腺、内分泌。

（2）操作方法：留针 30 分钟。每天治疗 1 次，5 次为 1 个疗程。

8. 壮医鲜花叶透穴疗法

（1）取穴：大椎、风门、肺俞、天突、太溪、照海。

（2）材料准备：新鲜荷叶、线香。

（3）操作方法：将新鲜荷叶剪成大小适合的小片，把叶片放在选定的穴位上，点燃线香隔叶片灸灼。灸灼致叶片干即可换叶片，每个穴位灸灼 2~3 片叶片。每天治疗 1 次，5 次为 1 个疗程。

9. 壮医火功疗法

（1）材料准备：追骨风、牛耳风、过山香、大钻、五味藤、八角枫、

当归藤、四方藤、吹风散等，切成15~20厘米长的枝段，晒干，和生姜、大葱、两面针、黄柏、防己一同放入白酒浸泡（酒要浸过药面），7天后取出晒干备用。

（2）取穴：大椎、风门、肺俞、天突、太溪、照海。

（3）操作方法：取一盏酒精灯和15~20厘米长的上药药枝，把药枝的一端放在酒精灯上燃烧，明火熄灭后，把燃着暗火的药枝包裹于两层牛皮纸内，在患者上述穴位施灸，至患者所灸部位有温热感即可。每天治疗1次，中病即止。

10. 壮医温刮缚扎刺

（1）材料准备：三棱针、纱布，桐油、生姜或老蒜、艾条各适量。

（2）操作方法：患者取正坐或侧卧位，暴露胸背部及上肢，医者站在患者的左侧或右侧，两手分别在患者的胸背部由轻到重，从上至下均匀地刮，刮至皮肤微红为宜，继而刮至肩肘部。然后以浸过油烘热（适度）的纱布，自肩部环绕缚扎至距指端2~3厘米处，用生姜或老蒜消毒指端皮肤，以三棱针针刺放血少许，松开纱布按摩缚扎处3分钟。接着用烘热的桐油擦胸口（膻中穴处）和足心（涌泉处）。最后用艾条温和灸此二穴，令全身微微出汗为宜。隔天治疗1次，2次为1个疗程。

八、慢性咽炎

慢性咽炎是指咽部不适感、发痒、干咳或声音嘶哑的病症，是咽部黏膜、黏膜下及淋巴组织的慢性炎症。多由于急性咽炎治疗不当或治疗不彻底，反复发作迁延变为慢性。此外，长期烟酒、粉尘刺激、上呼吸道感染及某些职业等，都容易发生该病。其临床主要症状是咽部常有异物感、发痒、发干、灼热、微痛，声音粗糙嘶哑或失音。由于分泌物黏稠常附在咽后壁，可引起咳嗽、吐黏痰，晨起尤明显；由于用力以咳嗽清除分泌物，会引起作呕不适感，通过咳嗽，清除稠厚的分泌物后可缓解症状。其症状因人而异，轻重不一，但无明显的全身症状。壮医认为，发生慢性咽炎的原因多为"咪钵"（肺）"咪腰"（肾）阴虚，津液不足，虚火上炎；或热邪犯肺伤津；或胃火上蒸，炼液成痰，熏蒸咽喉所致。

1. 针挑疗法

（1）方法一

取穴：少商、商阳、关冲。

操作方法：以上穴位交替使用，轻挑、浅挑，使出血数滴。每3天治疗1次。

（2）方法二

取穴：少商。

操作方法：医者先以两手从患者手臂自上而下捋按10多次，轻挑少商穴，使微出血。

2. 壮医药线点灸疗法

（1）取穴：少商、合谷、商阳、肺俞、风池、内庭。加耳穴的咽喉、扁桃体、轮1~6。

（2）操作方法：每天点灸1次，疗程视具体病情而定。

3. 竹罐疗法

（1）材料准备：鱼腥草90克，鬼针草90克，射干60克，水适量，按药物竹罐疗法中煮罐的步骤完成准备工作。

（2）取穴

督脉：大椎。

足太阳膀胱经：风门、肺俞。

手阳明大肠经：曲池、合谷。

手太阴肺经：尺泽、鱼际。

（3）操作方法：以上穴位可用三棱针点刺后拔罐，留罐10~15分钟。每天治疗1次。

4. 滚蛋疗法（冷滚法）

（1）材料准备：取生蛋1只，洗净备用。

（2）操作方法：取蛋在患者颈前相应穴位反复滚动。

（3）疗程：每天治疗1~3次。每治疗3天将生蛋煮熟，剥去蛋壳检查，至蛋黄、蛋白的层次分明，且根据患者病情，至症状缓解为止。

5. 刮疗法

（1）部位选择

颈项部：刮手阳明大肠经，由扶突穴处沿前正中线两侧向下刮至天鼎穴处；刮足阳明胃经，由人迎穴处沿前正中线两侧向下刮至水突穴处；刮任脉的天突穴。

背部：刮足太阳膀胱经，刮肺俞、脾俞、肾俞等穴处。

上肢：刮手阳明大肠经，由曲池穴处沿前臂前外侧向下刮至合谷穴处；刮手太阴肺经，由尺泽穴处沿前臂前内侧向下刮至鱼际穴处。

下肢：刮足阳明胃经的丰隆穴；刮足太阴脾经的三阴交穴；刮足少阴肾经的太溪穴。

（2）刮拭顺序：先刮颈项部，然后刮背部，再刮四肢。

（3）操作方法：用平补平泻法，刮至皮肤微微发红，以出痧为宜。

6. 梅花针疗法

（1）取穴：风池、大椎、合谷、曲池，脾俞、肾俞、照海、三阴交、太溪。

（2）操作方法：将上述部位按常规方法消毒好，采用事先消毒好的梅花针使用中等力度叩击，以叩击部位泛红即可。隔天治疗1次，3次为1个疗程。

7. 耳针疗法

（1）取穴：双侧耳朵穴位，取咽喉、扁桃体、肺、神门、内分泌、胃。

（2）操作方法：留针30分钟。每天治疗1次，5次为1个疗程。

8. 壮医鲜花叶透穴疗法

（1）取穴：大椎、风门、肺俞、胃俞、脾俞、肝俞、合谷。

（2）材料准备：新鲜荷叶、线香。

（3）操作方法：将新鲜荷叶剪成大小适合的小片，把叶片放在选定的穴位上，点燃线香隔叶片灸灼。灸灼致叶片干即可换叶片，每个穴位灸灼2~3片叶片。每天治疗1次，5次为1个疗程。

9. 壮医火功疗法

（1）材料准备：追骨风、牛耳风、过山香、大钻、五味藤、八角枫、当归藤、四方藤、吹风散等，切成15~20厘米长的枝段，晒干，和生姜、大葱、两面针、黄柏、防己一同放入白酒中浸泡（酒要浸过药面），7天后取出晒干备用。

（2）取穴：大椎、风门、肺俞、胃俞、脾俞、肝俞、合谷。

（3）操作方法：取一盏酒精灯和15~20厘米长的上药药枝，把药枝的一端放在酒精灯上燃烧，明火熄灭后，把燃着暗火的药枝包裹于两层牛皮纸内，在患者上述穴位施灸，至患者所灸部位有温热感即可。每天治疗 1 次，中病即止。

10. 壮医温刮缚扎刺

（1）材料准备：三棱针、纱布、桐油、生姜或老蒜、艾条各适量。

（2）操作方法：患者取正坐或侧卧位，暴露胸背部及上肢，医者站在患者的左侧或右侧，两手分别在患者的胸背部由轻到重，从上至下均匀地刮，刮至皮肤微红为宜，继而刮至肩肘部。然后以浸过油烘热（适度）的纱布，自肩部环绕缚扎至距指端 2~3 厘米处，用生姜或老蒜消毒指端皮肤，以三棱针针刺放血少许，松开纱布按摩缚扎处 3 分钟。接着用烘热的桐油擦胸口（膻中处）和足心（涌泉处）。最后用艾条温和灸此二穴，令全身微微出汗为宜。隔天治疗 1 次，2 次为 1 个疗程。

九、牙 痛

牙痛为口腔疾患中常见的症状，常见于各种牙病，如龋齿、牙髓炎、冠周炎等。壮医认为，该病的发生主要是因为风毒、热毒等外邪侵袭，或是嗜食辛辣，饮食不节，"咪虽"（肠）、"咪胴"（胃）蕴火内盛，火热之毒循经上蒸牙体，伤及龈肉，损及脉络，导致龙路、火路不通，发为该病。"咪腰"（肾）中阴液不足，虚火上炎，灼烁牙龈，或者口腔不洁，污浊垢积蚀齿也可导致该病的发生。火上炎者，牙痛甚烈，兼有口臭、舌质红、舌苔黄、口渴、便秘、脉洪数等，为阳明火邪为患；如痛甚而龈肿兼形寒身热、脉浮数等症者，为风火牙痛；时作时息，口不臭，脉细或齿浮动者，属阴虚火旺牙痛。

1. 针挑疗法

（1）方法一

部位选择：头维穴青筋。

操作方法：先让患者用毛巾将颈部适当缚扎（但不可太紧），以头维穴青筋充血为度；轻挑、浅挑，沿青筋挑出血，至血不流为止。

（2）方法二

部位选择：患侧足外踝下凹陷处。

操作方法：轻挑、浅挑，使出血。每天挑 1 次。

2. 壮医药线点灸疗法

（1）取穴：颊车、地仓、合谷。加耳穴的下颌、神门、口。

（2）操作方法：每天点灸1次，重症者可点灸2~3次。疗程视具体病情而定。

3. 竹罐疗法

（1）材料准备：金银花60克，野菊花60克，紫花地丁60克，田基黄60克，天花粉60克，水适量，按药物竹罐疗法中煮罐的步骤完成准备工作。

（2）取穴

手阳明大肠经：合谷。

足阳明胃经：颊车、下关。

足少阴肾经：太溪。

（3）操作方法：以上穴位可用三棱针点刺后拔罐，留罐10~15分钟。每天治疗1次。

4. 刮疗法

（1）部位选择

头面部：由下关穴处向下，经颊车穴向前刮至承浆穴处，由翳风穴处刮至天容穴处。

颈肩部：刮足少阳胆经，由风池穴处沿颈部刮至肩背部的肩井穴处。

上肢：刮手阳明大肠经的合谷穴；刮手厥阴心包经的劳宫穴。

下肢：刮足阳明胃经的足三里穴、内庭穴；刮足厥阴肝经的太冲穴、行间穴。

（2）刮拭顺序：先刮头面部，然后刮颈肩部，再刮四肢。

（3）操作方法：刮拭头面部穴位用泻法，力度适当减轻，刮至皮肤微红热，不要求出痧；刮拭颈肩部及四肢穴位用泻法，以微微出痧为宜。

5. 敷贴疗法

（1）材料与方法：白芷、防风、高良姜、雄黄各4克，细辛2克，共研成细末，将适量粉末敷在患处。

（2）用法：每天敷药4~5次，中病即止。

6. 梅花针疗法

（1）取穴：风池、颊车、合谷、外关、内庭、丰隆、太溪、太冲、行间。

（2）操作方法：将上述部位按常规方法消毒好，采用事先消毒好的梅花针使用中等力度叩击，以叩击部位泛红即可。隔天治疗1次，中病即止。

7. 耳针疗法

（1）取穴：双侧耳朵穴位，取颌、口、牙、神门、三焦、内分泌、皮质下。

（2）操作方法：留针30分钟。每天治疗1次，5次为1个疗程。

8. 壮医鲜花叶透穴疗法

（1）取穴：颊车、下关、翳风、外关、合谷、肝俞、肾俞、太冲、行间。

（2）材料准备：新鲜荷叶、线香。

（3）操作方法：将新鲜荷叶剪成大小适合的小片，把叶片放在选定的穴位上，点燃线香隔叶片灸灼。灸灼致叶片干即可换叶片，每个穴位灸灼2~3片叶片。每天治疗1次，5次为1个疗程。

十、口　疮

口疮即口中生疮，指口腔黏膜上出现溃烂点。一般病情较轻，范围局限者称为口疮；病情较重，范围较大者称为口糜。该病多以火热为患，但有虚实之分。凡暴病急起，口疮疼痛，口腔黏膜分泌物呈黄脓，口臭便秘，舌红苔黄腻，脉滑数者多为实火；凡久病反复，口疮疼轻，口腔黏膜分泌物呈灰白，心烦少寐，舌红有裂，少苔或无苔，脉沉细数者为虚火。口疮与西医学中的溃疡性口炎、阿弗他口炎相似，可参照治疗。

1. 针挑疗法

（1）取穴：金津、玉液、廉泉、天应（即溃疡面局部）、玉枕、四缝。

（2）操作方法：以上4组穴位任选1组，交替使用，轻挑、浅挑，使出血少许。每天治疗1次。

2. 壮医药线点灸疗法

（1）取穴：颊车、地仓、合谷。加耳穴的下颌、神门、口。

（2）操作方法：每天点灸1次，重症者可点灸2~3次。疗程视具体病情而定。

3. 敷贴疗法

（1）材料与方法：细辛、丁香、肉桂各5克，共研成细末，用少许食盐调匀，烘热敷在肚脐眼上，用胶布固定即止。

（2）疗程：每天敷药 4~5 次，中病即止。

4. 梅花针疗法

（1）取穴：百会、神门、内关、三阴交、外关、太冲、足三里、涌泉。

（2）操作方法：将上述部位按常规方法消毒好，采用事先消毒好的梅花针使用中等力度叩击，以叩击部位泛红即可。每天治疗 1~2 次，7 天为 1 个疗程。

5. 耳针疗法

（1）取穴：双侧耳朵穴位，取口、舌、耳尖、神门、皮质下。

（2）操作方法：留针 30 分钟。每天治疗 1 次，5 次为 1 个疗程。

6. 壮医鲜花叶透穴疗法

（1）取穴：大椎、风门、肺俞、心俞、脾俞、肝俞、太冲、合谷。

（2）材料准备：新鲜荷叶、线香。

（3）操作方法：将新鲜荷叶剪成大小适合的小片，把叶片放在选定的穴位上，点燃线香隔叶片灸灼。灸灼致叶片干即可换叶片，每个穴位灸灼 2~3 片叶片。每天治疗 1 次，5 次为 1 个疗程。

十一、耳鸣、耳聋

耳鸣、耳聋是指听觉异常的两种症状，可由多种疾病引起。耳鸣以自觉耳内鸣响为主症，耳聋以听力减退或听觉缺失为主症，两者在病因病机上大致相同。耳鸣、耳聋的病因有内因和外因，内因多由恼怒、惊恐致"咪叠"（肝）"咪背"（胆）风火上逆，经气闭阻，"三道两路"不通或肝肾阴虚，精气不能上达于耳而成；外因为风邪侵袭，壅遏清窍。亦有因突然暴响震伤耳窍而引起者。

1. 针挑疗法

（1）取穴：列缺、外关、晕听区、率谷、角孙、三阳络、天容、翳风、颧髎、听宫。

（2）操作方法：用平挑法加平刺法。每 5 天治疗 1 次。

2. 壮医药线点灸疗法

（1）取穴：翳风、听会、耳门、巨阙。加耳穴的内分泌、肝、肾、皮质下。

（2）操作方法：每天点灸 1 次，20 天为 1 个疗程。器质性损害引起耳鸣耳聋者，不宜用本法治疗。

3. 刮疗法

（1）部位选择

耳朵局部：刮耳前部，由耳和髎穴处向下，经耳门、听宫等穴刮至听会穴处；刮耳后部，由角孙穴处沿耳后向下，经颅息、瘈脉、翳风等穴刮至天容穴处。

背部：刮膀胱经，由肝俞穴处沿脊柱两侧向下刮至肾俞穴处。

上肢：刮手少阳三焦经的中渚穴。

下肢：刮足阳明胃经，由足三里穴处刮至丰隆穴处；刮足少阳胆经的侠溪穴；刮足少阴肾经的太溪穴。

（2）刮拭顺序：先刮耳部，然后刮背部，再刮四肢。

（3）操作方法：用平补平泻法，刮至皮肤微微发红，以出痧为宜。

（4）注意事项

①刮治对于神经性耳鸣、耳聋有一定效果，但对于鼓膜穿孔、肿瘤等引起的耳鸣、耳聋难以取效。

②调饮食，忌食肥甘厚味及辛辣之品，力戒烟酒；耳鸣夜间甚者，睡前忌饮浓茶、咖啡、酒类等刺激饮料。

③保持心情舒畅，避免忧思恼怒。

④平时适当锻炼身体，增强体质，注意休息，避免房劳。

4. 耳部按摩疗法

（1）按摩部位：听宫、听会、耳门、翳风、耳垂。

（2）操作方法：先由内到外推按整个耳朵数次，然后按揉听宫、听会、耳门、翳风等穴，每个穴位按摩 1~2 分钟，再用拇指和食指捏住耳垂，分别向下及向外轻轻拉，一拉一放重复 20~30 次。每天早、晚各治疗 1 次，30 天为 1 个疗程。

5. 敷贴疗法

（1）材料准备：王不留行籽适量，小块胶布。

（2）取穴：双侧耳朵穴位，取肾、肝、胆、内分泌、内耳。

（3）操作方法：将王不留行籽贴于 0.6 厘米 ×0.6 厘米的小块胶布中央，然后对准耳穴贴紧并稍加压力，使患者耳朵感到酸麻胀或发热。贴后嘱患者每天自行按压数次,每次 1~2 分钟。每次贴压后保持 3~7 天。

6. 耳针疗法

(1)取穴:双侧耳朵穴位,取耳尖、肾、肝、胆、神门、肾上腺、内分泌、皮质下。

(2)操作方法:留针 30 分钟。每天治疗 1 次,5 次为 1 个疗程。

7. 足部穴位点按疗法

(1)取穴:足部穴位,取脑三叉神经、肝、胆、肾、耳。

(2)操作方法:采用点压揉按方法。

8. 足浴疗法

(1)材料准备:川芎、黄芪、当归、鸡血藤、红花各 100 克。

(2)操作方法:上药加 1 500 毫升水煎煮 20 分钟,把药水倒入盆中。先用药水的蒸气熏脚,待温度合适后再泡脚。每次浸泡时间一般为 20~30 分钟,最好用深一点的盆,小腿也一起浸泡效果更好。药水在重复使用时,只需在泡脚前加热到药水沸腾即可。每天治疗 1 次,30 次为 1 个疗程。

9. 梅花针疗法

(1)部位选择:百会、神门、听宫、听会、耳门、翳风、角孙,督脉脊椎两侧。

(2)操作方法:将上述部位按常规方法消毒好,采用事先消毒好的梅花针使用中等力度叩击,以叩击部位泛红即可。隔天治疗 1 次,5 次为 1 个疗程。

10. 壮医鲜花叶透穴疗法

(1)取穴:百会、神门、听宫、听会、耳门、翳风、角孙、脾俞、肝俞、肾俞、命门、腰阳关。

(2)材料准备:新鲜荷叶、线香。

(3)操作方法:将新鲜荷叶剪成大小适合的小片,把叶片放在选定的穴位上,点燃线香隔叶片灸灼。灸灼致叶片干即可换叶片,每个穴位灸灼 2~3 片叶片。每天治疗 1 次,5 次为 1 个疗程。

11. 针刺疗法

(1)取穴:手背二环 1 穴(TSBh2-1,双侧)、手背二环 4 穴(TSBh2-4,双侧)、手背二环 8 穴(TSBh2-8,双侧)、手背二环 10 穴(TSBh2-10,双侧)、耳环 2 穴(TEh-2,双侧)、耳环 4 穴(TEh-4,双侧)、耳环 8 穴(TEh-8,

双侧）、耳环 10 穴（TEh-10，双侧）、前三杆（DQSg，双侧）、内三桩（DNSz，双侧）。

（2）操作方法：取 1 寸、1.5 寸、3 寸毫针，用"8"字环针法针刺。先针左侧耳环 2 穴（TEh-2）、耳环 4 穴（TEh-4）、耳环 8 穴（TEh-8）、耳环 10 穴（TEh-10），斜刺入 0.5~0.8 寸；然后针右侧手背二环 1 穴（TSBh2-1）、手背二环 4 穴（TSBh2-4）、手背二环 8 穴（TSBh2-8）、手背二环 10 穴（TSBh2-10），直刺入 0.3~0.8 寸，针左侧前三杆（DQSg），直刺入 2~2.5 寸；再针右侧内三桩（DNSz）、左侧内三桩（DNSz）、右侧前三杆（DQSg），直刺入 1.5~2.5 寸，针左侧手背二环 1 穴（TSBh2-1）、手背二环 4 穴（TSBh2-4）、手背二环 8 穴（TSBh2-8）、手背二环 10 穴（TSBh2-10），直刺入 0.3~0.8 寸；最后针右侧耳环 2 穴（TEh-2）、耳环 4 穴（TEh-4）、耳环 8 穴（TEh-8）、耳环 10 穴（TEh-10），斜刺入 0.5~0.8 寸。留针 30 分钟。